护士人文素养

李小龙　主编

科学出版社
北　京

内 容 简 介

新的护理模式要求现代护士不但要有过硬的护理专业技术职能,还必须具有良好的人文素养。

本书根据现代护理工作对护士人文素养的要求,精选了公认较为重要的内容,包括人文和人文科学、人文护理,护士的职业道德美,护士职业形象美,护士人际沟通,护理礼仪等方面。全书从护理专业实际出发,以清新的笔触,深入浅出地论及一个个人文领域的知识点,不仅具有理论性和学术性,同时具有较强的实用性和可读性。

本书可供护理专业学生及临床护理工作者应用和参考。

图书在版编目(CIP)数据

护士人文素养 / 李小龙主编. —北京:科学出版社,2007
ISBN 978-7-03-019639-2

Ⅰ. 护…　Ⅱ. 李…　Ⅲ. 护士-修养-普及读物　Ⅳ. R192.6-49

中国版本图书馆 CIP 数据核字（2007）第 126169 号

责任编辑:李　婷　裴中惠　郭海燕　魏雪峰　李　君 / 责任校对:刘亚琦
责任印制:徐晓晨 / 封面设计:黄　超

科学出版社出版
北京东黄城根北街 16 号
邮政编码: 100717
http://www.sciencep.com
北京建宏印刷有限公司 印刷
科学出版社发行　各地新华书店经销
*
2007 年 8 月第　一　版　开本:850×1168　1/16
2020 年 8 月第十一次印刷　印张:10
字数:348 000
定价:29.80 元
如有印装质量问题,我社负责调换

《护士人文素养》编委会名单

主　编　李小龙

副主编　吴丽文　孙梦霞

编　者　邹玉莲　彭兰地　彭　光

李　贞　赵　妤　江　红

陈　茵　陶文静

前　言

新世纪以来，社会经济在蓬勃发展，人们的生活水平在日益提高，广大人民群众的健康意识越来越强，“以人为本”的核心理念在医护领域逐步深入人心，正确指导着医疗与护理改革的实践，原来“以疾病为中心”的护理模式向“以病人为中心”、“以人的健康为中心”的方向实现着根本性的转变，得到了广大患者的一致赞同和社会各界的好评。

新的护理模式给护理人员提出了更高的要求。现代护士不但要有过硬的护理专业技术水平，还必须具有良好的人文素养。

学习人文知识、提高护士人文素养是适应时代要求、提高护理质量与实行整体护理的需要，是满足患者要求、提高人们健康水平和全面完成护理任务的保障。同时，加强护士人文素养的教育与培训，有利于在护理工作中进一步贯彻“以人为本”的服务思想理念；有利于密切护患关系，创建和谐医院；有利于全面提高护士的素质水平和工作能力。总之，人文素养对护理工作来说，意义重大。

为了促使广大护士认真学习人文知识，理解人文素养的含义，加强人文素养的培育，全面提高素质水平，以便更好地适应新时代对现代护士的要求，使每一位护士出色地完成护理任务，笔者取众家之长，补自身之短，学中外护理理论之经典，集编者们 20 多年的护理教学之经验，主编了本书，希望起到抛砖引玉的作用，对广大护士和护士生提高人文素养、做一位合格的护理工作者有所帮助。

目前，护士人文素养是一个新的研究课题，许多观点与理念在不断推敲和完善之中。限于笔者的学识水平和研究能力，书中若有不足之处，敬请专家、学者和广大护士及护士生见谅，并批评指正。

李小龙

2007 年 3 月 18 日

目　录

第1章 绪 论

第1节 护士人文素养概述

一、护士人文素养的由来

任何一门学科、一种理论的产生,都是为了适应人类社会与经济发展的需要。新世纪以来,随着社会经济的不断发展和人民群众生活水平的不断提高,人们对健康的概念已不再仅仅只限于生理方面,而更加引起重视的是心理需求的满足。医学科学生物—心理—社会模式的转变也要求人们从多方面、多层次积极地防治疾病,以促进健康,提高生活质量。为适应这种现代医学模式和人们观念的转变,20世纪90年代以来,护理工作正经历着由传统的功能制护理模式向系统化整体护理模式的转变,护理理念也由"以疾病为中心"向"以病人为中心"、"以人的健康为中心"的方向实现着历史的转变。新的护理模式要求"以人的健康为中心",充分体现了"以人为本"的人文精神理念。系统化的整体护理模式表现在一切护理工作必须以满足人的健康需求为导向,充分尊重病人的权利,进行人文护理,体现人文关怀。

医学模式的转变和护理学科的自身发展,要求护士在护理实践活动中,越来越注重为病人提供全身心、全方位的优质服务。医学模式的转变给护理的内涵和护理的理念带来了重大改革,护理工作从简单的"照顾、照料"转向科学化、专业化,护理范围从病人扩展到健康和亚健康的人,护理的中心不单纯是疾病而是"人",护理的目标不只是着眼于生理上的变异还要致力于人的心理状态的完满与平衡。所以,现代护理理念从以"病"为中心的护理转变为以"人"为中心的护理;护士的角色不只是看护者,更重要是教育者、沟通者、决策者、管理者、研究者。护士要具备广博的知识结构和文化内涵,既要有扎实的专业知识,还要有丰富的社会科学知识和人文科学知识。因而,具备一定的人文素养、弘扬人文精神是现代医学模式和整体护理模式对护士的必然要求。

综上所述,根据时代的发展和人们对健康水平的要求,要实现整体护理模式,进行人文护理、体现人文关怀,护士就必须具备良好的人文素养。

二、护士人文素养的内涵

护士人文素养是指护士具备的人文精神、人文素质、人文关怀以及人文科学等方面的修养。它包括护士必须掌握的自然知识、社会知识等知识体系和由政治观、价值观、道德观等组成的精神体系。它要求护士将人类科学、道德、审美、劳动等方面的文化成果转化为自身较为全面的素养。

护士人文素养是和护士专业技术职能相并列的一个概念。一个合格的护士既要有过硬的专业技术职能,又要有良好的人文素养,二者缺一不可,这是现代护理工作对护士职业根本的要求。

护士人文素养的灵魂是人文精神。人文精神是以人的平等、自由、幸福以及社会的民主、和谐、进步为起点和归宿的,体现在人与人、人与社会、人与自然以及人与科学的终极关怀。其核心是"以人为本"。古人云:"大学之道,在明明德,在亲民,在止于至善"。人是世界的主宰者,而护士的工作关系到人的生命和健康,她的一言一行、一举一动对人的身心健康都起着重要的作用,所以,护士的护理工作,对家庭、对社会都是举足轻重的,必须用人文精神来铸就她们的灵魂,让她们成为真正的"白衣天使"。

护士人文素质的重要内容是人文素质,人文素质是指人们在人文方面所具有的综合素质或达到的程度,是由知识、能力、观念、情感、意志等多种因素综合而成的一个人的内在品

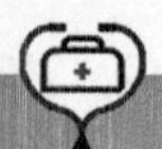

质，表现为一个人的人格、气质、修养，包括如何处理人与自然、人与社会、人与人的关系以及自身的理性等方面的问题。护士肩负着救死扶伤的光荣使命，护士素质不仅与医疗护理质量有着密切的关系，而且是护理学科发展的决定性要素。

护士人文素养的具体体现是人文关怀。马克思说过："人的本质并不是单个人所固有的抽象物。在现实性上，它是一切社会关系的总和。"由此可见，人文关怀是人的本质的需要。什么是人文关怀？人文关怀就是关注人，关心人，重视人的个性，满足人的需求，尊重人的权利。对于护士来说，人文关怀显得更重要，要将人文关怀运用到以人为本的护理活动中去，让护士自身的人文素养得到充分体现。

三、护士人文素养的范畴

护士人文素养包含甚广，但其主要的范畴体现在护理职业道德美、护士职业形象美、人际沟通技巧及护士礼仪等方面。

1. 护理的职业道德美是护士人文素养的核心基础 护理职业道德是在整个护理过程中协调护士和病人、其他医务人员及社会之间相互关系的行为准则和规范。这种行为准则和规范是以一般的社会道德和医学道德为指导的，具有崇高的文化内涵。它的养成是平时学习、思想锤炼和日常修养的结果。而护士人文素养的根本要求就是护士在整个护理过程中的行为必须符合人们的社会道德标准和医学道德标准，也就是不能有半点违规行为。这是对护士最基本的也是最重要的要求。所以说，护理职业道德美是护士人文素养的核心基础。

2. 护士职业形象美是护士人文素养的审美要求 护士职业形象美是护士的内在美与外在美有机融合而形成的美，也是护理意象和形式的有机结合而体现出来的美。这和护士人文素养的审美要求相一致。在审美欣赏中，护士的人文素养要靠护士的职业形象来体现，而护士的职业形象要靠护士的人文素养来培养，二者是相互依赖的关系。同时，具有人文素养的护士，她的职业形象一定是美的；而职业形象美的护士，她肯定具有一定的人文素养，二者是相辅相成的关系。我们试想，如果一个护士没有人文素养，她的职业形象就美不起来；同理，一个职业形象不美的护士，她就肯定没有什么人文素养。因此，护士人文素养的审美要求是护士职业形象美。

3. 人际沟通是护士人文素养的交流艺术 护士在工作中，要和各式各样的人打交道，上下左右的关系显得至关重要。一个具有人文素养的护士必须懂得交流艺术，学会人际沟通。可以这样说，护士人际沟通是护士人文素养交流艺术的运用和实践。一方面，具有人文素养、懂得交流艺术的护士，在人际沟通的运用中，就会如鱼得水。另一方面，护士在人际沟通的实践中，只有虚心好学，不断总结经验、教训，才会掌握人文素养的交流艺术。

4. 护士礼仪是护士人文素养的表现形态 具有人文素养的护士，其思想、情感、知识素质等内在潜质在护理工作中表现出来的一种行为和习惯，就是护士礼仪。护士礼仪是在提高护士人文素养的护理实践中形成的，它是护理交往中应该自觉遵守的行为规范与准则。

第2节 人文和人文科学

一、人文

(一) 人文的定义

据《新华辞典》解释：人文泛指人类社会各种文化现象。

(二) 人文起源

人文主义也称为人道主义，它起源文艺复兴时期的"人文学科"。那时的新兴资产阶级学者鄙弃"宗教神学"为中心的封建文化。"人文"在西方是相对于"宗教神学"而言，那些人文主义者们热衷于发掘古希腊、古罗马的文化遗产，研究古代的语言、文学、自然科学和哲学，他们认为，这些学科以人和自然为研究对象，是不同于"神学学科"的新学问，是"人文学科"。人文主义反对中世纪扬神抑人的观点，而重视人的价值，强调人的高贵，赞美人的力量，颂扬人的特性和理想，提倡尊重人的独立人格，发展人的事业，满足人的欲求；认为人是生来平等的，肯定个人的品德、才能和努力对于社会发展的重要作用。那些研究"人

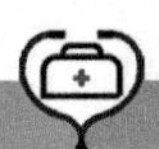

文学科"的"新文化人士"自称为"人文学者"。"人文学科"一词的出现不仅表明学术研究方向的改变,还意味着一种以"世俗的人"为中心,提倡以人性或人道主义的新世界观代替"宗教神学"的旧世界观,它反映了新兴资产阶级反封建的愿望。

在中国传统文化中"人文"是相对于"自然"、"天文"而言的。《易经》中讲:"文明以止,人文也,观乎天文,以察时变;观乎人文,以化成天下。"在这里人文也泛指人事,人文与人道是相通的,而人道与天道是相对应的概念,指人事、为人道及社会规范。其中还含有"教化"、"教育"的意思,意思是一切文明、人事可通过后天文化的学习、培训、教育得来,通过人文的学习达到教化的目的。

(三)人文的内涵

人文的内涵就是类文化的先进部分和核心部分,即先进的价值观及其规范。其集中体现在重视人,尊重人,关心人,爱护人。简而言之,人文,即重视"人"的文化。人文的核心是"人",以人为本,关心人,爱护人,尊重人。这就是我们常常说的人类关怀、生命关怀。人是衡量一切的尺度。人世间的各种权利,只有人权是天赋的,生来俱有的,不可被剥夺,也不可被替代。因此,应承认人的价值,尊重人的个人利益,包括物质的利益和精神的利益。

那么作为现代人文内涵,至少包括以下两个方面的内容:

1."人文观念"即"人本位" 人文主义的核心就是以人为本,它认为人是社会的中心,人是衡量社会的尺度。所谓"本位"者,标准也,即认为人是衡量一切的标准。人文包括"人"和"文"两方面,"人"在前,人是一切社会活动的目的和前提,"文"在后,这里的文指文化也包括人的精神生活。人文就是通过一切文化包括文学、哲学、艺术等人文文化的学习来提升人的精神生活和物质生活。

2."个人价值观念" 即承认和尊重个人的哲学观念,尊重个人,是尊重"每一个人"。作为个人,既要尊重自己,也要尊重他人,只有尊重他们,才能尊重自己;也只有尊重自己,才能尊重他人。正因为要尊重个人,所以任何人决不能损害他人的个人利益。在尊重、关心、爱护他人个体的同时体现着自我个人的存在与价值。通过后天对哲学、历史、文学、艺术等的学习达到精神的提升。

(四)护理人文的内涵

那么人文中的护理人文又包括哪些内容呢?我们知道护理工作服务的对象是人,是具有生命的个人,是具有生理和心理过程的人。人文是以人为本,而护理人文则是"以病人为中心";护理人文的起点和归宿是具体的个体病人,尤其是因病、因不幸而在社会中处于弱势群体中的个人。护理人文应该更多地直面现实、关注问题,更多地走进病人中,病人的声音、病人的立场、病人的疾苦,应占据护理人文研究的中心。护理人文最终必须关怀个体生命,特别是病人个体生命的悲苦和不幸。随着护理学科的发展,其专业的服务范畴与服务内容都在不断地深化和扩展,护理的服务对象也从单纯的病人拓宽到健康的人。由于人是家庭的组成部分,而家庭又是社会的组成部分,因此,从这个意义上来看,护理中的人包括个人、家庭、社区和社会四个层面,护理的最终目标不仅是维持和促进个人高水平的健康,而且更重要的是应面向家庭、面向社区,达到提高整个人类社会的健康水平的终极目标。护理与人文的关系最为密切,护理最直接地关系着人的生命、人的健康、人的生活质量,是最具"人性化"精神、最能体现"以人为本"理念的领域;护理工作脱离了人文必然会导致方向迷失,最终影响护理的前途、人类健康,甚至整个社会的发展。护理需要人文掌舵护航。

护理主要包含两方面内容:一是它包含丰富的护理知识与护理技术;二是护理中还包含了博大精深的人文内涵,即哲学、历史、心理、语言、礼仪、审美等等。这两方面是相辅相成、不可分割的。人文知识的学习为护理知识与护理技术的学习提供了基本框架,人文精神为人们学习护理知识树立了精神支柱,为护理的发展提供了动力。现代社会对人们的身心健康提出了更高的要求,为了适应这一需求,人文精神在医学领域的弘扬也需要与时俱进,医务人员特别是护士除了必须掌握丰富的护理专业知识和技术外,还必须具有丰富的人文修养,才能适应现代护理发展的需要。

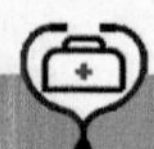

二、人文科学

(一) 人文科学的定义

据《新华辞典》解释:人文科学在欧洲原指同人类利益相关的学问,区别于神学。后含义几经演变。一般指对社会现象和文化艺术的研究。

(二) 人文科学的概念

“人文科学”,在今天已成为一个使用率相当高的名词。对于人文科学的理解,不仅是一个学科分类的问题,而且是一个构造和规范学术思维空间的问题。

首先,存在一个区分人文科学与自然科学、社会科学的问题。这也就是人文科学的学科定位问题。对于人文科学与自然科学、社会科学的区分,可从考察人文科学与自然科学、社会科学在研究对象上的联系着手,作出区分。从研究对象上看,不论是人文科学还是社会科学、自然科学,都有一个共同点——它们都研究“人”。对于“人”的研究,构成了这三者在研究对象上的联系。这种联系,一方面模糊了它们之间的研究对象,而另一方面又为它们之间的划界找到了新的着手点。人文科学与自然科学、社会科学的区分,在于它们对“人”的研究有各自的内涵。自然科学探讨的是人的自然生命及人与自然的联系,社会科学探讨的是人与社会的联系,而对人的文化生命的研究则形成了人文科学。

那么我们就先看“人”,人是有生命的,但人的生命存在不同于其他有机物的生命存在,有着自己特点。人的生命存在具有两重属性:一是自然生命,这是一切生物机体都具有的;另一是文化生命,这是人所特有的。人的生命存在之所以不同于其他有机体的生命存在,就在于人有着文化生命。文化生命规定着人的本质,它赋予人的自然生命的生与死的意义,也决定着人的文化世界的创造和发展。人创造文化世界的生命活动,表现在两个方面:一方面是人与自然界的联系,在与自然界的联系上,人与动物有着本质的不同。动物与自然界的联系,不论是适应自然界还是改变自然界,都是直接的,无中介作用的,没有意识和目的的。人与自然的联系则是间接的,是以文化世界为中介实现的,是有意识和目的的。人的文化发展到今天,使得人与自然的联系已由古代狭隘的区域性联系扩展为全球范围乃至地球之外的世界的联系。另一方面是人与社会的联系,人是“社会的动物”,总是生存于一定的社会关系之中。而这种社会联系和社会组织,是靠人的文化世界来建立、来发展的。离开了人的文化世界,没有语言,没有符号,没有意志,没有理想,没有传统,就不可能建立和发展这种社会联系和社会组织。随着文化世界的发展,人类社会也就得到了发展。因此,与其说人是“社会的动物”,倒不如说人是“文化的动物”。对于人的生命存在与生命活动的研究,可以从不同的领域、不同的视角、不同的目的出发,由此也就产生了不同的学科。

总之,把人的自然生命与人的文化生命加以区分,对人的自然生命、对人与自然的联系的研究,就形成了自然科学;而对人的文化生命的研究,则形成了人文科学。再看人文科学和社会科学的区别。前者所探讨的是人的生命存在和生命活动的本身,即人的本质;而后者所探讨的,则是人的生命活动在人与社会联系中不同方面的表现,即人的行为。对于前者的探讨,形成了人文科学;对于后者的探讨,形成了社会科学。

通过上述考察,自然科学、社会科学、人文科学三者之间的关系以及各自的研究领域,都得到了比较清晰的阐明,从而也就研究了人文科学的学科地位。从中可以清楚看出,人文科学不仅与自然科学有着区别,而且与社会科学在内涵与外延上也非重合。正如《简明不列颠百科全书》所说:“人文科学是那些既非自然科学也非社会科学的学科的总和。”

人的文化生命的存在与活动,具有不同的方式,如语言、诗歌、艺术、历史。对它们的分别研究,就形成了语言学、文学、文艺学、历史学,而对人的文化生命存在的本身进行反思则是哲学的任务,这就构成了人文科学的各分支学科。人文科学广义一般指对社会现象和文化艺术的研究,哲学、经济学、政治学、史学、法学、文艺学、伦理学、语言学等都包含其中。

在人文科学这一基本关系上我们既要提倡科学精神和科学知识,又要提倡尊重和重视

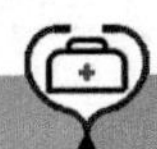

发展人文精神。同时加强人文精神和科学精神。人文科学重视人,崇尚个性。它的根本目的在于为个体的发展和幸福服务,个性的和谐、理性的培育、情操的陶冶、身心发展的平衡等都是人文主义所追求的目标,简言之就是注重对于人性的影响。

(三) 人文科学的作用

人文科学既以人的文化生命的存在和活动为研究对象,那么也就形成了自然科学、社会科学不同的基本任务。人文科学的基本任务概括起来有三:一是探讨人的本质;二是建立价值体系;三是塑造精神家园。正是在这些基本任务上,人文科学进一步显示出自身的作用。

1. 探讨人的本质 人的文化生命规定了人的本质。人文科学以人的文化生命为研究对象,也就是对人的本质进行探讨。人文科学可以说是探讨人的本质的“人学”。所谓“人学”即对于人的文化生命作探讨的学问。以“人学”为特征,是人文科学各分支学科的共同点。人文科学的各分支学科,正是从不同的层面、不同的视角入手对人的文化生命、人的本质进行思考和探讨的。哲学、文学和史学常常被人们称之为“人学”。

这种对人的本质的探讨,是自然科学、社会科学所不能胜任的。自然科学、社会科学虽然对人加以研究,但自然科学所探讨的是人的自然生命,是人与自然的联系,而不是人的本质。探讨人的本质,只能由人文科学来承担。

2. 建立价值体系 人的生命存在,由于具有文化生命的一面,因而与动物的生命存在相区别。这种区别首先在于,由于文化以价值为轴心,因而人是有价值取向和理想追求的,动物则是没有价值取向和理想追求的。

人文科学研究人的文化生命,探讨人的本质,就在于揭示具有历史合理性的价值取向和理想追求,批判以往的过时的价值体系,建立一个民族在一定时代的价值体系,即体现着时代精神和民族精神的新的价值体系。人文科学的各分支学科如文学、史学、哲学都以各自的方式担负着这一任务。

3. 塑造精神家园 人文科学不仅建立价值体系,而且由此而塑造人的精神世界。人所创造的文化世界,包括两个部分,一是物质世界,二是精神世界。这两个世界,共同构成了人的文化世界,对人的生存、发展来说都是必不可少的。但使人的文化生命真正得到安顿,即使人能够真正安身立命的,还在于精神世界。精神世界是人的文化生命的“家”。

严格地说,对人的精神世界的塑造,自然科学、社会科学都起了作用。自然科学的某些重大发现、某种新理论新学说的创立,对人的精神世界的塑造会产生很大的影响。如一百年前,严复引入并倡导达尔文的生物进化论,强调“物竞天择,适者生存”唤起中国人民救亡图存,就对塑造中国人的精神世界起了巨大的作用。社会科学中,经济学说的提出、法学理论的完善,教育科学的发展,对人的精神世界的影响当然更要大得多。但是,在精神世界中起主导作用的价值观念、价值体系,则是自然科学、社会科学所无能建立的,而只能由人文科学来建立。

第3节 护理和人文护理

一、护　　理

(一) 护理的任务

护理专业在近一百年发展迅猛,变化颇大,然而它所具有的一些基本内涵,即护理的核心从护理事业开创之日起却始终未变,护理的主要任务包括以下三个方面:

1. 照顾 照顾是护理永恒的主题。综观护理发展史,无论是什么年代,无论是用什么样的方法提供护理,照顾永远是护理的核心。一直以来人们认为护士主要是照顾病人的衣食住行,由于简单地认为护士就是照顾病人的饮食起居,所以理所当然认为护理工作不需要多少技术含量,更谈不上人文素质要求。但随着社会发展、随着医疗模式及人们观念的改变,现代护理工作不再仅仅是照顾饮食起居,不再是治病救人,而是让病人尽可能达到生理、心理和社会适应各方面的完好状态,这就要求现代护士除了掌握专业护理知识外,也必须掌握包括心理知识在内的丰富的人文知识。

2. 帮助 帮助是护士用来与服务对象互动以促进健康的手段,我们知道,护士和病人

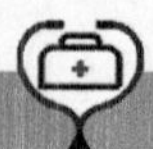

的关系首先是一种帮助与被帮助、服务者与顾客之间的关系,这就要求护理人员以自己特有的专业知识、技能、技巧提供帮助与服务。满足其特定的需求,与服务对象建立良好的帮助性关系。

3. 人道 护理工作的直接对象是人,护理工作中提倡人道,首先要求护理人员视每一位服务对象为具体人性特征的人体,为具有各种需求的人,从而尊重个体,注重个性,提倡人道,也要求护理人员对待服务对象一视同仁,不分高低贵贱,不论贫富与种族,积极救死扶伤,为人们的健康服务。

长期以来,护理工作在以疾病为中心的思想指导下,在医生的支配下执行医嘱,完成治疗计划,是从属型医护关系;护士对病人态度是不善交流,不听取意见,让病人绝对服从医疗人员,是服从型护患关系。这样发展下去,最终只能被社会淘汰,适应不了21世纪社会的需要。为了适应现代社会发展和改革的需要,护理人员必须转变自己的观念,适应新的医学模式,由过去以疾病为中心的单纯护理模式向生物—心理—社会多元化护理模式发展,宗旨是"以人为中心,以现代护理为指南,以各种专业协作为基础,以护理程序为手段,为病人提供优质的整体护理"。社会变革推动护理事业的发展,护理服务范围拓宽,人们不仅注意防病治病,还注重卫生保健。为了满足不同层次病人的需要,病房实施整体护理,医院开设"家庭病房"、"点名服务"、"精神心理咨询"、"社医服务"等项目。

(二)整体护理的内涵

整体护理是继功能制、责任制护理之后一种新型的、科学的护理模式,对病人的护理是连续性、系统性的。包括病人入院、出院、出院后保健指导,纳入护理日程,病历资料,出院后随访工作,都录入电脑保存并监控变化,为保障病人身心健康提供方便。随着医学模式的转变,现代整体护理已成为一种最佳的护理模式,它是以护理程序为框架,根据病人的身心、社会、文化需要,提供适合病人需要的最佳的护理,其基本内涵包括:

(1) 把人的生理、心理、社会环境看成一个整体,人是由身、心、社会、文化各方面组成的,其健康受各种因素的影响,因此,护士在照顾病人时,应注意满足其生理、心理及社会等方面的整体需求,把生物学的病人与社会心理学的病人视为一个整体,把病人与社会及生存环境视为一个整体,为病人提供包括身心护理和健康教育在内的整体服务,使病人真正达到心理—生理—社会的和谐统一。

(2) 把病人从入院到出院视为一个整体,把人的各阶段生命过程视为一个整体,人在生命过程的各阶段特别是在生、老、病、死时都有着不同护理需求,因此,护理应服务于生命的全过程。针对各个不同时期生理、心理、环境变化采取不同的护理措施。

(3) 把病人与病人所处的社会环境联系起来,实现整体化医疗卫生服务。人是生活在社会中的个体,一个人生病,会影响到他的家庭乃至于社会,因此,护理应逐步从个人延伸到家庭或社区,达到促进全民健康的目的。

(三)护理观念的改变

护理学的发展过程也就是护理学科的建立和护理形成专业的过程,世界各地受经济发展、文化、教育、宗教等各方面因素的影响,护理专业的发展也不平衡,我国现代护理发展以来,在医疗保健的实践中,护理概念与内容有了多种变化,这种变化与发展可概括地分为三个阶段:

1. 以疾病的护理为中心 这一阶段出现在现代护理发展的初期,由于当时人们对健康的认识停留在"健康就是没有疾病",因此一些医疗行为都围绕着疾病进行,以消除病灶为基本目标。协助医生诊断和治疗疾病是这一时期的主要工作内容,在这一时期护理人员必须经过严格的培训,具备熟练的护理操作技术。

2. 以病人的护理为中心 随着人类社会的不断进步与发展,医学科学提出了新的健康观——健康不但是没有疾病和身体缺陷,还要有完整的生理、心理状况和良好的社会适应能力。到此阶段逐步实现了以病人为中心,其工作内容从传统的单纯的执行医嘱逐渐转移到应用护理程序、制定护理计划,实施整体护理。

3. 以人的健康为中心 随着社会的进步,伴随着物质生活水平的提高,人们的健康

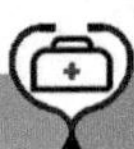

需求也日益提高，现阶段的护理中，护理学已发展成为现代科学体系中综合人文、社会、自然科学知识、独立为人类健康服务的应用学科，这一时期不仅以病人为中心，而是以人的健康为中心。

护理学一直以来被认为是一门在自然科学与社会科学的理论指导下的综合性应用学科，随着社会发展，整体护理模式的引入，护理学中增加了更多人文的色彩，人们更追求的是人文护理。

二、人文护理

人文护理就是坚持以人为本的人文精神，体现人文关怀的整体护理。它集中表现在对患者的生命与健康、权利与需求、人格与尊严的维护，包括护理内部环境的人性氛围和护士的素质与品格等，其主要内容包括：

（一）营造人文氛围

人的属性有两种，即生物属性和社会属性，这说明护理工作必须从身体护理到心理护理同时开展，因为人有复杂的心理现象和思维能力。所以，人文护理是人的本质的需求。我们在开展整体护理过程中，要将人文关怀参与到以人为本的护理活动中去，使人文精神在护理工作中得以充分体现。具体要做好两个方面的工作：一是要营造舒心的院内环境，使患者在花园式的环境里散步、锻炼，能够心情舒畅。二是要创建方便、温馨的工作流程，实行导向负责制，提供快捷的“一站式”服务。

（二）实行人性化服务

实行人性化服务，要不断转变服务理念，将整体护理与个性化护理结合，接待患者时热心，护理工作细心，解释工作耐心，听取意见虚心，整体护理专心。护士要不断提高自身的理论知识，专科业务，操作技能及语言沟通能力，为患者提供优质服务。

（1）推行心理护理。在整体护理过程中，运用心理学的理论与方法，面对面解决患者的心理问题，对患者的心理产生积极的影响，促进患者的心理健康和生理疾病的康复。

（2）加强健康教育。为使患者能够在疾病的各个阶段获得相关的健康知识，要制定各种疾病的健康教育计划，除由专职的健康教育护士定时进行健康教育外，各位临床护理人员在护理活动中要为患者提供及时、适时的健康教育，使患者得到及时的指导，掌握促进康复的知识及建立良好的卫生行为方式。

（3）延伸护理服务。目前，护理服务已不仅局限在医院内的患者，而要不断向外延伸，扩展至家庭、社区乃至整个社会。要适应新形势，不断拓宽服务领域，延伸护理服务，如出院患者的电话随访、家庭访视，与街道、居委会联系进行定期社区服务，为大型企业的职工义诊等。

（三）强化人文知识的学习

人文护理工作的对象是人，护士必须学会尊重、理解人，进而才会真诚地关心、体谅人，因此，护士要懂得关爱患者，懂得道德规范，具有与人沟通的技能。同时加强如《护理伦理学》、《心理学》、《护理美学》等课程知识的学习，使护理人员具有自强不息的奋斗精神及关爱生命的淳朴情怀。

三、人文精神与护理

人文精神，指人类的文化精神。“人文”范畴起源于14世纪欧洲的资产阶级文艺复兴时期，是文艺复兴文化的基本范畴，目的是为反对“人权神授”，把人从神的枷锁中解救出来，维护人的权利和利益。人文精神就是人文主义者在人文学科的背景上探讨问题，以人为衡量一切事物的标准，注重对人类真善美的追求，要求行为要符合道德准则，确立正确的世界观、价值观和人生观，做任何事情都必须符合社会理想的信念，要有高尚、善良、纯洁和健康的情操和精神，等等。这就是人文精神的范畴。人文精神作为人类文化所体现的最根本的精神，是建立在人性论、人文主义倡导的个性解放、个人自由和关心人、尊重人、以人为中心的世界观基础上。随着社会和经济的发展，在高科技时代不断融会人类所有文化精神（包括科学精神、伦理精神、艺术精神）而提升成熟的理性精神。

“人文”一词在西方有教化的意思，只有优秀的、能提高人的价值的文化才是人文精神的内涵，才能通过教育提高的人文素质。在汉

文中,“人文”是相对自然而言的,《易经》云:“文明以止,人文也”。人文精神无论在东方还是在西方,都经历了长期的发展和演变,但万变不离其宗,其实质始终是肯定人的价值和尊严。

人文精神的核心是以人为本,其本质是对人的关注,对人的生命的珍视,对人的精神世界的诉求,对人的长远发展的关怀。现在,以人为本的思想已经在人们的社会生活和思想文化意识占据着极其重要的位置,成为衡量社会文明进步程序的基本的和主要的依据,这也对最具“人性化”、最能体现以人为本理念的医学领域人文精神的弘扬提出了更高的要求,随着人们生活水平的提高,人们对于健康的追求,对于护理要求的提高,使得人文精神在护理中的作用越来越大。以拯救生命、保护健康为己任,以人为直接研究和服务对象的医学领域,离不开人文精神的引领和滋养。

1. 人文精神是护理工作基本特征 临床护理工作直接面对的是备受身心困扰的病人,是病人的生命和健康,首先要强调的是人性的关怀、尊重的服务。护理职业的特点决定了护理所崇尚的人文精神是一种以尊重为核心的人道的伦理的意识和精神。虽然护理中的人文精神包含了护士的科学意识和科学知识、科学技术的态度、护士人文与社会科学知识素养等内容,但人道主义伦理意识和精神显得重要。护理技术的正确操作、护理程序各项工作的有效实施、病人身心的需求都需要护士的人道伦理意识加以保障。正如爱因斯坦说“科学要以人道和美德作为后盾”,以人为本的整体护理也是如此。人道伦理意识和精神是护理中人文精神的基本特征。人道伦理意识是护士在临床工作中面对医疗和护理中的各种问题,自觉从人道和伦理学的角度去考察、分析和判断的一种观念和思维,及以此去处理问题的方法和能力。人道伦理意识在整体护理中的作用已显得越来越重要。

在护患交流和护理工作中,病人的权利意识不断觉醒、自主意识不断增强。病人希望了解和参与医护过程,并发表自己的看法;希望有机会决定自己的健康问题,而不是都由医生或护士说了算;希望了解费用情况,等等。由于护患间对病人自主权利的认识差异,护患间会出现不少新的伦理问题,需要对诸如尊重、信任、责任、尊严、权利等这些伦理学的重要内容予以关注。

在临床护理工作中,病人的健康价值、护理的科学和技术价值、护理的道德价值及经济价值之间常会产生冲突,需要进行权衡,确立优先价值。节省病人医疗费用是整体护理的内在要求,但有的医院又要求护理完成规定的经济指标,两者往往难以平衡。此外不少护士(长)又兼管科室的经济收支账目,这更增加了这种平衡的难度。在追求医护经济效益的同时要不要为病人节省费用?如何降低费用?护士是否有责任监督和批评医院或医生过分追求经济的行为?经济能否作为决定医疗或护理照料优良与否的惟一的要素?这些伦理问题在护理临床的实际工作中是难以回避的。

毫无疑问,护士如果缺少或忽视人道伦理意识,不对上述问题做伦理判断和分析,整体护理工作就难以收到实际效果。特别需要指出的是,整体护理重要内容之一的心理护理同样需要以人道伦理意识作为实施的背景。病人的一些心理问题往往本身就是伦理问题;如平等、公正、权利、信仰、尊严、需要、生死观、价值观等。不从伦理的角度、不用人道的方法去解决这些问题,无法获得良好的整体护理效果;另一些心理问题则与护士的道德和品行直接相关,则需要护士的同情心、责任感和尊重性的服务来对待。

人文精神从本质上来说是一种“以人为中心”的对人的生存意义、人的价值以及人的自由和发展珍视和关注的思想。在护理实践中,人文精神集中体现在对病人的价值即对病人的生命与健康、病人的权利和需求、病人的人格和尊严的关心和关注上,它既可体现为整体护理内外环境所需的人性氛围,也可显现为护士个体素养和品格;它是一种对护理真善美追求过程的认识和情感,也是一种实践人性化、人道化护理服务的行为和规范。人文精神与整体护理在“以人为中心、以人的价值为中心”的理念上显示高度一致性。人文精神是整体护理的理论和导向,整体护理则是人文精神具体的实践和应用。

强调以人为本的护理,就需要对临床技术本身及临床技术应用的后果所引发的伦理问

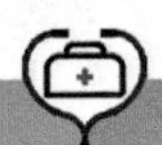

题进行辨析和选择。临床技术的应用并不一定都是合理的。其中,迷信、崇拜技术的直接后果易使医护人员过多注重疾病和技术参数而忽视病人的存在,忽视与病人情感交流和对病人的人性关心,导致医患、护患关系的物化和失人性化;而某些诊疗技术不合理应用甚至滥用,则直接损害病人的健康或权利。此外,医疗护理技术的应用还与生命的质量和价值、与病人的权利、有限卫生资源的公正分配等有密切联系。如何正确认识技术及可能出现的种种伦理问题,如何合理地运用现代技术是需要我们去正视的。

2. 人文精神是整体护理的旗帜 护理是一项维护和增进人的健康,照顾、关怀人的工作,人是护理的直接对象,它的目的与人文精神的指向是完全一致的。护理与人文关系最为密切。护理的出发点、立足点与人文精神是一致的——都是为人、关注人。

当前,医疗卫生领域中有关护理质量、医疗纠纷、医德医风等方面的问题频频出现,究其原因,当然有管理、制度、技术方面的问题,但深层次的问题是人文精神的缺失,人文精神缺失使医学包括护理难以抵御社会经济发展带来的负面影响,医务人员服务意识淡薄,人性化意识淡薄,受利益左右,医患关系紧张,出现医院"门难进,看病难,看病贵"的严重的社会问题。科学技术是一把"双刃剑"。克隆技术的问世使科学技术能复制人类的任何器官甚至个体,这固然可以帮助人类解决许多问题和困难,然而也能给人类带来灾难性的后果。医疗护理中出现的各种现象都与人文不和谐发展有关。医学特别是护理不仅仅是一门技术,还包含了博大的文化底蕴,医疗护理必须在人文精神的指引下发展,人文精神为医学护理的发展把握方向。

古云:"医乃仁术",护理与人文和谐发展,才能真正更好地实现医学拯救人类生命、保护人民健康、促进社会进步与人类繁荣的伟大功用。没有人文精神的滋养,就无法保障医学护理学科的发展沿正确的方向前进。有深厚的人文底蕴又有高超的医疗技术的医务工作者,一定是人性善良、人格高尚,把人道主义作为自己神圣使命的人。就病人而言,生理的医疗、保健固然十分重要,然而,心理保健与治疗即人文关怀,往往更为重要,更为人本。

3. 人文精神是整体护理发展的内在动力 当前,整体护理如何进一步向纵深发展、如何促其发展,已成为护理界的广泛关注的问题。无疑,严格护理管理、完善护理程序、强化护士的责任心等都是不可缺少的要素。然而,贯穿这些要素之中的人文精神是最为重要的,它始终是整体护理发展的内在动力和灵魂。

整体护理以人为本,强调"以病人为中心、以病人的利益和需求为中心",把病人看成是具有生理、心理、社会、文化等各种需要的整体的人,它是对病人系统、全方位的护理。整体护理在关注病人的疾病,注重对疾病康复的功能护理的同时,更关注患病的病人,关注病人所处的家庭和社会环境,注重病人心理需求的满足和人格、尊严的完整。

整体护理是新的健康观和在此基础上形成的现代医学模式的最完整的实践和应用。早在1948年,世界卫生组织在其宪章之首就开宗明义地把健康定义为:"一种身体上、精神上和社会上的完满状态,而不只是没有疾病和虚弱现象"。整体护理的提出和几年来卓有成效的实践,其意义不仅在于护理模式的转变对护理工作自身所起的积极作用,重要的还在于通过整体护理工作带动和促进"以人为本"的整体医疗的开展,真正为病人提供全面、高质量的服务。

整体护理的人本观、整体观是区别于以往任何护理模式的最鲜明和最重要的特征。整体护理人本理念在具体护理工作中的有效贯彻和实践需要人文精神的支撑。如果把以人为目的、以人为归依的整体护理比作是一棵优良树种,那么,人文精神则是使这棵树种生长、壮大、结果的理想的土壤和养分。

4. 弘扬人文精神是护理事业发展的必然要求 现代医学高速发展,克隆技术的出现、人的平均寿命延长、人工授精的利用、人类基因的研究等等这些医学科学的巨大的进步给人类的健康提供了技术上的保障,但是医学科学的高速发展加上人文精神才是人类健康的希望所在。

弘扬人文精神是医学护理的必然要求,随着医学模式由传统的生物医学模式向生物—心理—社会医学模式的转变,以及相应带来护

理模式由“以病为中心”向“以人为中心”的转变,医疗服务的人性化越来越受到全社会的关注,要求医护人员必须充满人文关怀行医,不但要看病,还要研究“人”,重视“人”的需求。要善于洞察人的心理。对病人进行心理疏导和护理,实施社会心理、生理疾病等方面的综合治疗与护理。另外,弘扬人文精神是从根本上改善医患关系的需要。目前,大部分医护人员对患者的护理不能达到人文高度,这是造成医患关系紧张的最重要的原因。要彻底改善目前的医患关系的状况,除了要改革医疗机制,提高医疗技术,最根本的还是提高医务人员的人文素质,大力弘扬人文精神,使医疗人员特别是护理人员充满人文情怀去从事医疗服务,从而从根本上减少医疗纠纷,改善医患关系。

第4节　提高护士人文素养的途径

一、明确护士功能,做好健康卫士

在传统医学环境中,护士的工作范围相对狭小,我国绝大多数的护士工作在城市里的医院和门诊部,只是医生的好助手,有的护士只懂得打针和临床服务。后来,工作范围相对扩大,护士的角色功能主要体现在以下几个方面:

1. 临床第一线的服务者　这一角色是最重要的,不论未来发展成为教师、管理人员或从事科研工作,均必须有丰富的临床经验。首先做一个好护士,才能做好教学等其他各方面的工作。在临床进行服务时,应熟练掌握各种护理操作,根据病人不同需要,悉心给予全面的护理。同时,护士长还是组织管理者,组织医院或一个病房的护理人员有计划、高质量实施护理,包括对病人的管理。

2. 教育者　向病人及家属宣讲良好的生活习惯、预防疾病和恢复健康的知识和技能,使人们达到最佳健康状况。同时,护士也是病人权益的保护者,护理人员应随时关心病人的权益不受侵犯和损害。

3. 各方面的工作协调者　围绕病人的有医生、护士、营养师和各种专业技术人员。为了使工作能够连续不断并且有序地进行,护理人员应在他们之间起协调作用。

4. 示范者　护理人员应在预防保健方面起表率作用。

5. 咨询者　侧重于在心理卫生方面给予指导。

随着护理事业的发展,护士的工作范围和角色功能将进一步扩大,为适应整体护理,对护士角色的要求相应地也应有所提高。

首先,护理人员必须具备较高的素质,还应有高度的责任感。随着科学技术的发展,人们思维方式发生着改变、健康观念发生转变,新的医学模式对护理学科的发展影响深远,所以,护理人员应具备心理学、社交学、伦理学等理论知识,还要具备熟练的操作技术,例如使用呼吸机、心电监护仪、CT等先进仪器,有效地达到抢救危重病人的目的,从而提高诊断、治疗和护理技术水平。运用护理程序为病人实施护理,护理人员主动观察病情变化,独立解决问题,这样才能看到自身价值,增强责任心和职业自豪感。

其次,护士在多元化场合中,应当充当不同的角色。病人不论在医院、在家里就医,由于文化、社会环境、信念不同,对健康有不同认识和需求,促使护理范围和场所不断扩大,从医院走向社会、家庭,不仅是床边护理提供者,还可能是心理咨询者、教育者等多面的角色。

最后,必须改善医护和护患关系,运用护理程序的科学方法,摆脱常规护理方式。这样护士的责任心得到加强,时时刻刻以病人利益为最高准则,以解决病人问题为目的,同医生交换自己的看法,共同分析病情。护士充分了解病人的需求,对待病人热情、周到,耐心解答病人提出的问题及有关疾病知识,使病人主动配合治疗和护理,达到建立良好护患关系的目的。

护士作为护理的专业工作者,其惟一的任务就是帮助病人恢复健康,帮助健康人促进健康。国际护士会规定护士的权利与义务为:“保持生命,减轻痛苦,促进健康”。而护士也被称为健康的天使、健康的卫士。

二、加强素质培养,丰富人文知识

护士人文素质是护士完成整体护理工作所必须具备的基本条件和要素,是护士人文素养的基本内容和主要内涵。护士肩负着救死

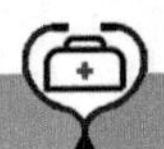

扶伤的光荣使命。护士人文素质不仅与医疗护理质量有密切的关系,而且是护理学科发展的决定性要素。

1. 人文素质的概念 一般来说,人文素质是指人们在人文方面所具有的综合素质或达到的发展程度。“人文”除了是反对“人权神授”,除了“天文、自然”外,还有“教养”、“教化”的含义。即通过教育和后天学习所具备的包括心理学、哲学、美学等人文社会科学知识在内的综合知识而养成的综合素质。

素质有三方面的含义:一是人的生理上原来的特点;二是事物本来的性质;三是完成某类活动所必须的基本条件。人文素质,是指人在正常的生理、心理基础上,通过后天的教育学习而具备人文知识、理解人文思想、掌握人文方法、遵循人文精神,通过实践锻炼而形成的品德、学识、思维、方式、劳动态度、审美观念、气质、性格等方面的修养水平。其核心是人文精神,人文精神的培养是提高人文素质的关键,主要表现在处理人与自然、人与社会、人与文化的关系时,人是基本出发点也是最后归宿,突出人是主体的原则;在实践和认识活动中,以人的各种需要的满足为最终要求,强调人是目的的原则;在人与物的比较中,突出人高于物的价值,生命价值优先的人道主义原则和人文主义原则;在人与人的关系中,强调相互尊重对方的人格尊严,突出人人平等的原则。

护士人文素质是指在一般人文素质基础上结合护理专业特性对护理工作者提出的特殊素质要求。一方面,它包括必须掌握的自然知识、社会知识等知识体系以及由政治观、价值观、人生观、道德观等组成的价值体系。另一方面,它要求护理人员将人类科学的、道德的、审美的、劳动的等方面的文化成果内化为自身的较为全面的素质。它主要包括思想道德素质、文化科学素质、劳动技能素质、身体心理素质等。主要表现在要有完善的知识结构体系、有较高的科技水平及应用水平,要有良好的道德品质和文明修养及审美情趣,还要有坚韧的意志。

总而言之,人文素质指由知识、能力、观念、情感、意志等多种因素综合而成的一个人的内在品质,表现为一个人的人格、气质、修养,包括如何处理人与自然、人与社会、人与人的关系以及自身的理性、情感、意志等方面的问题。

2. 提高护士人文素质的必要性 随着科学技术和社会经济的高速发展,医学科学及技术将会越来越多地渗透到人类的衣食住行等社会生活当中。传统的生物医学模式对医学科学的最大负面影响表现在,它导致医学科学不重视甚至忽略病人的心理因素和社会属性,医生在临床工作中往往把病人看作是疾病“载体”,而不是看作一个生了病的“人”,对人身上的“疾病”非常重视,全部精力和热情投入到诊断疾病和治疗疾病之中,对病人则持冷漠的无所谓态度,即所谓“见病不见人”。特别是在大讲经济效益、医疗技术至上的现在,表现得特别突出。“生物—心理—社会医学模式”的提出,主张既要看到“自然的人”,又要看到“社会的人”,对待健康和疾病的问题不应只从自然科学的角度来认识,还要从社会科学特别是心理学和人文科学的角度来认识,从而提高医生的知识结构和整体素质。这一新的医学模式向我们表明,不应该把对医学的其他素质教育看成是医学知识之外的额外要求,它们应该是医学教育本身极其重要的内容,应该把德育教育与智育教育有机地结合在一起。人文社会科学本身就是医学科学教育中不可或缺的环节,它不应是医学院校的附属,而应成为医学专业的必修课程。

目前,医疗行为作为一种社会行为,不可避免地受社会环境的影响。社会转型时期的各种观念的碰撞、社会道德的多元化表现、市场经济的功利性影响,医学领域受到极大冲击,医疗领域中存在的医护质量、医疗纠纷、医德医风等方面的问题比比皆是,社会上出现“看病难、看病贵”,“医院难进”、“医生护士脸色难看”等诸多现象。由于人文底蕴的薄弱,医疗服务质量下降,导致医患关系紧张,人文精神面临严峻的挑战。因此,弘扬人文精神,提高医护人员的人文素质既是医疗护理发展的必然也是形势所迫。

3. 现代护士应具备的人文素质 21世纪人们生活水平大大提高,医学飞速发展,人们对于健康的要求不再只是疾病的康复,而是包括心理在内的各种需要的满足,当然所需要的

护理人员也不再只是会打针、发药的护士，而是具有高尚的情操与道德品质、扎实的专业知识与广博的人文社会知识、良好的心理素质、外在的形象与内在的气质协调一致的具有良好的综合素质的医护人员。为了适应医学模式的转变，进一步促进医学特别是护理事业的发展，进一步弘扬人文精神，改善目前紧张的医患关系、混乱的医疗秩序，现代护理人员应具备良好的思想品德、扎实的专业知识、丰富的人文社会科学知识及良好的心理、身体素质。

（1）崇高的思想品德。古人讲，“百行以德为首”，“德厚者流光，德薄者流卑”。思想品德素质是最根本的素质，其实，思想品德素质不仅仅是政治素质，同时也包括做人的基本道德规范和伦理要求，有责任心、爱心，健全的人格，良好的人品、德行，正确的人生观、价值观。以追求人类健康幸福为己任，全心全意为人民服务，是高尚思想境界的集中体现。因此，加强唯物主义世界观与人生观教育非常必要。要树立辩证唯物主义的世界观，树立为人民服务的人生观，具有高尚的道德情操，具有强烈的爱国心和民族自尊心，有良好的社会公德，有自信心、正义感，当代青年特别是医务人员在提高自己能力、丰富自己的知识的同时切不可忽视提高自己的思想道德素质。而且，护理工作关系到人的生老病死，涉及千家万户的悲欢离合，其职业道德比其他行业更为人们所关注，提高护理工作者的职业道德修养具有更为重要的意义。

护士要实现自己的人生理想，无愧于白衣天使的美誉，必须树立积极的人生观与价值观，以积极的人生态度抵制拜金主义、极端个人主义等腐朽思想的侵蚀，崇尚真、善、美，摒弃假、丑、恶，正确认识护理工作的价值和意义，热爱护理专业，做到不唯利是图，脱离低级趣味，做有益于人民的人。

护理工作维系着人们的健康生存与千家万户的幸福。因此，现代护士应有自强不息的奋斗精神和自尊、自重的高尚人格与情操，为追求人类护理科学的进步而勤奋学习、刻苦钻研业务，对保障人类健康有高度的社会责任感和爱护生命的纯朴情怀，自知、自爱，正视自己在能力、品质、行为等方面的弱点，不断完善自我，追求在奉献中提高自己的精神境界。

（2）专业文化知识。医学是一门专业性很强、理论知识与实践技能等业务素质要求很高的学科。业务素质高低受基础文化水平的制约。良好的业务素质，必须有合理的知识结构来支撑，特别是基础文化知识的支撑。重视医务人员的基础知识水平，医务人员具备较高的文化程度，掌握相应的数、理、化知识，是深入理解医学、护理学理论的必备条件，也是培养自己的学习、研究、创造能力的基础。

当然，护理专业所设置的解剖、生理等医学基础课程，内、外科学等临床医学课程，基础护理、专科护理等护理专业理论课程是从事护理专业工作的必备理论基础。切实理解、掌握这些知识，是护士运用医学知识解决临床护理问题的重要理论依据、是提升自己的专业技术水平的必备条件。具备扎实的理论知识才能正确分析病人疾病的发生、发展及转归的过程，才能正确分析病人出现的各种问题，预计病人将可能出现的问题及采取相应的护理措施。

（3）良好的身心、健康的心理，是健康行为的内在驱动力。护士良好的心理素质，表现在应以积极、有效的心理活动，平稳的、正常的心理状态去适应、满足事业对自己的要求。具备良好的心理素质、良好的意志品质、健全的人格，只有这样，才能战胜困难，适应紧张而激烈的社会竞争。在激烈的竞争时代，需要年轻还有强健的体魄作为基础，才能朝着目标大步前进。

除以上基本素质之外，社会与医学科学的发展向医务人员提出了更高的素质要求，生命科学的进步使医学科学日益呈现出综合化和多元化的发展趋势，并与其他自然科学、社会科学、人文科学、工程技术科学相互渗和融合，形成一些新的交叉学科，从而促进医学自身的发展。医学科学的发展也对新型医学人才的培养模式提出了严峻的挑战，要求现代医学人才既要精通专业知识，又要具有广泛的人文社科知识。

随着社会的发展和医学模式的转变，在医学教育中加强人文教育已经成为医学教育模式改革的迫切要求。培养学生掌握扎实的基础医学和临床医学基本知识和基本技能、具备广泛的自然科学和人文科学知识、具备健全的人格和良好的职业道德，能够适应社会发展的

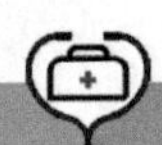

应用型人才;培养既有高尚的道德、精湛的医疗技术,又有深厚的人文底蕴的医护人员是医疗队伍建设的重要目标。护理工作的对象是人,护士必须学会尊重人、理解人,进而才会真诚地关心人、体谅人,因而除了以上素质外,医务人员更应具备丰富的人文科学知识和高尚的人文精神。

人文科学知识内容非常广泛,包括哲学、历史、美学、文学,等等。比如美学,随着科学水平的不断提高和发展,以及医学模式已由过去生物医学模式转变到今天的生物—心理—社会医学模式,护理也由过去的"以疾病为中心"的功能制护理转变为今天的"以人的健康为中心"的整体护理。作为一名护士,在护理病人的过程中已不能仅仅把护理的重点完全集中在人的生物因素上,更要注意的在大力倡导人性化的护理的今天,学会应用美学知识指导实践、去激发自己的审美情感、提高自己的审美意识,培养自己的科学精神和创造性思维习惯,不断强化自己人文护理理念。爱美是人之常情,随着社会的发展和人们生活水平的提高,现代护理中对美的需求程度越来越高,在护理工作中恰到好处地运用美、欣赏美对提高自身素质、确立人文护理理念、培养全面发展的护理实用型人才具有非常重要的意义。护士给病人留下的第一印象如言谈举止等都可成为病人的一种心理应激因素,而这些言谈举止都涉及护理美学的标准,因而加强护理人员的审美能力不可小视。在为病人进行疾病护理时,端庄的体态、优雅的举止、温馨的话语可把护理的美带给病人,使病人身心愉悦,这对疾病的治疗与康复可起到药物和其他治疗手段无法达到的作用。护理美学是开展人文护理必备的基础知识,因为美学知识是护士人文素质结构中的重要部分,护理美学是强化护理人员人文素质的有效途径。

同样护士礼仪是职业形象与素质的综合体现,现代护理的任务已从提供的生理护理延伸到心理、社会、文化等多层次、多方位的整体护理,护士角色不只是看护者,护理内涵的扩展,护理目标的提升,就需要高品质的护士,必须塑造具有良好的礼仪素养的护士形象,护理礼仪在护患关系中起着举足轻重的作用。良好的职业礼仪是护士良好情操与修养的体现,是护士职业素质内涵的外延,能强化护理的行为效果,从细微处满足病人的心理需求,密切护患关系,这在无形之中提高了工作效率。

人文与社会科学知识是整体护理必需的背景知识,是人文精神在为病人护理服务中得以体现的必备条件和工具。很难想像,一名虽已掌握护理各种操作技术,但缺乏社会、心理、伦理等起码知识的护士在整体护理中会有所作为,临床护士应在实际的工作中不断地丰富这方面的知识,用好这些知识。

三、注重道德教育,培植人文理念

随着医学模式的转变和医学社会化的加剧,医学院校加强人文素质教育已成为医学教育改革的强劲趋势。人们越来越认识到,对医学生偏重专业知识教育,忽视人文社会教育,使培养的学生难以适应社会,这不仅会制约学生素质的提高,也将影响到医学教育事业的发展。在面向未来的医学教育中,必须把人文科学教育放在一个突出的地位,这是培养高素质卫生人才的重要途径。

医学的本质是以社会的人为研究对象,救死扶伤是医务人员的神圣使命,然而现代医学教育中匮乏的正是宝贵的人文精神。现代医护人员中有不少因缺乏人文素质而不懂得尊重、理解、关爱地抚慰病人,因此,医学院校不能再继续只注重教给学生解剖、生理、病理等自然科学知识,应该赶快补上与医学、交叉渗透的人文科学知识。我们培养的医护人员不应该只是学到专门医学知识去诊治疾病的"医学技师",而更应该是富于人文素养的有着高超医术和人性关怀的"心灵医师",这不仅是高等医学教育的需要,更是国家与社会的需要。

整体护理所需要的人文精神,是一种以尊重为核心的人道伦理精神,整体护理的本质就是倡导和实践人道、人性的尊重,有意识地培养对病人的尊重意识是整体护理责任中每个护士应强化的必修课。因此,提高护士人文素养最关键的任务是加强人文知识教育和职业道德教育。

(一) 注重思想道德教育,形成良好的医德医风

思想道德教育是最根本的素质教育,包括

政治素质、人生观、世界观等。医护人员在掌握专业知识的同时必须具备崇高的思想道德素质，具有正确的人生观与世界观。为此，平时应加强辩证唯物主义和历史唯物主义教育，这是一个人的世界观的问题；要培养正确的价值观，特别是在社会经济高速发展的时期，在社会主义市场经济进一步成熟时期，一些人不能正确对待金钱问题，视金钱的作用越来越大，价值观和道德观出现偏差，社会上才出现"看病难，看病贵"的现象。要杜绝这种现象，最重要地是进行思想道德教育。在一定的道德意识的指导下，把道德意识化为自己的个人习惯与优良传统，从而形成良好的职业道德。

而职业道德不是光靠口号就能提高的。我们在医院经常能看到各种研究专业知识与技术的讲座，然而，很少听说有提高思想道德和医德医风教育的课堂。为此，学校和医院必须采取经常性教育，努力创造思想道德教育和医德医风教育的良好氛围，使之潜移默化于每一位医务人员的职业习惯中。

要想潜心研究并塑造良好的职业形象，首先必须有一个良好的职业态度，进而才能去了解这个职业特点，从而对该职业产生感情并爱上它，甚至发展它。因此，要培养职业道德，必须从培养职业态度和职业感情开始。

1. 培养正确的职业态度 态度是一个人对一定对象（人、事、物、观念）的评价和所持的心理倾向，态度影响着一个人对事物、对他人及对各种活动做出定向选择。职业态度是个人对某种特定的职业的评价和比较持久的肯定或否定的心理反应倾向。如护士职业态度就是护士本人对护理职业的看法和情感以及决定自己职业行为倾向的心理状态。护士职业态度由三种成分组成：一是认识成分。对护理专业目的、意义、作用的看法，对护理工作的理解、信念和拥有的护理及相关学科的知识等。二是情感成分，侧重于护理人员在护理活动中的情绪状态和情感体验。如对专业的热爱、对技术的钻研、对病人的热情等。这些情感的体验大多来自于她们对本专业的理解、认同及对专业知识的掌握程度。三是行为成分，是态度与职业行为相联系的部分，是态度的行为倾向。护士一旦对自己的职业有了明确的认识和情感选择，也就有了职业行为的基本倾向。因此态度的最终指向是人的行为，态度影响行为的方向。

2. 培养良好的职业情感 对于每一项工作热爱才是最好的职业情感，一个人只有爱上他的职业，才会全身心去学习专业知识、研究专业目的、塑造专业形象，每个职业从态度的组成可以看出，态度的认识和情感成分影响职业行为的倾向，尤其情感因素在态度的形成过程中起了关键性的作用。情感是构成态度的一种因素，是态度的核心，情感的本质起着直接导向作用，人对喜爱的事物或工作会持有积极的态度，情感扎根于态度中会使态度变得坚定、持久。积极的情感往往能形成积极的态度，态度是人类活动的重要决定因素。态度左右着人们的行为。护士只有在情感上接受并喜爱护理职业，才能对工作形成积极的态度。

3. 形成良好的医德医风 防病治病，救死扶伤是医疗的核心任务，既体现医学的职业特点，也是医务人员崇高的道德责任。医务人员必须把病人和社会的健康利益放在高于一切的位置上；人道主义是医疗职业的传统，是以关心、同情和爱护病人为主要内容的医德准则，要求医务人员尊重病人生命的价值，尊重病人的人格和尊严，关心和同情病人的疾苦；全心全意为病人健康服务，不仅治疗病人肉体上的疾病，而且还应治疗病人心灵上的创伤，急病人之所急，想病人之所想。这些都是衡量医务人员在职业中的行为和品质的最高道德标准。

医务人员要提高职业道德，使之成为自己的行为习惯还必须做到以下几点：

（1）每位医务人员应该树立医德修养目标。首先要正确认识生命、人生的价值和意义，树立崇高的职业理想、坚定地实践道德行为，即长期坚持道德修养。应该从对病人说话的用语、语气、态度等小事做起，在言行举止、谈心交流等方面提高自身的修养水平。

（2）从医院管理角度看，通过制度约束，制约不道德行为，倡导高尚的道德行为。对此，最重要的课堂教育，经常举办思想道德理论课或座谈会都必不可少，才能提高整体素质。另外还可通过树立典范，进行正确引导，营造良好的氛围，如宣传栏对优秀医务工作者进行表扬、公开奖励等都非常必要。

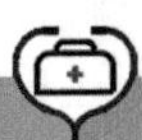

(3) 医德修养非一朝一夕能养成,必须持之以恒,使之成为医院及医务人员的行为习惯。从而给病人创造一个温暖的治疗环境,给医务人员创造一个和谐的工作氛围。

(二) 加强护理人文教育,培植人文精神

1. 人文知识教育 人文课程的范围很广,除了包括思想品德修养、医学心理学、医学伦理学、医患沟通技巧等课程外,还应该包括音乐、文学、美学、哲学、语言等方面的课程。所以,护理工作人员要提高自己的人文素质,必须学习包括心理学、伦理学、哲学、美学等在内的人文社会科学知识。医学教育中的人文教育包含的范围广泛,内涵深刻。要真正达到提高医护人员的人文素质,除了增加一些人文课程,拓展医护人员的人文知识结构外,更重要的是通过各种活动或载体,帮助学生建立"以人为本"的思想,树立全面的服务观、正确的价值观和高尚的道德观。同时使学生具备较强的生存能力、发展能力和创新能力,达到人文教育与专业教育、人文精神与科学精神高度的融合。

首先,为提高护理人员的美学素质和职业礼仪形象,学校和医院可开展各种形式的美学知识教育,使学生具备相应的美学理论知识,努力提高审美修养。如设置护理美学、护士礼仪等课程,提高内在美。其次是训练,比如护士着装,风度优雅的仪态举止、亲切的职业形象,严谨的工作作风的训练,潜移默化地培养护士习惯养成,在实践中努力提高护士形象。衣着整洁、举止大方得体、精神饱满、遇事从容不迫、语言亲切等不仅可使护理工作艺术化,而且能使护理任务更好地完成。最后,加强对医护人员的礼仪监督和检查是促进礼仪服务的重要部分,将礼仪满意度的质量检查列入医院的常规检查内容,对培训考核合格的方准予上岗。表现优秀者给予表扬。

另外,护理人员必须掌握一定的包括心理知识在内的人文科学知识,才有可能在护理病人时真正达到生物—心理—社会的系统化的整体护理标准。注重心理因素对病人健康的影响,根据病人的具体问题,在做好各种生活和治疗护理的同时,及时体察病人的心理需要,解决病人的心理问题,会取得护理的最佳效果。而提高心理护理技巧必须首先具备基本的心理学知识,掌握基本的心理护理技巧。

护理人员好的形象和好的心理护理技巧对加强护患沟通,改善护患关系也非常重要,病人是护理人员在医院人际交往中最重要的对象,而且是身体有疾病甚至心理有问题的特殊的交际对象,因而具备一定的包括人际沟通能力与技巧在内的人文科学知识对加强护患沟通必不可少。

2. 营造人文环境 医院和病房努力营造一种充满人性化、人情味的,以关心病人、尊重病人、以病人利益和需要为中心的人文环境。营造这种氛围最重要的是每位护士自觉的人文情感和人道伦理意识。同时,临床医生的参与和支持、医护双方对此在认识和行为上的协调一致也同样重要。此外,整体护理模式的病房环境的设计和设施、布置应尽可能体现家庭式的温馨、舒适和方便。可试点建立病房病员家属互助制,护士作为组织者、服务者和参与者尽可能发挥病员及家属的互帮互助的积极性,使病房病员、家属、护士之间形成十分融洽的家庭式的关系,护士还可以从病人或家属中了解到某一病人存在的问题和顾虑,然后采取相应的对策和措施加以解决。

3. 整合"以人为本"的护理理念 医院管理方面在护理管理中应全面尝试开展"整合'以人为本'的护理管理理念,营造以人为本的护理环境,建立以人为本的护理体制,开展以人为本的护理模式"的改革实践。为全院的护理发展与护理特色标明方向。

(1) 以病人为中心,整合"以人为本"的护理理念:理念是行动的向导,要改善行为,必须先转变观念,提高素质。

实现护理管理的现代化,首先必须进行护理观念的转变。建立了医院"以人为本"的护理管理理念。现代护理理念其核心是"以病人为中心",全体护理人员要牢固树立救死扶伤、爱岗敬业、满腔热忱、开拓进取、精益求精、乐于奉献的思想,身体力行、努力实践,做现代化护理建设的模范执行者。

护理理念的形成不能脱离医学心理、医学生理等相关理论知识,必须把他们有机结合,融会贯通,才能使护理理念不断完善、健全。现代社会人们的压力增大,节奏加快,竞争激

烈,适应和养成的心理素质和心态平衡既是护理人员自身的需要,也是护理工作的需要,因此,开展护理队伍医学心理的教育也是整合“以人为本”的护理理念的必要内容。首先要求护理人员进行换位思考,切身体验患者所得到服务的心理感受和心理效应;其次要求努力实现无障碍服务,要求全体护理人员言谈举止、衣着服饰等都要给患者建立一种信任感、舒适感,消除患者的恐惧感。

(2) 以病人为中心,建立“以人为本”的护理体制:为适应医疗模式由“以病为中心”向“以人为中心”的转变及人们健康观念由“疾病的康复”到“全身心的健康”的转变,医院作为一个整体,必须建立“以人为本”的全方位的护理体制。

比如在对病人进行健康教育时,可以请住院患者代表参加护理座谈会或护理交心会,倾听病人心声,掌握患者思维动态;请护理人员的家人好友,了解护理人员及其周边人员的需求和感受。或采取互动教育,组织多种形式护理交流活动如科间交流、专业间交流、墙报板报交流、学术研讨交流、医护交流、护患交流等,即开阔了视野,打开了思路,也把健康教育的培训真正做到了位。

从“人性化”的标准出发,设计优雅、舒适的医院诊疗护理大环境和创造患者满意、明白的心理小环境,都可体现现代化的人文气息。比如建立个性化的病区环境,在病区环境的设计上,根据病种的不同、年龄的不同、需求层次的不同进行不同风格的个性化设计,改变以往“白色恐怖”的设计风格,采用蓝白相间、蓝绿相间的墙壁色调,小儿科病区则采用活泼明快的色彩,配以形式多样的图案。在工作服的设计上则不拘泥单一的白色,妇产科采用粉色,象征着温馨;手术室采用绿色,象征和平、安全等。为方便患者就医,对病房楼房进行分诊区划分和标识设计,力求达到让就医病人以最小的活动半径获取方便快捷的服务,这些既方便了患者,也优化了就医流程。在门诊大厅摆放鲜花、绿草,配备导诊护士,笑脸相迎,与候诊环境和谐统一,既可消除急躁和焦虑,也有安抚治疗之功效。各种标牌标识整齐划一,简便易懂,一目了然,在美化环境的同时,也保护了患者的隐私权和就医的舒适感。

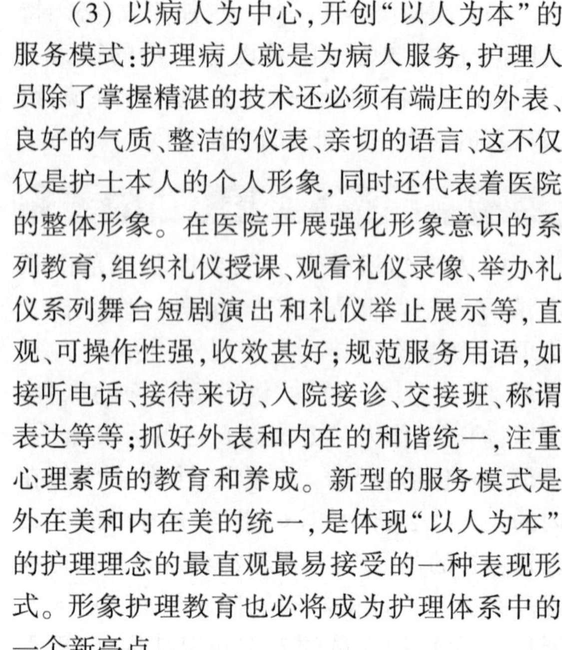

(3) 以病人为中心,开创“以人为本”的服务模式:护理病人就是为病人服务,护理人员除了掌握精湛的技术还必须有端庄的外表、良好的气质、整洁的仪表、亲切的语言、这不仅仅是护士本人的个人形象,同时还代表着医院的整体形象。在医院开展强化形象意识的系列教育,组织礼仪授课、观看礼仪录像、举办礼仪系列舞台短剧演出和礼仪举止展示等,直观、可操作性强,收效甚好;规范服务用语,如接听电话、接待来访、入院接诊、交接班、称谓表达等等;抓好外表和内在的和谐统一,注重心理素质的教育和养成。新型的服务模式是外在美和内在美的统一,是体现“以人为本”的护理理念的最直观最易接受的一种表现形式。形象护理教育也必将成为护理体系中的一个新亮点。

在深化护理改革、建立“以人为本”的现代护理体系的实践中,只要心中有病人,一切从病人出发,就能创造出一流的服务质量,一流的医疗技术,赢得病人的赞誉和信赖。

4. 培植人文精神

(1) 人道的尊重:在临床护理中,有些护士并不缺乏知识和技术,但其护理质量往往不尽如人意、护患关系并不理想、护理差错也不断,病人并不满意,其重要的原因之一就在于对人道伦理意识精髓的尊重的匮乏,人道的尊重包括下述内容:一是尊重病人的生命。利用我们的技术知识尽我们的全力护理病人,恢复病人的健康是护士对病人的最大尊重,同情、关心、照料、合理运用技术等是尊重的具体内容。二是维护病人的人格和尊严。不歧视任何病人,尤其注意对性病、艾滋病、老年和临终病人、精神病人等特殊病人的尊重。要承认和理解病人的信仰、习惯、爱好、价值观及合理的需求。三是公正地看待病人平等、合理的医疗权利。不因病人经济支付能力、地位、信仰等的差异而在服务上有所不同,让病人了解和参与医护的有关过程,承认和维护病人合理的知情权和自主选择权、决定权。

(2) 关注整体护理的伦理问题:临床护士对伦理问题相对忽视,影响了整体护理工作的开展。重视整体护理中的伦理问题,一是可以有效防止因对有关的伦理问题认识不足或处理不当而致的护理失误、对病人造成的伤害及引起的护理纠纷；二是可以有效地解决整体护理中一些与伦理学相关的病人心理问题或不良行为。关注护理中的伦理问题需要对某些相关问题进行针对性的专题研究，并注重研究的实际应用效果。当前，重点要研究和进行讲座的是在临床护理中如何尊重病人的权利，尤其是尊重病人自主权的问题，这一问题引起的伦理方面的难点最多，是整体护理面临的新课题。病人医疗护理参与权、病人的知情权和选择权及应用范围、病人对医护费用合理性情况了解、病人保密要求的合理性分析、病人拒绝治疗和护理行为、病人家属决定的放弃治疗或继续无效治疗的合理性判断、对损害病人权益的不合理医疗的护理干预等都是与病人权利相关的常见的护理学问题。当然，市场经济、高技术对护理传统做法的冲击及所引起的伦理问题、新形势下的医护关系、护患关系等则是需要临床护士时时予以关注和研究的内容。

护理程序是整体护理实施的基础和核心。作为整体护理实施基础的护理程序在完整、系统、正确地应用现代护理知识和技术服务于病人的同时，更重要的是把“以人为本”的人道和人性化服务真正具体贯彻到护理评估、诊断、计划、实施、评价的各个环节之中。现阶段的整体护理实践有过分注重护理程序形式和技术上的完美，偏重于形式而忽视人文、社会、心理方面内容的倾向。所以，在提高全体护士伦理意识、注重研究临床护理伦理问题的同时，重要的工作是如何把伦理学引入整体护理程序之中。

（三）加强专业知识教育

医学是一门科学性很强的学科。现代医学在不断发展，医务人员除了累积临床经验外，还应该不断地学习、吸收新的知识和技术，终生学习能力也是医务人员必须具备的素质之一。为此，医院可组织和鼓励医务人员不断继续学习，可通过短期培训更新知识，学习新技术，也可通过自学或脱产进修。作为医护人员尽可能参加各种形式的学术会议，广泛地参与学术交流活动，通过与同行的交流，提高自己的水平。学无止境，整体护理的开展，也要求不断地更新观念，以新的护理观念指导护理工作。整体护理作为一种新的护理制度，加深了护理工作的内涵，扩展了护理工作的外延，这就需要护理工作者不断扩大自己的知识面。

同时医学也是一门实践性很强的学科。临床实践能力是指医务人员在有关医学理论指导下，进行诊断、治疗、预防保健和护理的能力，主要是动手能力。动手能力不是天生的，需要自己进行反复的训练。熟能生巧，要勇于实践。

在实践中不断发现问题，在理论中不断寻找答案，再回到实践解决问题、检验理论，在反复循环中达到实践与理论的统一，在反复循环中达到技术的革新，理论的提升。

现代社会充满着矛盾与冲突，若想顺利地适应社会变化，必须具备健全的心理适应能力，在工作与生活中保持积极、乐观、向上的生活态度。特别是对于医务人员来说，一生要碰到多少病人，每个病人所患疾病不一样，即使患了同一种疾病，由于个体差异，产生的病情还不一样，对于她们来说，时刻面对的都是变化着的环境，都是应激状况。因此，通过各种途径调整自己，提高个人心理适应能力对医务人员尤为重要。比如，提高对挫折的承受能力，有了对挫折的承受能力，就可以应付各种挫折环境，减轻和排除精神压力；再者，学习人际交往的技能，以诚相待，乐于助人，努力建立协调的人际关系，和谐的人际关系能给人以支持的力量；最后要能够面对现实，自信自强，不断完善自我，在现有人格的基础上不断优化，努力塑造健全的人格品质。

第2章 护士人文素养的核心基础——护理的职业道德美

护理职业道德是在整个护理过程中调节护士和病人、其他医务人员及社会之间相互关系的行为准则和规范。这种行为准则和规范是以一般的社会道德和医学道德为指导的，具有崇高的文化内涵。它的养成是平时学习、思想锤炼和平日修养的结果。而护士人文素养的根本要求就是护士在整个护理过程中的行为必须符合人们的社会道德标准和医学道德标准，也就是不能有半点越轨行为。这是对护士最基本的也是最重要的要求。所以说，护理职业道德是护士人文素养的核心基础。

第1节 护理职业道德的基本内容是护士人文素养的重要范畴

一、护理专业及其从业人员的特性

从护理专业与护理人员的特性分析，其中包含着深刻的护士人文素养的涵义，有些国外护理专家学者就其特性作了阐述。

(一) 护理专业的特性

柯庭(Curtin. 1982)认为，护理被定位为专业，基本上应具备下列各项特性：

(1) 敬业精神，专心致力于护理服务工作。

(2) 专业性人际关系，能与医疗小组成员和病人及其家属建立良好的关系。

(3) 具有护理的专门知识与技能。

(4) 制定护理伦理规范，作为护理人员在执行护理工作时的行为指导准则。

(5) 发挥专业自律精神。

(6) 建立护理执业标准。

(7) 成立护理专业团体，促进护理专业的发展，并维护护理人员的权益。

(二) 护理人员的特性

护理人员的特性是指一名优秀护理人员所应具有的专业上的特质，而“特质”则指护理人员个人在专业上的认知、技能及情感方面的表现。

索雷悌诺指出，一位成功的护理人员必须具备下列特质，才能顺利地从事和完成护理工作。

1. 可靠性 可靠性是指护理人员能在规定的时间内完成指定的工作并尽到应尽的义务，对于应允的事情也应尽量完成。

2. 顾及病人 看护病人是护理人员工作的中心，而顾及病人身心各方面的感受又是这个中心中的一个重心，只有这样，才能取得病人及其家属的信任，并使护患关系更为融洽。因此，每一位护理人员应该一切以病人为中心，一切为病人着想，以温和的态度对待病人。

3. 愉快、开朗 护理人员应能以一种愉快的态度和病人及其家属谈话或问候。护理病人的时候不应该闷闷不乐、随便发脾气、讽刺人或表现出不愉快的态度。护理人员愉快开朗的态度，也能感染病人，有利于其康复。

4. 同情心 护理人员应能设身处地为病人着想，富于同情心。只有富于爱心和同情心，护理人员才能无愧于白衣天使的美名。

5. 可信赖 护理人员在与病人的接触中可能会知悉病人的隐私或是秘密，因此，护理人员应能为病人保守秘密，在日常工作中，尤其是在医院的工作环境中不以病人、其他工作人员或医生为话题，使人可信赖。

6. 尊重病人 病人有其个人的价值观、宗教信仰、习惯以及某些应享有的基本权利，护理人员对此应给予尊重。

7. 谦恭有礼 护理人员应以谦恭有礼的态度对待病人及其家属以及其他工作人员，必要时常常说“请”、“谢谢”、“抱歉”等用语。

8. 良心 护理人员应本着道德良知，应用个人的专业知识和技能，为病人提供综合性的护理。

9. 诚实 护理人员应诚实地对待病人及

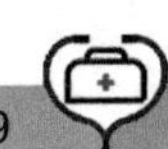

其家属，如实告知病人的健康状况，若在医疗处理上出错，也应能据实报告。

10. 合作　护理人员应乐意与他人合作、共事，或帮助他人。

11. 热忱　护理人员应表现出对病人服务及对护理工作的热忱，乐意负起照护病人的责任。

12. 自我了解　护理人员应看清并了解自己的能力、体力以及优缺点，以便去做个人能胜任的工作。对自我的了解，既是对自己的工作负责，更是对患者及其家属负责。

二、护理服务文化

既然人文是泛指人类社会的各类文化现象，那么，护理服务文化就是护士人文素养的重要内容，我们在学习中，要深刻领会这一含义。

(一) 服务的概念

“为人民服务”是毛泽东同志在延安革命时期，纪念张思德同志大会上的讲话主题，有了几十年历史。但认真琢磨“什么是服务”的人并不多。在很长时间里，“服务”都有侍奉的含义。在现代，服务已成为社会人际关系的基础。《现代汉语词典》中对“服务”的解释是：为集体（或别人的）利益或为某种事业工作。

美国经济学权威菲利普·科特勒对服务作的定义是“服务是一方能够向另一方提供的基本上是无形的任何活动或利益，并且不会导致任何所有权的产生。它的产生可能与某种有形产品联系在一起，也可能毫无联系。”根据这一定义，我们理解服务的本质至少包括以下要点：①服务是一种本质上无形的活动；②服务的目的是为顾客提供利益和满足顾客需要；③服务不会造成所有权的变更；④服务的产生不一定与有形产品相联系。

(二) 服务的特征

关于服务的特征，主要是从它与有形产品比较的角度来探讨的。

1. 无形性　无形性是指服务在本质上是抽象的和无形的，这是服务最显著的特征。比如患者在就医前往往不可预知其将得到什么样的服务；去做按摩推拿前也说不清按摩推拿为何物。虽然患者看得见、摸得到服务的有形部分，如医疗设施设备等，但这些其实都只是服务的载体。

2. 差异性　差异性是指服务的构成成分及其质量水平经常波动，很难统一界定，没有固定的标准，具有较大的差异性，如不同医院的服务内容和状态不一致，不同患者对服务质量的感受也存在差异。医院服务的差异性是医院服务人员与病人相互作用的结果，由于患者因素的影响，医院管理者往往无法控制影响服务质量的所有因素，这同时提示我们，为患者提供医疗服务时，要充分考虑患者的个性特点，提供因人因病的个性化服务。

3. 同一性　同一性又称不可分离性，典型服务的生产、销售、消费和交易过程是同时进行的，且与顾客需求密切相连。服务无法与服务提供者分割，客户对一个服务人员的印象，从专业程度、形象衣着到谈吐风度都可能影响他对服务质量的判断。因此服务没有折扣，服务作为一种产品，不会像其他实物产品一样随着时间的推移和使用率的增加，而失去原来的性能。服务的产生与消费是同步的，服务产生的过程也就是服务消费的过程，这些都只在服务过程中体现出来，离开这个过程服务就消失了。

4. 易逝性　易逝性又称不可储存性，指服务难以像实体产品一样储存，一般情况下服务都是即时消费。我们无法将服务像其他物品一样保存起来，如一个护士可能在平日对病人照顾得无微不至，但“非典”期间工作超负荷时她就不可能给每个人以充分的个人关注，其原因在于服务的价值只存在与病人前来就医的这一时刻。

(三) 服务文化的概念

所谓服务文化，是以服务价值观为核心，以创造顾客满意、赢得顾客信赖、提升企业核心竞争力为目标，以形成共同的服务价值认知和行为规范为内容的文化。它是各个服务行业在经营管理中形成的群体意识、价值观念、思维方式和行为规范的总和。

当今的服务文化，是以顾客至上为出发点，以顾客满意为落脚点（服务价值观）。服

务就是以顾客为主,设身处地站在对方立场,本着关怀的态度,去帮助其解决问题。

服务是人在主观意识的支配下有目标的行动,服务者的文化品位、文化层次和文化素养、文化个性和审美意识,自始至终都会贯穿于整个服务活动之中,都在不同程度地影响着服务质量,同时传播着企业的服务理念。因此,要提高服务质量、创自己的品牌,拓展自己的生存和发展空间,就必须创造一种能够组织团队学习,改善员工心智,激发员工积极性和创造性,使其用心服务、快乐服务、创新服务的高品质服务文化。

(四)“以人为本”的护理服务文化

计划经济时期,我们在“以医疗为中心”的背景下形成了“供给式、施惠式”的服务文化。因为医疗资源相对短缺,医护人员“物以稀为贵”,在心理上“居高临下”,在行为上“医不叩门”、“医不出堂”。但在社会主义市场经济起主导作用的今天,这种服务文化显然已经陈旧,医院与就医顾客的生存互赖关系从来没有像今天这样被深刻地剖析。建立平等的医患关系是社会发展的必然要求。因此,创新护理服务文化也就成为必然,要做到用文化感召人、感情吸引人、事业凝聚人、机制留住人,形成“医院管理以人为本—护理管理者以护士为本—护士以就医顾客为中心—就医顾客依赖医院”的“医院经营循环链”。这种新型的医院经营模式,既可以有效地配置医疗资源,也可以突出“以人为本”的护理服务文化。在这种新的护理文化背景下,我们需要重新诠释一些概念。

1. 对护理服务对象的重新解读 长期以来,我们一直将服务对象局限于病人,而我们对“病人”的认识仅仅是“患病需求医的个体”。市场经济体制下的服务营销理论为医院引入了“顾客服务”的理念,即不再将病人单纯看作是“有病的人”,而看作是“顾客”,顾客可以理解为接受服务的对象,包括组织和个人。所谓“接受”可以理解为已经接受或将有可能接受两种对象。因此,我们可以把医院顾客分为现实顾客和潜在顾客,现实顾客是指正在就医的病人和接受保健服务的健康人,潜在顾客是指尚未接受医院服务但有可能接受服务的所有人。

将服务对象由病人转视为就医顾客,可带来以下转变:一是角色心理的转变。医护人员可由心理上位改变为心理等位,消除心理上的优势感,多给病人一些平等和关爱。二是服务对象的转变。不仅为正在接受医院服务的病人提供服务,而且注意给予过去前来接受医院服务的对象以持续的服务,更注意开发潜在的顾客。三是服务范围的转变。不仅限于医中服务,还包括医前和医后的许多服务,这些服务不一定都与医疗有关,但对于保持与顾客的关系,争取顾客的信任和满意是有利的。四是服务内容的转变。医院服务过去主要是以核心服务为主(解除患者的生理疾患),而顾客服务是在此基础上,尽可能多地提供附加服务,为病人提供更多的附加利益,为核心服务提升价值。五是服务主动性的转变。由就医时的短暂联系转变为发动员工与就医顾客建立长期的紧密联系,以获得顾客的信赖与支持。毫无疑问,“就医顾客”概念的建立,将使医疗服务发生根本性的变革。

2. 对护理服务的重新解读 护理服务是在预防、医疗、康复、保健活动过程中,护理人员以实物和非实物形式满足服务对象需要的一系列行为。它是一种为满足他人需求进行的劳动活动,是一种人与人之间相互影响、相互作用的互动行为,实质是一种文化的交流与沟通。每个护士都是服务文化的创造者、传播者。服务活动主体的文化底蕴决定着服务文化的品位,护理服务对象多元化、个性化的文化需求,决定着护理服务本身的文化供应。

我国在加入 WTO 后,将向 130 多个成员国开放专业医疗服务。外资医疗机构不仅在资金设备等硬件上有优势,在服务上占有更大的优势,他们将以全新的服务理念和优质的服务实力与我们竞争。中国的护理事业要想发展,只有奋力拼搏,尽快提升自己的服务品质,才能在激烈的竞争中赢得胜利。为此,护理服务在竞争中也要转变一些观念。

(1) 护理服务的内涵将被拓展:一是从疾病服务转向综合服务;二是从普遍化服务转向个性化服务;三是从职业化服务转向社会化服务;四是从基本服务转向特需服务;五是从粗放式服务转向精细化服务。护理服务将不仅

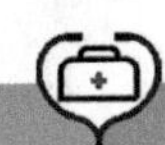

仅局限于医院里的护理照顾，为全社会人群健康服务的相关性工作也要纳入其中。

(2) 护理服务的定位将被提升：医院不会再将护理服务问题作为可有可无或医疗工作的附加性问题来认识和处理，护理服务将作为医院工作的有效作用方式和表达方式来强化。

(3) 护理服务的价值将更受重视：长期以来有些医院管理者认为护理服务的改善只需要较少投入即可。因其很少有直接的产出，价值不大，所以对护理服务的价值意义只停留在一般认识上，现在许多管理者已经认识到服务不仅是一种载体和医患沟通的方式，也有重大的经济学意义和社会学意义。

3. 建立新的护理服务理念

(1) 建立“顾客至上”理念：根据“世界上只有一个老板——顾客”的理论，医院与就医顾客是生存互赖关系。病人在选择就医的同时，也在给医院和员工支付报酬。任何一家医院的存在都离不开病人，医院的兴衰从某种意义上说也取决于病人。因此，护理人员应从“病人求医院”向“医院靠病人”的认识转变，真正树立起“顾客至上”、“以病人为中心”的理念，从而形成良好的就医顾客发展链：“头回客—回头客—常来客—永久客—传代客”。要建立起这样的理念：顾客是亲人，以人为中心；顾客是老板，服务当尽心；顾客是朋友，真诚换真心；顾客是自己，将心来比心；顾客没有错，有理也虚心；顾客无小事，处处要细心；来者都是客，相待不偏心。

(2) 建立“病人第一”的护理服务理念：既然把服务对象看成“顾客”，就应该树立这样的服务思想：医院应该是就医顾客需要什么服务就提供什么服务，而不是医院有什么服务，就医顾客就享受什么服务。服务是医院存在的根本，是护理专业的本质，但是目前我国有许多医院依然沿袭计划经济时代形成的传统理念，只是单纯提供医疗服务，这也正是新形势下要摒弃的旧服务理念。要从“病人围着医院转”到“医院上下为病人服务”；由标准化服务向创精品服务、品牌服务上转变。服务文化的核心是使顾客满意，在服务类别丰富、市场饱和的状态下，如果不把服务对象满意放在第一位，医疗机构将无以生存。

三、道德、职业道德、护理职业道德的概念

了解道德、职业道德与护理职业道德的概念对于我们加深对护士人文素养的认识至关重要。

(一) 道德的本质与特征

道德是人类在社会生活中为了调整人们之间，以及个人与社会之间的关系，依靠内心信念、社会舆论和传统习惯所维系的行为规范的总和。它以善和恶、荣誉和耻辱、正义和非正义等作为评价标准，并逐步形成一定的习惯和传统，以指导或控制人的行为。道德作为一种概念，是人类在长期的社会物质生产和生活实践中逐步形成和发展起来的。

在中国古代，“道”表示事物运动变化规律或人们必须遵循的社会行为的准则、规矩、规范。“德”即“得”，指人们认识“道”、遵循“道”，内得于己，外施于人，称为“德”。《论语》中有“君子之德风，小人之德草，草上之风，必偃”，这里的“德”指人的品质。中国最早把“道”与“德”作为一个概念使用的是战国末期的荀子。他在《劝学》篇中说：“故学至乎礼而止矣，夫是之谓道德之极。”意思是说，如果做任何事情都能按“礼”的规定，就达到了道德的最高境界。

在中国思想史上，道德有时指人的思想品质，修养程度，善恶评价；有时指风尚习俗和道德教育活动，但主要是指在社会生活中人们的行为准则和规范。在西方的古代文化中，“道德”指风俗、习惯，也含有原则、规范、品质及善恶评价的意思。

马克思主义产生以前，一些思想家虽然从不同时代不同角度，探讨了道德、道德起源、道德原则、道德规范、道德理想、道德评价等问题，但由于历史条件和阶级的局限，都未能做出科学的解释。只有马克思主义从社会生产和生活的实践中，才科学地解释了“道德”的含义。道德是由一定的社会经济基础决定的社会意识形态，它是以善恶为评价标准，通过社会舆论、传统习惯和内心信念来评价人们的行为，调整人与人之间、个人与社会之间、人与自然之间的一系列原则和规范的总和。它主

要是依靠社会舆论,各种形式的教育、传统、习惯,特别是人们的信念起作用。没有一定的道德规范,人类社会既不能生存,也无法发展。可以说,所有涉及他人利益或公共利益的问题都是道德问题。比如,一个人被困在一个与外界失去联系的孤岛上,他将面临两难的抉择:一是继续为生存而奋斗;二是自杀。这个问题,乍看起来,似乎与他人无关,但仔细想来,与他人和社会有着非常密切的关系。我们可以从两个方面分析:一方面,如果这个人选择自杀,那将增加亲人和朋友的痛苦。当然,若选择继续为生存而奋斗也有可能永困孤岛之上,这样也会使亲友们痛苦,但毕竟给人留下生存的希望。另一方面,假如每一个人在困境面前都选择自杀,那这种精神状态将不利于整个社会的生存和发展,甚至会导致社会的解体。反之,如果人们在困境下都选择拼搏奋斗,不向命运低头,那么这个社会将会充满无限的勃勃生机。由此看来,这个问题并非与他人和社会无关。在生活中,面对同一个道德问题,不同的人往往会有不同的评价和选择。例如,对于安乐死,有人认为是道德的,有人认为不道德;又比如堕胎,有人认为不道德,有人认为道德。

对一个人、一个民族、一个国家来说,道德是一种理想信念,一种思想境界,一种精神支柱,一种内在力量。我们要做一名具有高尚公民道德的人,必须先了解道德的含义、特征和作用。

1. 道德的本质 为了加强对复杂的道德行为的深刻认识,我们必须对道德的本质有一个正确的了解。国内外的专家学者对道德本质的认识,至今还在探讨中,笔者认为,要科学的理解道德本质,就应该把握住以下四点:

(1) 要把握道德的基础是经济条件,即经济关系。从马克思主义的角度来看,道德在本质上属于上层建筑。上层建筑取决于经济基础。我们只有从该时代、该民族的经济关系中,才能对道德本质做出合理的解释与科学的说明。

(2) 要把握道德评价的标准。从总体上说,道德评价是以善与恶、荣与辱、美与丑为标准的。在社会主义市场经济条件下,道德评价的标准具体表现为是否有利于社会的进步和历史的发展,是否符合人民群众的利益。

(3) 要把握道德是靠社会舆论、内心信念、传统习惯等力量来发挥作用的。

(4) 要把握道德的内涵。必须强调,道德是调整人与人、人与社会、人与自然界之间的关系的原则与规范的总和。

2. 道德的特征 道德具有九大主要特征:

(1) 道德具有阶层性:在人类社会里,不同的阶层对道德的认识会有所不同。道德的阶层性主要表现在三个方面。

1) 不同的阶层对于好与坏、善与恶、正义与非正义的道德标准不同。不仅统治阶层和被统治阶层之间的道德标准不同,就是统治阶层之间,被统治阶层之间的道德标准也不尽相同。

2) 在人类社会中,统治阶层的道德总是占统治地位的道德。由于统治者掌握国家权力,所以,它一方面可以利用法律的、行政的、宣传教育等手段来维护他们的道德,当他们感到必要时,就会把某些道德规范上升为法律,使其具有强制力,如"唐律"就明确规定"不敬"、"不尊"、"不睦"、"不义"的人要受到法律的制裁。另一方面,它又可以运用上述的那些手段来封锁、窒息、压制、打击被统治阶级的道德。

3) 在经济利益上对立的阶层在道德地位上也是对立的。这种对立集中表现在对生产关系的道德评价上。只有随着社会的不断进化,消除对立的经济利益,让社会和谐发展,才能使道德观念统一起来。

(2) 道德具有历史继承性:道德虽然随着社会的发展变化而发展变化,但任何道德都是以先前的道德成果为基础的。道德的历史继承性,具体表现在两个方面。

首先,历史继承性是由社会经济发展的连续性决定的。历史上各个社会经济形态之间是有连续性的,所以变更和继承都是各个社会经济形态更替的客观规律。没有发展,就没有历史;而没有继承,历史也会中断。作为反映一定社会经济形态的道德,在历史发展的过程中,也必然是批判与继承的关系。比如"子女要孝敬父母"这一道德规范,它产生于奴隶社会,发展于封建社会,也存在于资本主义社会,就是在社会主义社会,我们也仍要批判地继承封建社会中“子女要孝敬父母”的道德规范。

其次，道德的历史继承性是由道德本身的发展规律决定的。道德虽然由社会经济基础决定，但一经产生，它便具有相对的独立性，有它自身发展变化的规律。每一个时代的道德都要从前代的道德遗产中吸取对自己有用的内容；历史上的道德遗产，是后人认识和解决当前社会问题，创建新道德的基础。后人在建立新的道德体系时，要根据本阶段的利益，对以往的道德遗产进行筛选和加工。

(3) 道德具有延续性：人们道德观念的变化是一个复杂而缓慢的过程，也往往落后于经济基础的变化。比如，在我国，封建社会及其经济基础尽管早已不复存在，但它的道德残余，诸如封建特权思想、等级观念、家长作风、男尊女卑的意识等还仍然存在。我们所说的道德的延续性就是指在道德赖以产生和发展的经济关系发生变化之后，还要存在及延续相当长的一段时间。

(4) 道德具有非强制性：这是道德与法律根本区别之所在。道德这种手段不是依靠权力、命令，而是靠情感、教育、说理、关爱、理解等精神手段，借助于传统习惯、社会舆论和内心信念来发生作用的。法律可以通过强制手段使违法者就范，而道德作用的产生归根到底要依赖于非强制性的习俗和舆论的影响，也就是人们常说的良心的发现。所以，从这个意义上说，道德只能对信奉道德的人发生作用，只有道德规范被人真心实意地接受并内化为自己的行为准则，道德才能得以实现。

(5) 道德具有实践性：道德有别于其他社会意识形态的东西在于它具有实践性。道德的实践性和它的目的性紧紧连在一起。道德要促进人格的完善，要调整人与人之间的交往和协作，要鼓励人们积极地为实现自我价值和社会价值而努力，也就是说道德要求人们从内在的心理认知转化为外在的行为效果。

(6) 道德具有多层次性：不论哪个时代，道德体系中，都有一个最基本的道德原则，这个最基本的道德原则反映了人们对人们思想行为的最基本要求，体现着社会的根本利益。

除此以外，还有一些一般的道德规范。比如，在封建道德体系中，最基本的道德原则是维护封建统治的专制制度和宗法等级制度，最基本的道德规范是忠君孝亲。一般的道德规范是仁、义、礼、智、信等。再如，在资本主义道德体系中，最基本的道德原则是利己主义，最基本的道德规范是金钱万能。一般的道德规范是自由、平等、博爱等。

道德的多层次性，主要由两个原因造成。一是由人们的社会关系、思想关系的多层次性决定；二是由道德的理想性与现实性的距离决定，由于这种距离的存在，也就使道德具有了多层次结构。例如在“为己”与“为人”的关系上，就会有五个阶段：损人利己、利己不损人、利己利人、先人后己、舍己为人。这是一个道德逐级提升的层次。在我国实行社会主义市场经济的条件下，“利己不损人”应该成为道德的底线。

(7) 道德具有广泛的社会性：道德是与人类社会生活同时产生的。

从广度上讲，道德涉及政治、经济、文化、军事、宗教等所有的领域。

从深度上讲，道德渗透在人类所有的各种社会关系以及人们的思想行为之中。如政治关系、经济关系、工作关系、亲属关系、朋友关系等。

(8) 道德具有特殊的规范性：这种特殊的规范性是指实施手段的特殊性。这种手段不是依靠权力、命令，而是依靠情感、教育、说理、爱护、关心、理解等精神手段，启发人们的自觉来实施的。

道德规范与政治规范、法律规范是不同的。政治规范和法律规范虽然也属于行为规范，但政治规范反映的是国家内部的相互关系，是通过政策和制度来体现的准则和规范；法律规范是统治阶级以国家意志的形式表现出来的，并以国家强制力来保证实施和遵守的行为规范。

(9) 道德具有利他性：俄国最早的马克思主义传播者之一的普列汉诺夫有一句名言：“道德是以牺牲为前提的”。普列汉诺夫的这句名言，生动地体现了道德的利他性。

道德行为是在承认他人的利益和尊严的前提之下实施的对他人、对集体、对社会有益的行为，也就是说道德更多的是要求义务，而不是要求权利。利他的道德行为必然要对个人的欲念加以约束和限制，或多或少地都要做

出一定的让步和奉献，所以我们说道德是具有明显的利他性的。

(二) 职业道德及其特征

职业道德是在职业活动的需要中形成和发展起来的，是社会道德的特殊表现和有机组成部分。职业道德也是依靠社会舆论、人们的信念、传统习惯和教育的力量来维系的。职业道德体现了一般社会道德，一般社会道德寓于职业道德之中。但是，职业道德作为道德的一个特殊领域和行为的调节手段，有它自身的特殊要求，这是一般社会道德所不能代替的。我们平时说的职业良心、职业心理、职业责任心等，其实就是职业道德的特殊性。

职业道德的特征，概括起来有以下三点：

1. 行业性 职业道德与人们的职业活动紧密相连，具有职业特征。它的适用范围主要表现在实际从事一定职业的人们中间，也就是主要表现为已经走上社会、参加工作的人的行为规范。职业的责任、义务和专业内容决定了职业道德规范的内容。从事不同职业的人有不同的职业道德要求，每一种职业道德规范只适用于一定的职业活动领域，如医生的道德规范主要是救死扶伤、治病救人；营业员的道德规范主要是公平买卖、信誉第一；机要人员的道德规范主要是守口如瓶、严守机密等。职业道德主要用来约束从事本职业的人员，对不属于本职业的人，或本职业人员在该职业之外的行为活动，它往往是起不到调节和约束作用的。当然，从社会整体来看，不论从事哪种职业，都是社会的有机组成部分，社会对各行各业又有着共同的职业道德要求。

2. 继承性 职业道德是在特定的职业实践中形成的，而从历史上延续下来的职业活动具有一些共同的性质和特点，因而职业道德也具有明显的继承性。这种继承性往往表现为世代相袭的职业传统，形成人们比较稳定的职业心理和职业习惯。从事特定职业的人们从先辈那里学习职业技艺的同时，也把与这一职业技艺紧密相连的职业传统、职业习惯、职业心理、职业品质继承下来，使得不同时代的职业道德也有许多相同的内容，表现出一种特有的稳定性和连续性。但不同社会形态的职业道德的继承性是相对的，它要受到当时经济关系的制约和占统治地位的道德原则的影响。

3. 多样性和适用性 职业五花八门，职业道德内容也千差万别。各种职业道德规范是人们在长期职业活动中总结、概括、提炼出来的，它随着社会的发展不断调整和补充，使得职业道德呈现多样性的特点。由于职业特点的不同，有些职业道德在形式上也会与社会道德原则发生矛盾。比如，社会道德要求人们诚实守信、不说假话，但作为医护工作者，有时讲真话反而影响治疗效果，在一定条件和场合下本着一切为患者的原则，讲些善意的谎话是允许的，这更丰富了职业道德的形式。

为了便于理解执行，各行各业一般都根据本行业的特点和要求、具体的职业环境和职业条件以及从事本行业职工的素质和水平，采取简明适用的行业公约、职工守则等形式，制定一些条款和规章，把职业道德规范具体化、规范化、通俗化。与一般社会道德相比较，职业道德规范采用这种既鲜明生动、又易于理解和实行的形式，对于规范从业人员的行为更具有适用性和约束力。

(三) 护理职业道德的含义、作用、特征及要求

1. 护理职业道德的含义 护理职业道德是在医疗护理过程中调整护士与病人、其他医务人员和社会之间相互关系的行为准则和规范。它属于职业道德中的一种，是一般社会道德在护理科学及护理过程中的特殊表现。一方面，它以一般社会道德和一般医学道德为指导，引导护理人员树立崇高的共产主义道德理想和救死扶伤、防病治病、全心全意为人民身心健康服务的道德信念；另一方面，它根据护理科学上的一些特定的道德准则和道德规范，来调整护士与病人、其他医务人员和社会之间的相互关系，引导护理人员热爱护理专业，关心护理对象，严守护理制度，钻研护理技能，开展心理护理，讲究护理艺术，从而提高护理质量。

2. 护理职业道德的重要作用

(1) 护理职业道德关系到护理质量的提高。护理任务完成的优劣，体现在护理质量上，而护理质量的高低主要取决于护士的技术水平和道德水平。护理工作范围广泛，工作量

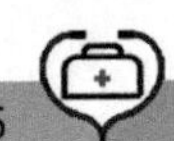

大。一个病人从到门诊就医或从入院到出院，所要进行的各种护理技术操作如发药、注射、换药、冲洗、按摩、灌肠、导尿、引流、插管等；所要进行的病房秩序及环境管理如病房的温湿度、灯光、通风以及物品存放等；所要进行的生活照料如：病人的饮食、洗浴、更衣以及给病人充分的心理护理等。这些内容庞杂、琐碎，而具体的护理工作都离不开护理人员的辛勤工作。如果没有对护理工作的荣誉感、责任心、对病人的同情心是难以胜任这些工作的。护士的职业道德如果低劣，工作马虎，态度粗暴，骄横无礼，行为不端不仅对病人是恶性刺激，不利于康复，而且容易酿成医疗上的事故，导致病人的痛苦、伤残以至死亡，同时也会对医院的形象造成恶劣影响。因此，护士在护理工作中，要牢固地树立人道主义的观念，把护理事业看作对社会、对人民应尽的义务，自觉尊重和爱护病人，严格遵守护理制度，刻苦钻研护理技能，加强护理道德的修养，提高护理质量。

（2）护理职业道德关系到医疗关系的协调。现代医学的发展，使医疗、护理工作紧紧结合在一起，成为群体协作的活动。护士与医生、医技人员、后勤人员以及行政管理人员都有密切的工作关系。护理职业道德可使护理人员与其他各类人员建立平等协作，互学互敬，彼此补充，加强团结，增进友谊，工作上相互支持，情感上相互交融，心理上相互和谐的整体配合默契的良好医疗关系。因此说，护理职业道德是建立良好医疗关系的重要基础。

（3）护理职业道德关系到医院的管理水平。护士在医院里担任着很重要的角色，无论是对环境、器械、设备、药品等都要直接参与使用和管理。良好的护理职业道德，使大家自觉地维护各项管理制度，积极地参与管理，遵章守制，有利于护理工作的实施和医疗质量的提高。否则，不良的护理职业道德会造成医院的管理混乱，不仅影响护理工作正常进行，造成护理质量下降，而且是医疗差错发生的主要根源。

（4）护理职业道德关系到社会的精神文明。毛泽东同志早在 1941 年为护理工作者题词时就指出："护士工作有很大的政治重要性。"强调护理工作具有重要的社会作用，关系到社会的精神文明建设。护理人员对病人的心理效应，影响着护患之间的交流、信任和合作，甚至病人的诊治和康复。护理人员养成良好的护德护风可以促进病人在最佳的心理状态下接受治疗和护理，有助于病人早日康复。同时，也使病人受到高尚的社会主义道德风尚的熏陶，感受到社会主义大家庭的温暖，并传递给家庭和其他社会人员共同促进社会精神文明建设和安定团结。因此，每一个护理人员都要培养自己的良好护理道德，发挥医院文明窗口的作用，以促进社会主义精神文明建设。

3. 护理职业道德的主要特征　护理职业道德除具有职业性、稳定性、连续性、适用性等一般医学职业道德的共性外，还有着自身的特殊性。其主要特征有如下四个方面：

（1）护理的广泛性与道德的协调性。护理工作具有内容广泛、形式多样、对象复杂的特点。从对象上看，护理工作面临的是各种的病人和各样的疾病及病情；从内容上讲，有基础护理、成人护理、母婴护理、临终护理等；从方式上分，有责任制护理、自我护理、心理护理、整体护理等。这些护理都要求护理人员从配合治疗的需要出发，因人因病而异，采取不同的护理技术进行护理工作。同时，还要求护士与病人、医生及其他有关人员密切配合，协调一致。在协调以上诸多关系中，护士的道德水平起着重要作用，因此，护理的广泛性与道德的协调性是护理道德的重要特点。

（2）护理的整体性与道德的自觉性。现代医学表明，生物的、心理的、社会的因素对人的健康和疾病的发生、发展、转归有着相当密切的关系，必须用整体的观念看待和护理病人。这就要求护理人员不但要重视躯体护理而且必须重视心理护理和社会护理工作，用整体性、系统化的观点指导实践，使三者有机地结合起来，以适应现代医学模式的转变。在强调护理工作整体性的同时，还要求护士有积极性、灵活性和自觉性，否则，难以实现整体性护理。尤其是在一些特殊的情况下，如急诊病人的临时处理、危重病人的抢救，不应消极等待，而要自觉、灵活机敏地采取措施抢救生命垂危的病人和伤员。所以，护理道德的自觉性也是护理道德的一个重要特点。

(3) 护理的艺术性与道德的生动性。护理工作的先驱弗洛伦斯·南丁格尔说:"人是各种各样的,由于社会职业、地位、民族、信仰、生活习惯、文化程度不同,要使千差万别的人都得到治疗或康复所需要的是最佳身心状态,本身就是一门精细的艺术。"因此,护理艺术的核心就是掌握和研究病人心理,了解病人的心理需要,并通过恰当的方式,以端庄的仪表、文明的语言、礼貌的举止作用并服务于病人,使之早日康复。要求护士对护理工作像艺术家那样精雕细刻,以道德的生动性,使病人处于接受治疗和康复所需要的最佳心理状态和生理状态。

(4) 护理的科学性与道德的进取性。护理工作具有高度的科学性,不仅有完整的理论体系,还有严格的操作规范,如有疏忽就会造成差错,而护理工作的差错,常常导致医疗事故的发生。因此,护士必须对病人有高度负责的精神,既要学习护理工作理论,又要熟练掌握操作技术。要做到这两点就必须有对事业忠诚、热爱、勤奋钻研、精益求精的进取性道德品质。

4. 护理人员的道德要求

(1) 忠诚于护理事业,热爱本职工作。在护理史上,曾涌现出许多像弗洛伦斯·南丁格尔那样的优秀护理专家,她们在平凡的工作岗位上,做出了不平凡的事业,受到人民的尊敬和热爱。她们的无私奉献是建立在对护理事业的忠诚,对本职工作热爱的基础上。护理人员对护理职业的忠诚和热爱是通过对护理工作的理解,对病人的爱护,尽职尽责地为人民健康服务的高尚道德品质来实现的。护理人员要像当年弗洛伦斯·南丁格尔那样,抵制社会的世俗偏见,端正对护理工作的认识,牢固地树立护士光荣的观念,以献身护理事业作为自己的崇高理想;像"白衣天使"、"生命的守护神"、"临床的哨兵"那样,在实践中,用行动去实践护理人员的高尚护理道德。

(2) 高度的责任感,关心体贴患者。护理工作关系到病人的生命安危和身体健康,所以,护理人员要有高度的责任心和同情心,努力做好护理工作,使病人恢复健康或减轻痛苦。一切从病人的利益出发,要达到这一目的应做到以下三个方面:首先,护理人员必须认真、谨慎地对待工作。在工作中要认真负责,仔细周密,避免差错。护理操作中,任何一点失误,如发错药、打错针、输错液等都会铸成大错,甚至危及病人的生命。由于责任心不强,引起医疗事故的例子,举不胜举。因此,严格执行各种规章制度和操作规程,三查七对,准确无误地完成医嘱,养成严谨的科学作风是做好护理工作的前提,责任心和同情心是护理人员的最基本道德要求。其次,严密细致地观察病情变化。著名外科学家黄家驷曾经说过:"护士和病人接触比医生多得多,病情变化觉察得比医生早。"护士是临床工作第一线的哨兵,要善于发现问题,及时解决问题。最后,要重视"慎独"修养。慎独是指在无人监督情况下,自我约束。护理操作常常独立工作,而且是在病人无法详知和别人难以觉察的情况下,全凭内心的道德信念和责任心去工作,去关心体贴病人。由于病情不同、病人各异,病人在治疗、生活等方面的需要亦复杂多样,在许多方面需要护理人员的关心体贴和帮助。为了病人的利益,凡能使病人减轻病痛、生活舒适的事情,护理人员都不要计较个人得失,不辞辛苦,不厌其烦,不怕脏累,满腔热情地去做好。

(3) 尊重病人权利,自尊自爱自强。现代护理十分强调对病人人格、权利的尊重,以达到道德的最高层次。首先,尊重病人取得合作,尊重和维护病人的人格和医疗护理权利,自觉地成为病人利益的保护者。其次,尊重病人还表现在语言上,在与病人的接触中要特别重视安慰性、礼貌性语言,一个具有高尚道德的护士应十分重视自身的语言修养。再次,尊重病人的本身就是尊重自己,护理人员要树立自尊、自爱、自强的观念。自尊,尊重自己的职业;自爱,爱惜护理事业中多年来塑造的美德;自强,进取向上,勤奋钻研,孜孜不倦。

四、护理职业道德基本规范

规范护理的职业道德是提高护士人文素养的重要举措,我们要在护理实践中不断充实和完善。

(一) 护理职业道德规范的含义

规范就是标准或准则,是约定俗成或明文

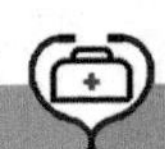

规定的标准。道德既然指导人们行为准则，就必然表现为一定的规范。护理职业道德规范是指在护理职业道德原则指导下协调护士的人际关系及护理人员与社会关系的行为准则或具体要求，也是培养护理人员护理职业道德品质的具体标准。它是护理职业道德体系的主体结构，是护理道德品质、护理道德教育和修养的具体内容。因此，制定护理职业道德规范，既要突出社会主义性质及时代、职业、规范特征，又要反映道德理想和道德实践的结合，从当前实际存在的道德问题出发，实现道德理想和道德现实的统一。

(二) 护理职业道德规范的基本内容

1. 自尊自强，爱业敬业　这是护理工作者应有的、首要的道德品质，同时也是做好护理工作的动力和信念。忠诚护理事业，热爱护理专业就是要求护理工作人员对自己所从事的事业要竭尽忠诚，对维护患者的生命和人民健康要竭尽全力，全心全意地为人民身心健康服务。要做到这样，每一个护理工作者首先应对护理工作有一个全面、正确的认识，从而树立职业自豪感。

(1) 要充分认识护理工作的性质和意义。国际护理学会 1973 年修订的《国际护士守则》中，规定护理人员的职责为“增进健康，预防疾病，恢复健康，减轻痛苦”。这一职责既体现了护理的本质，也反映了护理职业道德的实质。同时，也鲜明地体现着护理事业的平凡和崇高。护理工作既要面向患者，又要面向社会各种类型及各种健康状况的人群，关系着千百万人的健康和千家万户的幸福，其责任是重大的，其影响是深远的。但护理人员为“社会的人”提供健康服务的大量工作却是平凡的、琐碎的、默默无闻的，也正由此而反映出事业的崇高。因此，护理工作者要以从事护理工作、献身护理事业为荣，勤奋学习，不断进取，掌握扎实的理论知识和过硬的技能，注重整体素质的自我培养，以自己良好的行为规范和素养为自重。

(2) 要充分认识护理专业所具有的科学性、技术性、服务性、艺术性和社会性。随着社会和医学科学的发展，护理模式和医学模式一样，从传统的以“疾病”为中心的生物模式转变为以“人”为中心的生物—心理—社会模式，从而使“整体护理”的概念得以确立。护理工作的对象从单纯针对患者护理发展到为社会人群提供服务。这就要求护理工作者必须具有良好的职业道德、扎实的理论知识和精湛的技能；必须具有环境护理学、康复护理学、老年护理学、护理心理学、护理伦理学、护理医学等知识；还要具有一定的管理能力、人际交往能力和表达能力。这样才能适应新医学模式对护理人才的要求，才能在履行护理职责中，把人作为一个整体，全面、系统地从生物、心理和社会因素等方面，认识人类的健康和疾病，对患者进行身心护理，帮助患者建立最佳的身心状态，使患者得到最佳护理。

(3) 要充分认识护理工作在医疗卫生工作中的重要性。在我国，护理工作越来越受到全社会的尊重。医生与护理人员的分工是医学发展的需要，是对患者承担道德责任的需要和有效措施。两者既有其相对的独立性，又是不可分割的。医护关系犹如一辆车上的两个轮子，在患者的抢救、治疗、康复、预防等环节中，都有着同等重要的作用，绝无高低贵贱之分。护士、医生、患者及其他各类医务人员之间的关系是平等互尊、互相协作、共同为人类健康服务的关系。

在我国，护理工作历来受到党和政府的高度重视。早在 1941 年和 1943 年，毛泽东同志曾两次为护理工作题词“护理工作有很大的政治重要性”，“要尊重护士、热爱护士”。解放后，周恩来同志多次接见全国护士代表，邓颖超同志曾任中华护理学会名誉会长。1979 年，卫生部颁发了《关于加强护理工作的意见》和《关于加强护理教育的意见》两个通知，提出了加强护理工作和护理教育的具体实施，中央领导同志作了“护士是崇高的职业，理应受到社会的尊重”的题词，并把每年 5 月 12 日(南丁格尔生日)定为“护士节”。国家还在高等学府里开设了护理专业，为护理人员的培养提供了多种渠道，使在职护士受到高等教育。多年来，护理界涌现出了大批道德高尚、技术精湛、全心全意为人民服务的先进人物。如著名的护理学家王琇瑛、司堃范、梁季华、杨必纯等荣获了国际最高的护士荣誉奖——南丁格尔奖章。护理工作是光荣、高尚和纯洁的职

业,热爱它并为之奋斗终生,我们应感到无限光荣与自豪。

2. 同情关心,平等待人 这是护理人员最根本的道德规范和道德品质,也是护理人员救死扶伤、防治和护理疾病、全心全意为人民身心健康服务的最高职责和建立良好关系的前提与基础。

(1) 同情、关心患者:护理人员必须建立起"同情心",对患者的痛苦与不幸从思想感情上引起共鸣。设身处地地为患者着想,急患者所急,想患者所想,时刻把患者的安危放在心上。护理人员应认识到自己所面对的服务对象是有生命、有理想、有感情的人。当服务对象的身心受疾病折磨时,他们总是把健康的希望寄托在医护人员身上。护理人员的职业行为直接关系到人的生死安危,涉及千家万户的悲欢离合,所以应把患者的利益放在第一位。首先,护理人员应当通过自己的语言、态度、行为给予患者生活上的照料和心理上的关怀。用细致、体贴入微的关心和深厚的同情心理解患者,消除患者心理压力,使之早日康复。其次,要尽力满足患者需要。护理的本质就是满足患者的需要;护理人员的任务就是及时发现并采取实际措施来满足患者的需要;护理工作是以平凡、琐碎、细微、复杂、脏累的特点表现出来的。在进行基础护理或抢救危重患者时,都应体现出为患者服务的全面性和科学性,必须兢兢业业,一丝不苟,不怕苦、不怕脏、不怕累。另一方面,为使患者的痛苦减轻到最低限度,尽早康复,要不惜牺牲个人的利益。同时,要确保患者的安全,防止患者自杀和意外事故发生,防止患者不辞而别,私自出走。在任何情况下,不做有损患者利益的事。

(2) 平等待人,主要是指护理人员对患者的人格、尊严和荣誉方面的尊重关心,既不冷漠、歧视患者,也不恭维、谄媚上司,而是热情周到地为患者服务。其主要体现在三个方面:

首先,要尊重患者的人格。人格,是一个人按照法律、道德和社会准则应享有的权利和资格。患者的人格,就是患者按照医疗规定和医德要求应该享有的防治与护理疾病、卫生保健等待遇的权利和受到礼遇的资格。在社会主义制度下,人们间关系和社会地位是平等的,人格应受到尊重。护理人员一定要尊重患者的人格,维护其应有的尊严。尊重他们正当的需要和愿望,给予他们应有的关心和照顾,保证患者舒适和安全。无论在任何时候、任何情况下,都不能侮辱患者,不能损害患者的声誉,更不能有乘人之危、追求个人利益的不道德的目的和行为。尊重患者的人格,还表现在对待患者,不分民族、性别、职业、地位、财产状况,都应一视同仁。要把患者当作自己的朋友、亲人、同志,设身处地体谅患者因患病的痛苦、看病的艰难和治疗的麻烦而引起的烦躁和焦虑,坚决杜绝"脸难看,话难听"和"冷、推、硬、顶"等不尊重患者的现象发生。

其次,尊重患者的权利。公民的权利受国家法律保护。对患者而言,其在享有基本权利的同时,其权利还有特殊的内涵,是指患者应该得到的防治、护理疾病和卫生保健的待遇与应享受到的利益。患者的这些权利,医护人员都必须予以尊重。生存、健康既是患者的基本需要,也是患者的基本权利。护理工作的任务就是实现患者的这种权利,这就决定了护士对待患者应一视同仁,平等待人。既然健康权是所有患者而不是一部分患者的基本权利,那么护理工作者在为患者服务时就不应该只对一部分人热情,而疏远、冷落另一部分患者。在任何环境中都应坚持不歧视、无偏见的护理。无论什么医院或家庭病床,还是在监狱、看守所,都应当提供在当地条件下经努力能够做到的护理,也就是说在护理人员眼里,所有的患者都是平等的,没有高低贵贱之分。患者在接受治疗护理过程中有权获得实情和知情同意,并提出医疗护理意见,有权要求了解自己的病情严重程度与治疗措施等。护理人员应在不影响治疗效果和不引起患者心理刺激的前提下,对患者讲实话。当患者不了解病情的严重程度,拒绝接受治疗时,应耐心向患者解释,由患者来选择是否同意治疗方案或护理措施,以取得患者的配合。在医疗护理中,患者为了达到恢复健康的目的,会毫不保留地讲出自己的隐私,或者护理人员在操作中发现患者的某些特殊生理现象与畸形部位,这时,患者有权利要求医护人员给予保密。作为护理人员,绝不可将患者的隐私和秘密随意泄露与张扬,以免造成患者心理刺激,导致严重后果。

再次,要尊重患者的生命价值。唐代名医

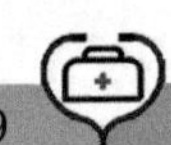

孙思邈在其《备急千金要方》开卷中指出："人命至重，有贵千金。"作为护理人员应该认识到，一个生命的存在，不仅仅具有个体价值，对社会而言，这也是一种宝贵的资源。为此，护理人员应努力提高患者的生命价值。无论临床病体护理，还是心理护理中，都应采用最佳的护理措施和护理手段，千方百计地减轻或避免后遗症、并发症。对患者生命价值的理解，要用辩证唯物主义的观点进行客观、全面的分析，切不可主观、片面、随意地给患者作"人生价值"方面的结论。即使面对严重后遗症和伤残的患者，也要鼓励他们以坚强的意志和不屈的信念面对疾病，战胜困难，重返工作岗位，在各自不同的岗位上，实现自己人生的价值。

3. 严谨细致，技术求精　护理工作肩负着维护人类健康、保护生命安全和延长人类寿命的崇高使命。因此，护理工作者要有高度的事业心和责任感，把患者的安危放在工作的首位。这是护理人员应具有的基本道德品质之一，也是护理人员忠于职守的显著标志。

（1）护理人员必须认真负责、谨慎细致、一丝不苟地对待工作。这是护理人员热爱护理事业，对患者安危负责的具体体现。患者把自己的生命安危寄希望于医护人员，在这种生死所寄、非同一般的护患关系中，每个护理工作者都要自觉地意识到自己对患者、对社会所负的道德责任，即必须对患者的健康、安全和生命负责。这就要求护理人员必须以严肃的态度、严格的要求、严谨的作风对待各项操作规程。遇到复杂情况时，要冷静、敏捷、果断、周密地处理，使各项抢救手段及护理措施达到准确无误、及时有效。执行医嘱时，要严格做到"三查七对"，对医嘱有疑问时，要及时提出，不要停留于机械执行医嘱的水平上。认真执行规章制度和操作规程，使之建立在注意力高度集中和慎独善思的良好心理品质以及高度的责任感与高尚的道德情操上，这既是做好护理工作的重要前提，也是对护理人员最基本的道德要求。

（2）护理人员要有良好的观察能力，善于发现，及时、正确处理问题。观察，是进行任何科学工作的基本方法。严密细致地观察病情变化，准确无误、及时正确地掌握病情不仅是周密调查研究的必要过程，也是科学有效地进行治疗、护理的先决条件。在临床工作中，护理人员与病人接触的时间最长，接触机会最多，因此护理人员是观察病情的"哨兵"，敏锐的观察能力是护理人员重要的职业素质。尤其是临床护理人员，日夜守护在病房，与患者接触最广泛、最直接、最经常，也最容易及早发现病情变化。其观察能力和程度，往往关系到医生对患者疾病的诊断与治疗。因此，护理人员应主动培养自己的观察能力。首先要做到"四勤"，即腿勤、手勤、眼勤、嘴勤，养成时时、处处关心患者的习惯。同时，还要学会增加自己思维的深度和广度。广度是指思维面要宽广、全面，不要片面、局限。如巡视病房时，要同时观察患者的面色、精神、表情、语音、行为，以形成总印象。深度是指思维要深邃，不停留在表面，要抓住事物的本质。如在护理颅脑外伤患者时，观察到有一侧瞳孔散大，应立即想到脑出血血肿形成的可能。我国古代医学中就有"见微知著"的说法，患者的病情变化是复杂的，但只要养成敏锐的观察力，就可能摸清疾病的发展规律。另外，培养敏锐的观察能力还需要有想象力和扎实的理论基础。现代医学科学发展使护理技术范围也在不断扩展，如监测技术的进步就大大改变了病情观察的方法，也提高了护理人员的业务水平。

（3）护理人员要刻苦学习、积极进取，熟练掌握业务知识和各项护理操作技术，做到精益求精，这不仅是护理人员本职工作所必须，也是职业道德的要求。护理学是医学中一门独立的科学，有着自己完整的理论体系。一个护理人员如果缺乏扎实的理论基础与熟练的操作技术，单有救治患者的愿望，仍然达不到救治患者的目的。护理人员业务知识熟练才能及时、无误地发现并判断病情的突然变化；才能谨慎、周密地处理各项复杂的问题。护理人员具有精湛的技术，才能在操作中做到准确、快捷、高效；才能最大限度地减轻患者的痛苦；才能在抢救患者时，沉着、冷静、灵巧、敏捷。特别是现代医学和护理学的发展，对护理人员提出了新的要求，要求不仅要有扎实的基本理论和熟练的操作技能，还要具备一定的心理学、伦理学、社会学、管理学、公共关系学，甚至美学、文学等方面的社会人文科学知识，这是对患者进行整体护理时必须具有的知识和

能力。

目前,许多医学新技术的应用,如显微外科、器官移植、危重患者监护、大面积烧伤的治疗以及新学科的出现,康复医学的兴起,各种先进的医疗技术设备的引用,均使护理学的内容和范围不断扩大。要胜任这些新的护理业务工作,就必须拓展知识面,不断学习。一个护理工作者是否努力学习,有无进取精神,能否不断追求熟练的业务技能,不是个人的事,而是对患者康复与否负责的主要表现。高尚的品德和精湛的技术是护士的基本素质。

(4) 文明礼貌,举止端庄。护理人员内心世界的外在表现,是实现护理道德规范的主要途径。对于建立良好的护理人际关系,帮助患者恢复良好的心理状态,取得良好的疗效,促进患者健康都有着积极的作用。医学之父希波克拉底说过"医生有两种东西可以治病,一是药物,二是语音。"护理人员也同样如此,护理人员的言行举止无疑会使患者产生心理反应,从而引起情绪变化。关怀体贴、和蔼礼貌、端庄文雅,对患者而言,犹如一剂良药,一缕春风,感受到的是尊重、安全和信任,这是一种职业的美。主要应做到:

1) 在工作中应情绪饱满而稳定,在态度的表露上应耐心、细心、主动、热情,使自己具有良好的精神状态和心理品质。不管遇到什么困难、挫折和压力都不能在工作中流露出来,更不能向患者发泄。要镇定自若,调适自我,善于合作,乐于助人。

2) 仪表应庄重典雅、热情大方。服装要洁白、干净、合体,给人以纯洁、明快、高雅之感;衣领、衣边、腰带要平展、整齐,给人以端庄、稳重、平静之感。而浓妆艳抹、露出帽檐外卷曲的头发、咯咯作响的彩色高跟鞋、耳环、项链等装饰品或披衣散发、不讲究卫生,都给人以散漫、懈怠、疏忽的印象,从而使患者产生厌恶或不信任感。

3) 举止应文雅、稳重,训练有素。在姿态上,要文静健康,有朝气,站立及坐姿要端庄自然,礼貌得体。走路时,步态要轻、稳、快。遇到紧急情况时,要冷静、沉稳、神色镇定,动作做到快捷而不慌乱。

4) 语言应文明、礼貌、亲切,富有感染力。它是护理人员表达对患者同情、关心的一定形式。俗话说:"良言一句三冬暖,恶语伤人六月寒。"语言既可治病,也可致病。可见护理人员良好的语言修养和端庄的行为是很重要的道德规范之一。

在护理工作中,护理人员的语言要求是:

A. 要使用礼貌性语言。护患双方人格是平等的,护理人员是服务者,在护理工作过程中必须首先体现对患者的尊重,这就要求使用让患者感受到被尊重、被关怀的语言。如患者来医院就诊,挂号室护理工作者应问一句"您看什么病",分诊处护理人员说一声"别着急,请等一下"。这些"您"、"请"、"别着急"等亲切礼貌语言,会使情绪沮丧、焦急不安的患者振作起来。礼貌性语言可以改善护患关系,让患者感受到关爱,有利于治疗和护理疾病。

B. 要使用安慰性语言。患者有病在身,其心理特点就是非常渴望得到理解、同情、关心和安慰,从而得到感情上的满足。因此,护理人员应体谅患者的心情,用安慰性语言抚慰患者。如早上查房时,对不同对象予以不同的问候:"您今天气色很好,精神好多了","您的病正在向好的方向转化",或者适时地抚摸患者的头部及手部,为患者盖好被子、喂水、喂饭等,使患者感受到温暖,得到鼓励,树立信心。

C. 要使用治疗性语言,也叫解释性语言。既然语言可以治病,也可以致病,那么,护理人员就要重视语言的治疗性作用。如在为患者进行操作前,需首先耐心解释,以解除患者的顾虑,使患者感到安全、可靠。使用治疗性语言时,要有科学性,通俗易懂,明确肯定,切忌简单、生硬、刺激性和消极暗示性语言。同时,还要注意避免不当的言语及冷漠的表情、厌恶的神态、粗鲁的动作、生硬的语调、不耐烦的语气等。否则,语言不当会使病情恶化,甚至引起医源性疾病。

D. 要使用鼓励性语言。有的慢性病患者因病程长、疗效慢而失去信心。有的病情复杂,要不断接受一些痛苦的检查和治疗手段,护理人员应有针对性地给予开导、鼓励,尽量消除患者顾虑,树立起战胜疾病的信心,从而积极地配合治疗与护理。对一些晚期癌症患者,还要注意使用保护性语言,对患者本人不能讲真话,从而使患者充满生存希望,在有限的生命时间里,活得更愉快些。总之,护理工

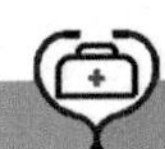

作者语言要充分表达对患者的善良愿望与深切的同情心，并在措辞、用意、语言、语调等方面注意语言的艺术性和灵活性。

（5）遵纪守法，廉洁奉公。这是每个医护人员均应遵循的重要原则。治病救人是医护工作者的天职，护理人员在任何时候都要正直廉洁，奉公守法，不徇私情，不图私利。

遵纪守法，廉洁奉公也是护理人员自律的道德要求和品质要求。其一，它是防病治病的前提条件。只有廉洁奉公，遵纪守法，才能充分发挥技术水平，公正合理地利用防治条件，取得最佳效果。其二，它是护理道德与风尚的重要内容。是否廉洁奉公、遵纪守法，反映着护理道德和风尚的面貌，标志着护理道德与风尚的水平。因此，它是全社会最关注的问题之一。其三，它是优良的医护道德传统。清代名医费伯雄道："欲救人学医则可，欲谋利而学医则不可，我欲有疾，望医之相救者何如？我之父母妻儿有疾，望医之相救者何如？易地以观，则利心自淡矣！"三国时期江西名医董奉，精于医术，品德高尚，为民治病，不取报酬，在历史上传有"杏林佳话"，至今民间常用"杏林春暖"来赞颂医德高尚的医护人员。在社会主义条件下，人民是历史的创造者，是国家的主人，医务人员是人民的公仆和勤务员，这就要求护理人员更应遵循这一行为准则。特别是在当今社会经济大潮中，护理人员务必保持清醒的头脑，要以自己廉洁的行为维护白衣天使的社会信誉和形象，坚持原则，维护患者利益。

（6）互尊互学，团结协作。护理工作的广泛性特点决定了护理工作与医院各部门有着千丝万缕的联系。要处理好这些关系，首先要在为患者服务、一切有利于患者利益的前提下，互相尊重、互相学习、团结协作。这是护理人员自我提高，自我完善的重要条件。只有互尊，才能互学；只有互尊互学，才能取长补短，提高进步。同时，也是充分发挥整体护理效益的基本保证。现代医学，规模庞大，内容丰富，分工精细，高度统一。这就要求护理人员必须树立整体观念，顾全大局，互相理解、互相支持；重视同行同事的地位和作用，虚心向他人学习；尊重同行的人格，尊重他人的劳动成果，正确对待同行中的缺点和错误；反对互不通气、互相拆台、互相推诿、文过饰非；不能在患者面前评论或议论其他医务人员或有意无意地贬低他人，提高自己；更不能在患者面前谈论他人工作的缺点，以免使患者丧失对医护人员的信任和治疗信心。只有这样，才能够发挥正常的防治和护理运行机制的作用，保证护理工作各项任务的完成。

在护理人员的人际交往中，医护与护际关系最为密切、经常与广泛。医疗与护理是两个并列的要素，两者既有区别又有联系，既有分工又有合作，是"交流—协作"、"并列—互补"的平等关系。医护、护际之间也是同事、同志和姐妹关系。在防治和护理疾病过程中，护理人员应遵循的主要道德规范是平等协作、密切配合、相互制约、彼此监督。只有这样，才能真正做到在心理、态度、情绪、技术等方面相互了解、适应、补充和紧密合作，形成融洽的医护和护际关系。

第2节　护理职业道德美是护士人文素养的基本要求

护士的职业道德美不美，一是取决于护士素质，二是取决于护理服务文化行为，一个有人文素养的护士，必须有高尚的素质和良好的护理服务文化行为，这是时代赋予我们每一个护士的基本任务。

一、护士素质

（一）素质的定义

护士人文素养的本质就是护士素质，我们只有加深对护士素质的全面认识，才能将其逐步提高。

何谓素质？广义的素质可理解为人的生理、心理、智能、知识等方面的基本特征，狭义的素质是指人的先天的解剖生理特点，主要是感觉器官和神经系统方面的特点。各类专业人员必须具有本职业所要求的特有素质。那么护士要求具有的特有素质是什么呢？随着科学技术的发展、社会的进步和人们需求的提高，人们已经不满足于床边护理和疾病护理，人们开始追求生理心理和社会的和谐发展，要求身心护理和整体护理，这样，对护士素质的

要求和期望也就提高了。国内外护士教育历来重视护士素质的培养，然而对护士素质进行系统的、全面的、科学的研究还只是在近代才兴起。在庞大的护理队伍中，每个护士都希望自己具备良好的素质，也赞赏那些素质优良的前辈和同辈。一个护士的素质虽然与先天的生理素质有关，但更重要的是在护理教育和护理实践中逐渐培养和成熟起来的，是通过训练加以提高的。

(二) 护士素质的内容

护士素质应包括如下几部分内容：

(1) 良好的政治思想素质和高尚的道德情操。

(2) 合理的知识结构。

(3) 精湛的护理技术和较强的工作能力。

(4) 良好的性格与高尚的情感。

(5) 良好的思维、语言、行为与举止。

(6) 善于处理医疗护理过程中的人际关系。

(7) 具有一定的计划管理能力。

(三) 护士素质的要求

1. 政治思想素质　政治思想素质包括政治素质、思想素质和职业素质，而三者又是相互紧密结合，不可截然分开的。

(1) 政治素质：热爱祖国，振兴中华，改革开拓，勇于进取，以饱满的政治热情，积极投身四化建设。第一，积极拥护中国共产党的领导，坚持建设有中国特色的社会主义的基本路线。即“坚持以经济建设为中心”，“坚持四项基本原则，坚持改革开放”。第二，积极投身四化建设，改革开拓，勇于进取。要把本职工作与四化大业紧密联系起来。大力发展生产力。搞好护理工作，保护人民身体健康，即保证了生产力的发展。护理工作本身就属于科学技术的范畴，发展护理学科也就是科学技术现代化的一个组成部分。第三，解放思想，奋勇前进，以饱满的政治热情，关心国家大事，积极参加政治学习，深刻理解中央的政策和措施，对出现的一些问题能明辨是非，和党中央保持一致。

(2) 思想素质：具有高尚的道德情操和正确的人生观、价值观，有自尊、自爱、自强、自制的思想品质，做有思想、有道德、有文化、有纪律的社会主义新人。第一，无愧于白衣天使的圣洁称号。护士能赢得白衣天使的称号，是因为她具有崇高的理想，做人类健康的卫士；有高尚的道德情操，在平凡的岗位上做着无私的奉献；具有人类最圣洁的感情，对病人不是亲人胜似亲人。只有树立了正确的人生观和价值观，才能成为名副其实的白衣天使。第二，护士应成为社会主义精神文明的化身，努力使自己真正成为有理想、有道德、有文化、有纪律的四有新人，在病人中、在社会上树立起可信赖的光辉形象。第三，根据护士的职业特点，还应有自尊、自爱、自强、自制的思想品质，不受世俗偏见的影响，坚信自己的工作是人类最崇高的事业，自强自立，战胜困难，为护理学科的发展作出自己的贡献。善于自我控制，自我完善，达到自己的崇高愿望。

(3) 职业素质：职业素质是指对职业的态度和职业行为的规范。必须热爱护理事业，有崇高的护理道德和献身精神，在工作中能舍己为人，全心全意为人民服务，忠于职守，专心致志地完成各项任务。第一，要热爱护理事业。必须提高护理队伍的社会责任感和自尊感，充分认识护理工作对人类发展、对国家的兴旺发达、对社会发展进步的重要使命，排除干扰，热爱自己的护理专业，为护理学科发展作出自己的贡献。第二，要有高尚的护理道德素养。护士的主要服务对象是病人，是人的健康，这就更需要具有崇高的护理道德。一切为了病人，维护病人利益，不计较个人得失，真诚地待病人如亲人，不仅医治病人的病痛，还要医治病人的精神创伤和心理创伤，全心全意为人民的健康服务，真正成为人类健康的保卫者；积极钻研技术，使技术精益求精，一丝不苟；在完成各项任务中能吃苦在先，把方便让给别人，善于与人团结协作，共同完成任务；注意个人修养，廉洁奉公，遵纪守法，公正待人。第三，要献身服务，忠于职守。护士工作的特点是平凡辛苦、脏累琐碎，要昼夜守护在病人的床边，因此必须要有高度的献身和服务精神，不仅要看到自己劳累困乏，还要看到病人康复时自己所感到的欢欣和幸福。正是由于护士昼夜守护在病人身旁，每时每刻都要专心致志地完成各项任务，才能换来患者康复的幸福。

2. 文化科学素质 文化科学知识是护士的基础知识。基础知识如何，不仅影响其护理知识的理解和掌握，也影响护士的知识结构、护理工作质量和护理学科的发展和提高。现代医学模式的转变，对护理专业提出了新的更高的要求，对护士的文化科学素质的教育更应引起重视。现代护士应具有高中以上文化知识基础，具备护理专业需要的一门外语能力，具备有人文、社会科学知识以及其他有关的自然科学知识，具备现代管理学的基础知识，并能在工作中灵活地加以运用。

3. 业务素质 护士的业务素质最主要的是要构建合理的知识结构。作为现代护理人员的知识结构，应该是多层次的、自下而上排列的。第一是基础文化、外国语以及一般自然科学知识层面；第二是人文科学、社会科学知识层面；第三是基础医学和临床医学知识层面；第四是基础护理和专科护理知识层面；第五是专业发展和某些新兴科学知识层面；第六是护理科研和探索新课题的知识层面。随着层次自下而上递进。目前的护理教育对中间(第三、第四)层面比较重视，对至关重要的基础层面(第一、第二)很不重视，基础非常薄弱；至于影响专业发展和提高学科水平的层面(第五、第六)更加缺乏，这种状况致使学生毕业后只能在临床护理上徘徊，难以迅速提高科研水平。

护士业务素质的基本要求：①具备积极向上、刻苦钻研的精神。②具备比较系统、完整的基础护理和专科护理理论和应用知识。③具备预防医学、公共卫生、营养学及食品卫生、妇幼保健、优生优育、老年医学以及康复医学等基础知识。④具备一定的从事科研和探索新课题的知识。⑤具备比较系统的医学基础知识。

4. 技能素质 护理是一门实践性很强的学科，它的专业知识和技术水平，很大程度上要通过技术操作和解决实际问题的能力来体现，因此，能否成为一名优良的护理人员，技术操作和解决实际问题能力是衡量技能素质的基本依据。具备正规、精确、熟练、适应力强的护理操作基本技术，具备获取、汲取和掌握最先进的护理和与护理有关的理论、技术和仪器的基础和能力，具备在紧急多变、艰苦困难情况下机智灵活地完成护理操作的技术和能力，具备科研的基本知识，能独立或与他人协同进行护理科研的能力，是当代护理工作对护士提出的技能素质要求。

5. 心理素质 护士必须具备的素质中，健康的心理素质占有重要位置。心理素质是行为的内在驱动力，行为和心理是一个统一体的两方面：心理支配行为，行为反映心理，提高心理素质也就能提高行为素质。心理素质涉及范围很广，与护士素质直接相关并比较重要的有思维、性格、情感等。

6. 体态素质 护士的身体和仪态素质对完成护理工作至关重要。护理工作是脑力劳动与体力劳动相结合的工作：护士昼夜活动在病房，无论体力和精力消耗都比较大，这就要求护士必须具有较强的体质；护士的仪表态度是取得病人信赖、处理良好人际关系的先决条件，因此，护士必须具备健美的身体和高雅的仪态素质。

在日常工作中，护士应该做到：

(1) 仪表文雅大方，举止端庄稳重，衣着整洁美观，待人热情真诚、彬彬有礼。

(2) 必须具有健美的体魄。

(3) 有坚忍不拔的精神和魄力，工作中精力充沛、朝气蓬勃，在复杂、艰苦的情况下能完成各项任务。

(4) 紧张明快、雷厉风行的工作作风。

二、护理服务文化行为

护理服务文化行为贯穿在整个护理过程的始终。它是护士人文素养的具体体现形式，对护理对象提供了高层次、全方位的服务。

(一) 提供人性化服务

所谓“人性化服务”就是强调从服务对象的特点出发开展护理服务，“以人为本”，尤其是使服务符合人们的生活规律和心理需要。如根据服务对象需求合理排班：改变过去固定的8～17时上班时间，化验室早上六七点上班，门诊医生中午连班制；护士增加早晚班，改变过去夜班护士因工作繁多，凌晨四五点就开始做晨间护理及治疗的状况；将诊室均改为单间，就诊过程无第三者打扰；每张病床间设床帘等。不可否认，打开

国门后，我们发现国外医院的人性化医疗服务走在国内医院的前面，从这个意义上讲，倡导人性化服务是国内医院适应中国加入WTO后行业竞争的重要手段。

(二) 提供个性化服务

所谓“个性化服务”就是护理人员注意从细微处来关心和贴近就医顾客，精确地了解和提供每个服务对象希望得到的个性化服务。它重视病人的个体差异，致力于满足不同病人的多元化需求，使护理服务关系进入更深的层次。这也是一种以满足消费者需要为中心的市场观念。如为父母暂时有事离开的患儿设立“暂托病房”；为年轻妈妈专设哺乳区，免除其当众哺乳的尴尬；为“上班一族”提供晚间门诊和双休日门诊；营养护师开展不同病种的饮食指导服务等。

(三) 提供便捷服务

几乎所有的病人都抱怨就医的环节多、手续繁，希望医院的服务方便、快捷。现在许多医院已开始简化服务流程，特别是现代信息技术和管理手段的应用，使医院的便捷服务成为可能，如通过计算机联网，减少挂号、交费、取药的等待时间；在门诊建立“一站式”服务，将导医服务、健康指导、用药咨询、检查报告单发放、免费提供推车、供应开水、卖饭菜票等多项功能合并，为病人提供极大方便；有的医院创新了后勤服务模式，建立了“勤务中心”，如果病人错过了用餐时间，如果病房某处设施需要维修，只需要一个电话，服务人员很快就会上门服务。

(四) 提供延伸服务

延伸服务不仅指医疗服务产品的售后服务，还在于延伸和扩大医疗护理服务的传统范畴，使护理服务具有更强的穿透力和更持续的影响力。现在越来越多的护士把服务范围拓展到病房之外，如对出院患者进行电话健康指导；为同类患者举办挚友学习班、病友联谊会；为临终病人家属提供悲伤护理，为死者家属提供抚亲护理等。这些都说明护理服务有内容，无边际。只有打破原有界限，对护理服务的内涵和外延进行重新界定，护理服务才有发展。

(五) 提供知识服务

所谓“知识服务”指在为病人提供精湛的护理技术服务的同时，为病人传播及普及医学保健知识，致力于培养和提高人们的“健商”。知识服务是一种新的价值观念，有利于提高病人对医疗质量和效果的评价，有利于开发潜在的医疗保健需求，有助于高新医疗技术和新型服务的推广应用。据国外某调查显示，63%的全球高新技术产品由于没有导入知识服务的观念，造成消费者难以接受而导致开发失败。护理人员除常规进行卫生宣教外，还可开展心理咨询辅导、健康教育讲座、深入社区为居民义务提供健康知识宣传等。这些工作可有效地缩短护患距离，营造融洽的服务文化氛围。

(六) 提供透明服务

所谓“透明服务”指重视医疗服务过程中病人的参与权和知情权，通过公示医疗服务价格、公开医疗服务过程等途径，使服务对象亲身感受到医疗护理活动的真实性，增添对服务的信赖和认可。如香港医院的病人一入院即可从“入院病人须知”小册中获得住院须知的有关问题，包括物品携带、费用情况、医院详细服务项目、环境设施、咨询方式及病人的权利、责任等。广州一家医院推出“透明输液承诺制”，让整个输液流程置于病人的知情、监督之下，让患者或家属通过透明的玻璃窗监督配药的全过程；病人享有选择在岗护士的权利；享有清点所用药品废弃物的权利；享有了解药品作用、副作用的权利。

(七) 提供承诺服务

所谓“承诺服务”指向公众公布医疗服务质量或效果的标准，并对就医顾客加以利益上的保证或担保。护理服务承诺是对护理过程的各个环节、各个方面的承诺。这种服务方式有助于减少就医顾客的认知风险，增强其对医疗服务的可靠感和安全感。承诺是自我加压的手段，所承诺的服务标准不但要自己做得到，而且要对就医顾客有一定的吸引力，因此这是取信于民、树立医院形象的服务措施。如成都市21家医院2002年向社会做出十多项

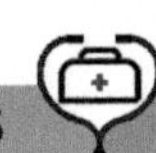

服务承诺，其中包括急诊科接到呼救电话 10 分钟内出诊；各服务窗口排队等候不超过 15 个人；不接受服务对象的吃请和钱物等。

（八）提供温馨服务

所谓提供温馨服务指给就医顾客营造一个温馨的就医视觉环境和听觉环境。如北京、上海、广东、山东等城市开始出现用彩色医院环境替代传统的四白落地，以色彩为标记导向各科室；门庭里摆放鲜花；墙壁上挂着设计精美的装饰画和医护人员自己创作的格言；在医院里播放舒缓优美的背景音乐；各通道都设保安员，主动开门引路；接诊护士由在原座等待病人为主动上前迎送；所有人员经过"如何应对病人抱怨和愤怒培训"；规定各级人员的文明礼貌用语和禁忌语；进病房先敲门；出院病人必须由责任护士送至门口，并给祝福等等，所有这些都体现出浓厚的文化氛围及对就医者的满腔温情。

（九）提供距离服务

所谓提供距离服务指给就医顾客一个宽松随意的就医消费环境。在争夺顾客的大战中，"良好的服务"当然列在首位。可是如果让顾客享受这样的"热情"服务：你走到哪儿服务人员就跟到哪儿，喋喋不休地问这问那，死皮赖脸地"热情介绍"，软硬兼施地推销货品，甚至是几个销售员一起"包围进攻"等等，这些无疑会使顾客产生心理压力。尽管这种"围着顾客转"的"无距离服务"比"冷脸服务"要好一些，也的确是一种进步，但客观上仍使顾客处于一种被动地位。因此，现在提倡"距离服务法"：即当顾客不需要的时候，售货员不主动上前推荐商品；当顾客需要时能招之即来，周到服务，从冷面孔→"热情服务"→距离服务，构成了螺旋式上升的形态，使服务跃上了更高水平。在医院服务中也应提倡一定的距离服务，如勿竭力推荐某药品或项目；勿对涉及隐私的问题穷追猛问；适当减少对轻症病人的查房；进入病室不忘先敲门，获许后方可进入等。

（十）提供超期望服务

所谓"超期望服务"就是用爱心、诚心和耐心向服务对象提供超越其心理期待的、超越常规的、高附加值的优质服务。根据顾客满意理论，满意水平是预期绩效与期望差异的函数。如果绩效超过了期望，服务对象会十分满意、高兴。超期望服务就其内容来说可能与护理服务无关，如病人入院时给他送上一束鲜花，以祝福他早日康复；对出院后的病人进行经常性的问候，免费寄送一些与疾病有关的保健知识和最新医疗方法的资料；在长期住院的病人生日时送上一张贺卡或一点儿小礼物等。这些服务看似与护理无关，也许有的服务对象根本不在乎这些，但如果一个医院能持之以恒，病人及其家属就会因为它的与众不同而深受感动，成功往往就在持续不断的服务之中。

第 3 节　护理职业道德美的培养是提高护士人文素养的基本工程

俗话说：万丈高楼平地起。可见基础工程的重要性。护理职业道德美的培养做得如何，直接关系到护士人文素养的提高程度。也就是说，护理职业道德的培养与护士人文素养的提高成正比，培养做得越好，提高就越快，培养做得不行，提高就无从谈起，所以，我们要对护理职业道德美的培养加以认真的研究。

一、护士性格与职业性格的培养

（一）性格的定义

人在活动中，通过认识、情感和意志的活动，形成了一定的态度体系，构成个人所特有的稳定的行为方式，这就是性格。性格一词来自希腊语，原意是"特征"、"标志"，它是指一个人在社会实践中形成的、对现实稳固的态度，以及与之相适应的、习惯化了的行为方式。

（二）性格的形成与发展

一般说，性格一旦形成就比较稳固。人，首先是一个自然人，他们各有不同的遗传特征和生理素质，这些是性格形成和发展的物质基础。但是遗传特征和生理素质不能决定性格的发展，更不能决定性格发展的方向。人同时又是一个社会人，他们在社会实践中，社会生

活环境、家庭、学校、教育、自身实践、经历等，对性格的形成和发展起决定性的作用。然而，客观世界是极其复杂而又不断变化的，这种客观世界的多样性和多变性，又决定了人的性格不是一成不变的。有人对25~55岁的人进行了调查，发现73%的人认为自己的性格有变化。可见，性格并不是一成不变的。每一个护士都有自己的个性，因而也可能有不适应护理工作的性格特征表现，但正因为性格是可以培养的，这就为适应工作需要、培养良好性格提供了可能性。所以，作为一个护士，应该注意自身培养和形成适应护士工作需要的性格。有了这种自觉性，能够进行自我教育，适合护士工作的良好性格才能形成。

（三）护士职业性格特征

1. 护士性格特征的成分 护士性格特征的主要成分是由对事态度、处世原则、活动方式三方面构成：

（1）对事态度：是人对事业、对工作、对人、对己的基本态度，是性格的实质内容。对待病人、同志应诚恳和礼貌，尊重人；对待自己，要自爱、自尊、自重、自强；对待事业应目标明确，充满信心，热爱自己的专业，有集体主义精神；对待工作应积极肯干，细致认真，机智、果断，争取能够做到病人的事无小事。

（2）处世原则：国际共产主义战士白求恩说："伤病员是你的同志，在一切事物中，要将他们放在最前头。倘若你不把他们看得重于自己，那么就不配从事卫生事业。"人接触到客观事物时，首先是以处世原则来衡量，以便决定对它的态度，所以处世原则是性格的核心，世界观的反映。护士在工作中应热爱病人，一切以病人的利益为重，护士的处世原则应该是"病人第一"的原则。

（3）活动方式：受制于个人的世界观，也受制于兴趣、情感、意志等多种心理活动，它是为表达态度服务的。护士如果对护理工作的目的与社会意义有足够的认识，就会自觉地督促自己的行为，具备独立性、主动性、积极性，克服冲动性、盲目性与消极性，对病人就会有深切的同情心，就能主动积极地细心照料病人，设身处地地替病人着想，在表情上也就会和蔼可亲。

2. 护士性格特征的表现

（1）高洁：护士性格要求高尚、纯洁。为什么人们把"白衣天使"、"春天的使者"、"爱神的化身"等最美好的称呼奉献给护士？这是因为护士对人类做出无私的奉献，因为护士把解除病人的疾病当作义不容辞的义务与责任，全力为病人服务而不图报酬，对工作有高度责任感，具有良好的个人品质，这些都是护士高洁的表现。另外，护士还应有讲究整洁的习惯。不管是仪表、衣着，还是自己负责的病房、病区，都应表现整洁美。护士衣着要整洁大方，勤洗头、洗澡、剪指甲，注意口腔、牙齿的清洁，工作时衣帽要清洁整齐等。外在的整洁和内在的高洁，应贯穿于护理工作的始终。

（2）敏锐：护士必须像侦察兵一样有高度的警觉性和良好的观察力。护士的敏锐应该是牢固的护理学知识、丰富的护理经验、高度的工作责任心的综合表现。敏锐的感知能力是护士工作质量优劣的重要标志。临床护理中，病人的心理、病情变化复杂，有些情况常常被病人自己所忽视。护士所具有的职业观察能力是护士业务能力的反映，不是家属、陪护人所能取代的。另一方面，医学科学迅速发展，现代护理日新月异，护士需敏锐地接受和汲取新理论、新技术，才能不断提高自身的业务、技术水平，更好地为保障人民健康作贡献。

（3）勤勉：是当好护士的必备条件。一方面，护士的勤表现在勤奋上，勤而不奋不是护士的完美性格。只有勤于学习、积极进取，才不会庸庸碌碌，才能有所作为，成为一名素质优良的护士。另一方面，护士的勤表现在勤快上。护理工作服务性强，任务琐碎繁重，需要付出艰辛的劳动。仅是给病人创造一个清洁、整齐、敞亮的环境，就需要护理人员付出很多辛勤的劳动。所以护士需要有踏实肯干、勤勤恳恳的性格，要注意养成勤快的习惯，懒懒散散、浮浮躁躁、拈轻怕重的护士是不称职的。

（4）认真：护士的工作对象是人，不是机器，机器不慎弄坏了可以重修重做，人由于粗心大意或马马虎虎造成的严重后果是不可挽回的。认真是一个护士需具备的极其重要的性格品质，它是与高度责任心紧密联系在一起的。护士应该养成严肃认真、一丝不苟、谨慎细致的工作作风。

（5）诚实：反映一个人的道德修养水平，也是做好工作的基本条件。诚实可理解为两方面：一方面，“诚”是对人态度诚挚、诚恳，对事业忠诚。情感交流虽然是无形的，但病人是能感受得出护士是否真诚。护士的真诚无疑对病人是很大的安慰。除病人以外，对病人家属、对同事都要以诚相待。护患关系一旦确立，就应该很好地尊重病人，对病人以诚相待。与病人接触时，表达感情要诚挚，不可装腔作势。绝不能嫌弃病人或嘲笑病人，否则会大大挫伤病人的自尊心甚至造成病人心理创伤。诚实的另一方面是“实”，即实实在在的，而不是虚假的，这是做人的根本。护士工作很多情况下是单独工作，无人监督，所以要有实事求是的科学态度，办老实事、说老实话、当老实人。一切医疗护理记录、检查数据必须如实及时报告，不能隐瞒，更不能推卸给他人。总之，诚实是护士起码的职业道德，也是最基本的性格品质。

（6）果断：护士还需要有果断的处事能力。果断性一方面建立在责任感和坚实的业务能力的基础上，同时与一个人敏捷的思维能力、灵活的应变能力有关。护士经常可能遇到病情突变、急诊等紧急情况，这就要求护士具有决断能力，能够迅速采取有效的紧急措施。例如甲状腺术后并发血肿压迫气管时，护士应果断地将伤口缝合线拆除几针，以解除支气管受压而引起的呼吸困难或窒息的危险，同时报告医生。因此，护士在提高业务能力的同时，必须注意培养评判性思维的能力，遇到紧急情况不惊慌失措，不优柔寡断，坚决果断地进行处置。另一方面，护士的果断、镇静，可增加病人的信任感，稳定病人及其家属的情绪，有利于疾病的治疗。

（7）耐心：是同情心的一种体现。护士要不厌其烦地为病人服务并且态度和蔼。病人倾诉自己的病痛、疑虑甚至愤懑，是一种宣泄和抒发，倾听是对护士耐心最通常的检验。不管病人诉说的内容是否重复多次，是否有意义，护士都应认真地听，绝不应表现出不耐烦的情绪，更不能粗暴地打断或阻止。应耐心倾听并积极疏导，及时、主动、妥善解决病人的合理要求，使之得到安慰和解脱。对病人的不合理要求，应适当解释说服，即使是多次反复也不要厌烦。只有耐心地对待病人，才能使病人感到护士对他的同情与理解。

（8）公正：公正是公平、正直，不存偏私，公正是人们社会生活的一个普遍的心理需要。护士对待病人，不论其职位、经济背景、社会地位、外貌、年龄等有何不同，都应采取一视同仁的态度。在护士面前，病人只有病情的轻重缓急之分，没有贫富贵贱之分，都要给予同样的尊重，同样的照顾，应该使他们享有平等的待遇。

（9）大度：大度是指心胸宽阔，气量宏大，能容人。一般来说，病人患病住院，往往会产生一些心理问题，如焦虑、恐怖、惊慌等，这样，受肉体和精神双重痛苦的缠绕和折磨，感情和意志可能变得比较脆弱，往往缺乏自制力，甚至将疾病痛苦所造成的怨恨迁怒于医护人员。大度是护士应该具备的性格。另外，还可能有些病情恶化的病人，因病情恶化引起兴奋状态，表现出叫骂吵闹。不管遇到任何情况，绝不能与病人发生争执而使矛盾激化。切忌指责病人，要尊重病人的人格。对这类病人，应从体贴关心入手，耐心说服，劝导安慰，消除他们的不良情绪。对病人提出的一些合理要求，在可能的情况下，应设法帮助满足。

（四）护士性格的培养

性格虽无好坏之分，但性格是可塑造和改变的。心理学家认为，人在3岁左右就具有性格的雏形。儿童期，由于学习了很多新观念，这是性格的构成期。青春期由于生理上的重大变化，性格亦有较大发展，为性格发展期。青年期面临着毕业、就业、恋爱、婚姻、独立工作与生活等实际问题，使原来的许多性格特征重新加以塑造，所以，青年期是性格的塑造期。进入青年期的护士学生，入校前可能有明显个性差异，但因为正处在性格塑造期，这就为适应护士良好性格的培养提供了有利条件。因此，从护士学生入校开始，就应该重视护士职业性格的塑造和养成。

二、护士个性与意志的培养

（一）护士个性的一般要求

个性是指一个人在他的行为中表现出来

的内心活动和精神面貌。优良的个性对护士来说极其重要。

一般认为,护士应具有下列个性特征:

(1) 心胸开阔、坦诚豁达的气度。

(2) 对自己所从事的护理事业有浓厚的兴趣。

(3) 有高度的责任感,对事业有高度负责的态度。

(4) 有健康的自尊心,严于律己,奋发向上。

(5) 有正义感,敢于坚持真理,扶持正气。

(6) 具有良好的美感,趋美避丑,树立积极的人生观。

(二) 护士意志的一般要求

意志是自觉地确定目标,并根据目标来支配、调节自己的行动,克服各种困难,从而完成实现目标的心理活动。

以下几种意志表现对护士比较重要:

(1) 较强的适应力,能迅速适应环境条件变化,坚持达到预期目的。

(2) 有良好的自我控制力,无论在任何情况下能控制自身,维持良好的情绪和行为。

(3) 有坚韧的耐受力,在处于不良状态时仍能保持健康的、奋发上进的精神和力量。

(4) 有高度的自觉性,使自己的行动自觉服从事业和社会需要。

(5) 善于明辨是非,当机立断,有较强的果断性。

(6) 有独立自主精神,能坚持自己的正确观点,奋勇直前,完成任务。

(三) 进取与发展

护理教育首先应使护士明确护理是一门独立的学科,有自己的理论体系,而且还有许多尚未探究的领域等待护理人员去开拓、去征服,以激发护士的进取心和追求发展的上进心。而要做到各方面的不断发展和进步,就要求护理人员具备以下几点:

(1) 强烈的进取心,积极向上,不断追求知识、事业和个人品质的丰富和完善。

(2) 有善于发现问题、提出问题,使认识不断深化的敏锐。

(3) 富于创造精神。

三、护士情绪和情感的培养

(一) 情绪、情感的概念

人在认识和改造客观世界的过程中,客观事物与人的需要之间形成了种种不同的关系,基于这种不同的关系,人对客观事物也就产生了各种不同的情绪和情感。例如,报纸上一则新闻,有的人读了兴奋,有的人读了担忧,有的人读了无动于衷。之所以引起这些不同的情绪、情感,是由于人对它的需要不同而产生。

情绪、情感是人对外界事物是否符合个体需要所抱的肯定或否定的态度体验,如愉快、憎恶、热爱、仇恨等。情绪主要是与机体的生理需要能否获得满足有关,是人与动物所共有的。但人的情绪与动物的情绪存在着本质上的差别。人的生理需要是受社会生产和社会生活条件所制约的,与此相联系的情绪,也受社会生活方式和文化教养的影响和制约。人能够按照社会的要求来调节和控制自己的情绪。

(二) 情绪、情感的关系

情绪、情感又是有区别的。情感有较大的稳定性和深刻性,情绪则具有较大的情景性,比较短暂和不稳定,会随着条件的变化而迅速改变或消失。情绪和情感的区别只是相对的,在日常生活中,两者并没有严格的区别。人的情绪、情感是有紧密联系的,情感往往通过情绪表现出来。

(三) 护士的情感

护士的工作对象是病人,她们既不可能从病人的形象中得到美的享受,也不指望病人为自己提供某种利益和方便。护士面对的病人,虽然有重病呻吟,有肢体畸形,有伤口流血流脓,有生命垂危,等等,但护士应认识到自己的职责是崇高的,是保护人类健康的,她们正是为了解除病人的病痛而工作。

(四) 护士情感品质的特征

1. 情感的稳固性 指情感的稳固程度和变化情况,是主观世界稳固性的体现。情感

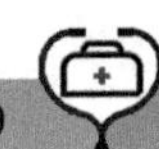

的稳固性与情感深挚性密切相关，深挚的情感是稳固持久的，护士的职业情感必须是稳固的。

2. 情感的深挚性　指情感在思想、行动中表现的程度深浅而言。情感的深度与情感的倾向性密切相关。护士情感的深挚性表现为对病人的情感是深厚和具有高度同情心的。情感的深挚性是综合了各种高尚的社会情感如道德感、同情感、美感和责任感而升华来的。

3. 情感的职业倾向性　指一个人的情感指向什么和为什么而引起。情感的倾向性与意识的倾向性密切联系，受人的世界观所制约，并影响着人的动机和行为。护士的情感是受为病人解除痛苦的意识所决定的，它表现在忠于护理事业，热爱本职工作，始终以一颗无私的爱心对待每一位病人，而不因病人的地位、性别、年龄、相貌等不同而有差异。

4. 情感的效能体现　护士情感的效能体现在：

（1）情感表达应含蓄。大方而适度的情感表达，使人感到诚挚、亲切，有利于与病人建立自然的、富于情感的联系。

（2）应能有效地感染病人。

（3）能激励自己向上。情感效能高的人，任何情感都会成为正确行动的动力。

（五）护士情绪、情感作用

护士情绪、情感与护理工作有极其密切的关系。护士良好的情绪、情感，能促使护士行为积极，有利于工作，有利于病人，有利于本身修养和身心健康；护士良好的情绪、情感，有利于建立良好的反馈；护士良好的情绪、情感，可提高工作效率和护理质量。情绪、情感在人的活动、交往中，起着十分重要的作用。

（六）护士情绪、情感的基本表现

善良、温和、富于同情心；心平、气和；细腻、周到；热情、稳健。

（七）护士情感的培养

1. 学会自我情绪的控制　护士在工作中，不应把自己在生活、学习、工作当中的烦恼迁怒于周围的人，更不能发泄在无辜的病人身上。护士一旦进入角色，就应将一切烦恼置于脑后，主动地调整心理平衡。即使碰到病人把一些问题投射到自己身上时，也要能控制住自己的情绪。一个有良好自制力的人，一方面能够善于迫使自己去执行所要采取的决定；另一方面表现在能善于抑制自己的消极情绪的冲动，自觉控制和调节自己的言行，主动地做好工作。

2. 发扬积极的情感体验　护士在工作中需要广泛地接触人，处理好人际关系，因此，使自己经常处于积极的情感体验之中是很重要的。要创造条件，投入积极的情感体验，正确对待困难、挫折。人的一生中不仅有顺利和得意，同样也要碰到各种各样的困难、挫折，对此要有充分的思想准备。要锻炼自己对待困难和挫折的耐受力。保持良好的心境能避免消极的情感体验。

3. 树立正确的人生观　人生观是人们对待人生问题的态度和表现，指人对于人生的目的、价值和意义的根本看法和态度。共产主义人生观认为，人生的价值在于奉献而不是索取。以维护人类健康为天职的护士，树立了正确的人生观，就会把全心全意为病人服务、为人类健康服务当作是人生最高目标和最大乐趣，才能有热爱生活、热爱工作、热爱病人的情感，即使工作中遇到困难与挫折，也会为自己有益于他人、造福人类而自豪。

第3章 护士人文素养的审美要求——护士职业形象美

护士职业形象美是护士的内在美与外在美的有机融合而形成的美，也是护理意象和形式的有机结合而体现出来的美。这和护士人文素养的审美要求相一致。在审美欣赏中，护士的人文素养要靠护士的职业形象来体现，而护士的职业形象要靠护士的人文素养来培养，二者是相互依赖的关系。同时，具有人文素养的护士，她的职业形象一定是美的；而职业形象美的护士，她肯定具有一定的人文素养，二者是相辅相成的关系。我们试想，如果一个护士没有人文素养，她的职业形象就美不起来；同理，一个职业形象不美的护士，她就不具备多少人文素养。因此，护士人文素养的审美要求是护士职业形象美。

第1节 护理职业形象美的基本特征

护理职业的形式美、内容美、形象美构成护理职业形象的基本特征，也是护士人文素养的主要特征。美好的护士职业形象不仅对病人的身心健康有积极的影响，而且对护理专业的生存和发展也产生着至关重要的作用。

一、护理职业形式美

护理职业形式美是护理职业形象美的外在表现形式，主要是指护士的仪表仪态给人的美感享受，包括护士的相貌、体态、着装、表情、姿势、步态等，这些美能给人以直观的、视觉上的美感满足。这是因为人们对护士角色寄予很高的期望，护理职业形象美与人们的社会生活相联系，人们想象中的“天使”形象与立体可感、近在眼前的护士形象的统一，首先是从护士的外在美的展示传达出来。因此，护士端正的相貌、端庄的仪态、得体的着装、文雅的举止、关切的表情、优美的姿势等表现能给人以心灵的慰藉和满足，是生命与健康的本质力量的体现。这种美感可以潜移默化地影响人的心灵，激发人们对美好生活的追求。这种形式美来源于内容美，同时又使内容美得以诠释和升华。

二、护理职业内容美

护理职业内容美是指护理本身蕴涵的美，主要是指护士美好的心灵、善良的行为以及高尚的情感与情操。护理是一项为了人类的健康而劳作的职业，护士的人生观和价值观要以奉献为根基，护士的最大满足是病人的康复，是维护和促进人类的健康；护士的最大幸福是使那些在痛苦中饱受疾病折磨的人们重获幸福。

护理职业的内容美是通过护士的语言和行为以及外在美的表现传达给患者的。护士的语言是一种艺术性极强的语言，护士通过语言的沟通与交流表词达意，不但能起到交流的目的，还能够起到治疗和协作的目的。语言中表达出护士对人的尊重，即文明礼貌美；表达出护士对病人的真诚，即语气语调和语言内容美；表达出护士对病人心理需求的满足，即对语言表达方式的选择和把握。

在护士对病人进行各种治疗和护理的过程中，把护理行为落实到每一项具体的操作之中，使护士的知识和技能得以展现。人们透过护士的行为看到护士的一片真诚之心，是护士用双手为病人描绘出了美好的前景，从而增强了他们战胜病魔的信心和勇气，使他们的意志更加坚强，使他们的心灵得以净化，这是护理职业内容美的本质力量起作用的结果。因此，这种内容美是形式美的核心，也是内容美高于形式美的关键所在。

三、护理职业形象美

形象美是形式和意象的有机结合所呈现来的美。护理职业形象美是护士的内在美与外在美交相辉映的整体美。虽然形式上的美在审美欣赏中有独立存在的可能，但是，形式如果没有实实在在的内容作为依托，这种形式

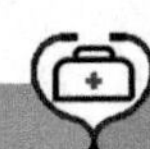

上的美就会显得苍白无力，甚至显得虚假和做作。护士若没有真诚善良的心地，其外表可以装扮得很美丽，而当病人非常小心地询问时，护士流露出的不耐心，甚至厌烦的表情，使病人感到护士的内心并不像她的外表那样美丽。因此，美好的形象不仅仅是美丽的外表。树立护理职业形象美是护士不断提高个人修养的过程，是护士良好的职业素质的一种自然的表露，而非做作和模仿所能达到的。因此，护理职业形象美应是护士的品德修养和知识素养在言谈举止中的自然流露，只有包括了内心美好，情感的外在美，才能真正传达出美意，也才能有打动病人心灵的力量。

第2节　护士形体美是护士人文素养外在美的属性

形体美是自然美和社会美所营造出来的文化艺术现象，人体艺术在人类社会中有着较长的历史。护士人文素养外在美的属性就是护士形体美，她是先天条件的定型和后天的锻炼以及环境的熏陶的综合产物。

一、形体美的构成

（一）形体美的含义

形体美是指以人的形体作为审美对象所表现出来的容貌和体形的美，是健、力、美的结合。形体美既属于自然美，也具有社会美的内容。先天条件如五官端正、结构匀称、比例协调等是形体美的基础，是人的自然属性。肌肉发达、体魄健康、生机蓬勃、英姿焕发等进取向上的身心面貌，则是后天的长期全面严格训练，以及在一定社会环境中熏陶的结果，是人的社会属性。当然，人的形体不可能十全十美，从职业的角度考虑，护士的形体美应该符合健康、匀称和精神饱满的要求，并且根据自身的具体情况，不断进行体格训练和心态调节，促使形体协调、均衡。

（二）形体美的基本要素

任何事物都有一定的外形，占有一定的空间。形体则是事物存在的一种空间形式。他们的外形都是可见、可感、可触摸的。因此，形体也是视觉审美的重要感性因素。构成美的形体的基本要素是点、线、面、体、声音。

1. 点　点是要素中的基本元素，在空间起标明位置的作用，并且点与点的连接，点与点的集合，可以组成线和面。例如，人体美的黄金点。

2. 线　线是点运动的轨迹，起贯穿空间的作用。人体的轮廓就是由线来表现的。这些线条基本形态可分为直线、曲线和折线。随着线条的流动、起伏、并行、垂直等，反映出不同的审美特性。直线表现出刚毅、挺拔、稳定和力量；曲线则传递出优美、柔和、轻盈、典雅、流畅等；折线则是直线的转折，一般表现为运动过程中的起伏、升降等。在医学人体美的审美创造中，对不同的部位用不同的线条塑造而形成不同的优美形象，例如，鼻梁的挺直和乳房的圆滑曲线反映了两个不同器官的审美特征。

3. 面　两条平行线构成一个面，起分割空间的作用。由数面组合即构成形体。面的形态可分为方、圆、三角形，即通常所说的三原形，它们的审美特征各不相同。方形给人以平实、安稳、拘谨和固执等感觉；圆形给人的感觉则是柔韧、温和、丰富、富有弹性，并有满足、包容的意味；不同的三角形可使人产生不同的情感，正三角形表现出稳定、庄重、崇高和永恒，倒三角形体现动荡和不安，斜三角形则表示方向、位置等。

4. 体　体是点、线、面的有机组合，占有一定的空间。体可以分为球体、方体、锥体。其视觉效果与圆形、方形、三角形相似，但较其更具体、反应更强烈。例如，厚的物体给人一种墩厚、结实之感；薄的物体给人一种秀丽、轻盈之感。

5. 声音　声音是由人的听觉器官所感知的时间性的美。它是发音体自身的振动、周围的介质（如空气）的传导而生成的一种声波，声波流动于时间过程，作用于人耳的鼓膜便形成了听觉。人耳可听到20～20 000Hz的声音频率，人们通过不同的声音，大致可判断出物体的类别、方位、环境等。由于声波的要素是频率、幅度和波形，是在时间中存在和流动的，而周期性和可重复的波形可使人听到和谐、悦耳的声音，因此，节奏和旋律就成为声音这一形式美的重要构成因素。不同的情感又形成了不同的节奏和旋律，例如高、低、强、弱不同

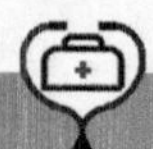

声音可表现出激昂、深沉、振奋、柔和等情感，纯正、舒缓的声音可使人感到悦耳动听、舒心和缓。正如护理专家王琇英所说："护理工作可以发扬女性所有的力和美。"

二、人体形体美的基本概念和特点

人体美是一种符合多样统一法则的整体美，人的美不仅是外表美，还有内在的气质，是"综合美"在一个人身上的体现。正如苏霍姆林斯基所说："美是道德纯洁、精神丰富和体魄健全的强大源泉。"

（一）人体形体美的概念

人体形体美是自然美和社会美的交叉表现，人体的自然性因素是人体美的基础，它使人体比较集中地体现了对比、均衡、对称、曲线等形式美，因此，人体美基本上属于自然美，是自然美的最高表现形态。

1. 对比 在人们的审美观点中，常遇到两种不同的事物并列在一起，由于它们之间的差异和衬补，使事物显得更完美。如形体上的大与小、长与短、粗与细、曲与直，节奏上快与慢、轻与重，行动上的动与静，相互强调、相互辉映。

人的体形也必须符合对比美的规律：①人的体形要符合性别的特征，这是一种隐性的对比。男子须符合男性的阳刚之美，女子须符合女性的阴柔之美。②人的身体还要注意几个重要的对比：一是躯干与四肢的对比。躯干是人的枢轴，应该给人一种稳定的感觉；四肢是人的运动器官，则应给人以灵活的感觉。如果躯干不直，四肢僵硬，就会使人产生弱而笨的感觉。二是上、下肢的对比。人的下肢是完成各种动作的支撑部位，上肢则是完成精细复杂工作的运动部位。由于功能不同，对比要求也不同，下肢要有粗线条和稳定的结构；上肢则要求有细线条和多变的结构。

2. 均衡 均衡是指身体各部分的发育要符合一定的比例。例如：头与整个身高，上、下肢与身高，躯干与身高的比例。上、下身的比例一般为 5∶8，这些比例关系必须符合人正常发育规律的特点。

均衡还指身体的协调。一个协调的体形会给人竖看直立、横看宽阔的感觉。这种协调不仅包含人体各部分长度、围度和体积的协调，也包含色彩、光泽、姿态、动作和神韵的协调。

3. 对称 人体的对称是左右对称，从正面或背面看身体左右两侧要平衡发展。在正常的站姿和坐姿时，人体的对称轴一定要与地面垂直。控制人体对称轴的重要部位是脊柱，脊柱的偏斜、扭曲必然破坏人体的对称。除此之外两肩、两髋、两膝、两外踝之间的两线都要与地面保持平行。同时面部器官和四肢也要对称。因四肢长期从事某单一工作，或不当的生活习惯形成的不良身体姿势，都会造成身体的不对称，身体的不对称容易影响人的内脏器官的正常发育，对青少年来说，尤为重要。

然而，绝对的对称往往给人以呆板和僵硬的感觉，人的细小部分的不对称，往往使人生动活泼起来，如发型、服饰等。

由此可知，对称美和不对称美是相对的，不是绝对的，人们应在社会实践中不断总结美的真谛，为美化人类行为而努力。

4. 曲线 人体形态曲线美的第一个含义是流畅、鲜明、简洁；第二个含义是线条起伏对比恰到好处。人体的曲线是丰富多变的，这些曲线的起伏对比应该是生动而有节奏，如：胸要挺、腹要收、背要拔、腰要立、肩要宽、臀要圆满适度、大腿修长、小腿腓部稍突出、脊柱正常的生理弯曲要十分明显。

男女身体的曲线美要有所不同。女子曲线应是纤细连贯的，从整体看起伏较大，从局部看则是平滑流畅；男子的曲线应是粗犷刚劲的，从整体来看起伏较小，从局部来看由于肌肉块的隐现而有隆起。总之，女子的曲线要显示出柔润之美，男子的曲线要显示出力量之美。

（二）人体形体美的特点

1. 具体性 人体美是人体众多美的形式中概括出来的某种共同特征，一般具有较强的审美意味。人们欣赏人体美时，就像欣赏一个具体的美的事物那样，能给人一种比较确定的意味，如红色会使人产生一种热烈兴奋的情绪，黄色能使人产生一种积极向上、勇于进取的态度等，人体美的具体性能使它适于表现各种事物的美。

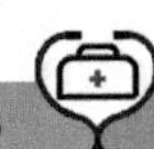

2. 相对独立性　人们对美的感受是直接由形式引起的。在长期的审美活动中人们反复地直接接触这些美的形式，从而使这些形式具有相对独立的审美意义，即人们只要接触这些形式便能引起美感，而无需考虑这些形式所表现的内容。如观看芭蕾舞表演，人们欣赏的是表演者的舞姿，并不刻意追求其中所蕴含的意味；疲劳时听一曲轻音乐，优美的旋律让人轻松愉快，欣赏者也不必了解这首曲子的意义何在。人们欣赏审美对象时，最先进入审美视野的是其色彩、形体等外在形式的美，然后才深入领会其内容。因为形式美在人们欣赏的客体对象中，有这种特殊的作用，所以具有相对独立的审美特征。

3. 时代性　人体美的各种表现总是不断地随着时代的变化而变化。比如，唐代以丰腴肥胖为美，宋代以纤细苗条为美，现代以丰满匀称、红润健康为美。

4. 普遍性　人体美普遍存在于美的所有领域，是人和美的对象不可缺少的最基本的属性。自然美以形式美为主；社会美中富有线条的身姿、优雅的举止以及表现力的结构、造型、质地、韵律、节奏等均属于形式美之列。

三、形体美的标准

（一）形体美的一般标准

形体美不仅反映人体的外表，还反映出人的精神面貌。

形体美的基础，不是华丽的衣衫，而是健康、协调的体型。

现代青年尤其是护理人员，决不能以苗条、柔软、纤细，甚至病态为美；而应以结实精干、肌肉强健，富有区别于男子的曲线美为美。既不失女性妩媚，又能承受生活负担和担当起护理工作。

（二）形体美的具体标准

综合中外美学家对人体体型健美的见解，可归纳成以下几条具体标准：

（1）骨骼正常发育，关节灵活自然，不显粗大凸起，体态丰满而不显肥胖臃肿。

（2）骨骼均衡发达，皮下脂肪适当。

（3）五官端正，与头部配合协调，眼睛有神。

（4）双肩对称，男宽，女圆，肩部略外展，下沉。

（5）脊柱正位垂直，曲度正常。

（6）男子胸廓隆起厚实，正面和背部看略呈“V”形；女子胸部丰满而不下坠，侧视有明显曲线，微挺胸拔背。

（7）腰细而结实，微成圆柱形，腹部扁平，腰部比胸部约细小1/3；男子有腹肌垒块隐现。直立时，腰部要上立。

（8）臀部圆满适度，略上翘，有弹性。

（9）两腿修长，腿部线条柔和，小腿腓部突出，跟腱长，正侧观有曲度感，体现敏捷与活力。

（10）踝细，足弓较高。

对于女性，肌肤的美也同样重要。肌肤美的标准是红润而有光泽，肤质表面光洁、细腻、柔韧，富有弹性，给人以容光焕发、富有朝气的感觉，这无疑会增加女性的魅力。

四、护士形体美与护理工作的相关性

（一）疾病对人体美的影响

1. 破坏肌体的和谐统一　破坏局部与整体之间的平衡。例如，肝胆系统、造血系统疾病引起的黄疸，可使皮肤巩膜呈现出柠檬、橘黄、金黄等各种黄色，这种颜色不但不能给人以色泽艳丽的美感，相反会使人觉得是一种病态的异常表现，就是因为黄染部位与整体之间失去了正常色泽的平衡美。此外，还有心肾疾病出现的水肿、感染性疾病导致的发热等，均可因局部与整体之间失去平衡而给人以病态外观。

2. 损害形体的均衡匀称　健康人的形体之所以美，还体现在均衡和匀称上，但有疾病却直接损害着人体的均衡匀称。例如，有些疾病患者所表现的满月脸、水牛肩；腹水病人的蛙腹；重度脱水病人的舟状腹，都是因为形体均衡、匀称受到破坏而影响形体美。然而，疾病对体形的损害一般是属于暂时性的，是可以逆转的，它会随着疾病的好转而自然消失。

3. 影响正常的生活节奏　疾病往往使患病的人不得不在饮食方面施加人为的限制，在社会活动方面设置障碍，原来的生活节奏和秩序被打乱。如肝炎病人，为了避免疾病进一步发展，不得不迫使自己改变原有的生理需要，控制参加社会生活的活动量。许多疾病既损害了体形的健美，又改变了生活的时态节奏，从而导致患者的异常心理状态，同时也给形体

健美带来不利的影响。

(二)审美活动与身心健美

审美是人类的一种特有活动。它可以通过审美体验、审美评价、审美创造途径来调整和促进人体功能的运转和发挥。人们通过维护和塑造美的医学实践和审美实践,可以消除疾病,使病人重归于自然赋予的审美形式中。

一般可通过以下几方面的审美活动来实现身心之健美:

1. 激励个性进取,塑造完善人格品质 审美是一个动态、连续的过程,审美体验的和谐性和完整性,促使了主体审美感受、审美评价和审美创造能力的提高,使他们对生活充满信心、有远大理想、心胸宽广、彬彬有礼、正直善良、富有社会责任感等,这些品质借审美体验整合于人们的心理结构之中,使人格日趋完善。健全、独立的人格是心理健康的特征,也是身心健康的重要标志。

2. 调整心理定势,消除心理疾病 审美借助审美情感的感染、化解和宣泄等,调整心理结构,引发人们积极、能动、健康向上的激情和反应,达到恢复正常的心理状态,减轻或消除心理疾病。审美作为一种有组织的情感活动,其最显著的特点是具有快乐感,可以化解已形成的心理定势,使心灵上罩着阴影的人们产生欢乐和喜悦的情绪,并可以从紧张焦虑的心境中解脱出来,真正体验属于正常人的情感。

3. 丰富情感空间,协调人际环境关系 通过审美,主体的视野里就可以展现出无穷无尽美的形态,这些形态成为情感王国丰富的原材料,极大地丰富了情感空间的广度、高度和深度。它能自然地陶冶审美主体的情操,促使审美者精神境界的升华,同时使人与人之间、人与自然之间、人与社会之间都因审美情感而增添良好运行的“润滑剂”。人们将会用更现实、更友善、更温馨的方式去处理他们间的关系,最大限度地避免人际关系失和,减少身心疾病的形成和进一步发展。

(三)生命活力美是人体健美的核心

系统论认为,整体不是各种要素的杂乱无章的偶然堆积,而是整体的各要素合乎规律的有序集合。人作为一个有机的整体,就是人的各要素的合乎规律的有序集合,即人体的生理、心理的结构与功能合乎规律的有序集合。犹如任何整体事物的各要素合乎规律的有序集合一样,也表现为其形式的均衡、和谐和统一。这显然是一种美,一种自然生命力的最高层次的美,一种人的生命活力之美,并给人(包括其自身个体和社会人群)以生命活力之美感。综上所述,护士形体美的必要性在于:①是护理人员生理健康的表现之一。②是护理人员自身心理健康的重要因素。③是搞好护患关系及其他人际关系的需要。④是完成繁重的日常护理工作的需要。⑤是体现护士生命活力及良好的精力与精神状况的因素。⑥是护士素质的整体要求之一。⑦是现代护理提出的更新和更高的要求。无论从事临床护理,还是在社区从事护理工作,护理人员的体形和仪态表现都具有十分重要的意义。一方面,形体美不仅能使患者产生良好的第一印象,而且还有助于护理人员自身操作技能的发挥。另一方面,直接影响着医院的整体形象。因此,强调护士的形体美,是医院护理管理在不断总结经验的基础上对护理人员提出的新要求。

(四)护理工作是创造人类健康的高尚职业

健美人体的基本特征。人既是审美主体,又是审美客体。作为主体,人具有审美能力,可从事审美活动;作为客体,“人”本身就是世界上最完善的一类多样性统一的整体,也是审美的对象。当健美的人体作为审美的客体被观照时,它具有如下基本特征:

从整体性审美观点看,健美的人体是一种复杂的,然而又是一种和谐统一的有机整体,即通常所说的“人体的和谐统一整体美”。她(他)集中表现在局部与整体、局部与局部、肌体与环境、躯体与心理等对应关系的协调和谐上。这一特征,只有健康的人才存在,伤病者并不完全具备。新的健康概念:世界卫生组织(WHO)1948 年就提出:“健康不仅是不生病,而且是身体上、精神心理上和社会适应上均处于完好的状态。”我国著名医学家傅连璋指出,“健康的含义应包括①身体各部位发育正常,功能健全,没有疾病;②体质坚强,对疾病有高度的抵抗力,并能吃苦耐劳,担负各种艰巨繁重的任务,经受各种自然环境的考验;③精力充沛，能经常保持较高的效率；④意志坚定，情绪正常，精神愉快。”关于心理健康的概念，心理学家王极盛认为，心理健康应包括①智力正常；②情绪稳定而愉快；③意志坚定；④统一协调的行为；⑤人际关系的心理适应；⑥行为反应适度；⑦心理特征符合年龄。从形式美的角度看，健美的人体具有均衡匀称的形态，即通常所谓的“体态美”。它主要表现在左右对称、比例均衡、线条柔和、体形匀称、动作协调、眼神炯炯等方面上。从人体健美的本质来看，健美人体之美是“人的本质力量”在人生命活动中的能动的升华和展现。这个最本质的特征，可从以下四层意思加以表述：①生命是人体美的载体；②健康使人体美增艳；③疾病和衰老使人体美减色；④死亡使人体美消失。

五、护士优美形体的培养与训练

（一）护士优美形体的培养

形体训练在某种意义上说和健美运动是相关联的，都是要求外形的优美，身体的匀称。但他们也存在着一定的区别，形体训练包括外形锻炼、内在修养和言行举止等方面，而健美则是锻炼身体的外表。从古到今“爱美之心人皆有之”，这就充分说明了每一个人都有美的追求。美的形象、美的色彩和美的旋律，总是给人一种愉快的感觉、美的享受，而健壮的体魄则是力的象征。

对于护士优美形体的培养在于：

1. 增强体质，培养美的体态及体型 形体训练既是体操美、舞蹈美、音乐美等多方面的结合体，同时也是礼仪、礼节的综合练习。因此，形体训练是丰富多彩的，有各种健美动作和组合动作，动作的节奏有快速的也有缓慢的，有柔和的也有明快的，因而，它是集内外形态训练的全身运动。形体训练不仅对人体诸器官和系统有良好的影响，而且能增强体质，改进健康状况，同时还能塑造优美的体形。

2. 进行美的教育，提高审美能力 对护理人员进行审美教育，是教育的一项重要任务。爱美是人的天性，护士生正处于长身体、长知识的阶段，美的向往和追求表现得尤为强烈，他们希望向美的方向发展，用美来点缀自己的生活，而进行形体训练是进行美育的一种良好教育手段。

3. 提高护理人员的内在修养 形体训练不仅是锻炼身体的外表，而且也是培养一个护理人员的谈吐、行走等礼仪的方法。通过形体训练，不但可以得到一个好的身体，而且会获得令人羡慕的好仪态和优美的体态。

（二）护士优美形体的训练

形体训练不但能使人有一副优美的身材，同时也能让人拥有优雅的举止和言行。进行形体训练不是一个动作、两个动作、一天或两天的事情，要达到体形、体态优美高雅的程度，是要经过长时间的训练和一定的运动量练习，保持一定的练习密度和消耗一定的体力，付出一定的汗水，才能达到预期的效果。形体训练的内容多样性还表现在健美操、韵律操及综合的形体训练，配上不同的音乐会产生不同的效果，同时也不会使人感到枯燥无味。

1. 形体基本素质练习 是形体训练最重要的内容之一。通过练习，可对人体的肩、胸、腰、腹、腿等身体各部位进行训练，可以增强腿部支撑人体站立、立腰、立背的力量，提高身体各部位的柔韧性，为塑造良好的人体外形形态，改善形体的控制力打下良好的基础。下文具体介绍一下把杆练习及基本素质练习。

（1）扶把的方法

第一种方法为单手扶把：一侧向把杆，内侧手置于身体稍前，轻放在侧面的把杆上，另一臂成各种要求位置（图1）。

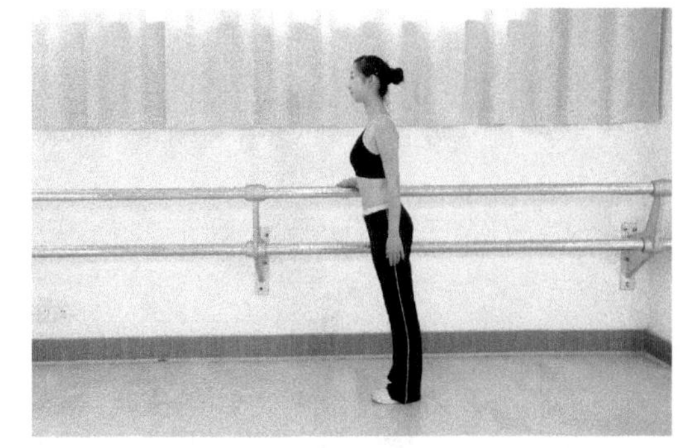

图1

第二种方法为双手扶把：一面向把杆，身体距把杆约一足距，两手轻轻放在把杆上，手腕放松，与肩同宽，两肩放松，肘下垂（图2）。

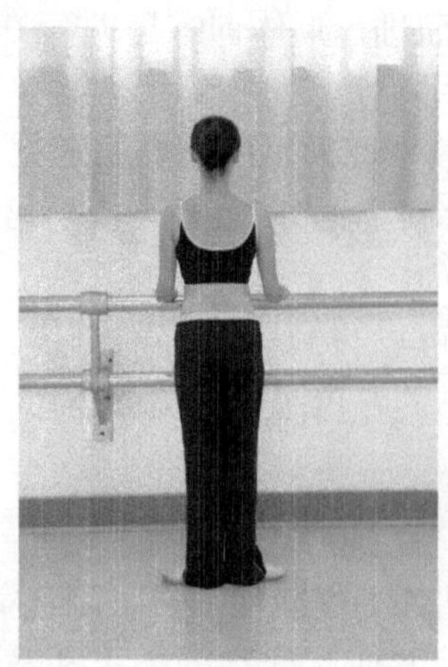

图 2

动作进行过程中，站在地上的腿为主力腿，作为支撑重心。在地面或空间做动作的腿为动力腿。

练习时，扶把动作左、右两边都要做，动作要求都相同。为了叙述方便，本书只写一边的动作，另一边从略。

（2）扶把练习

擦地

主要是发展足背、踝的力量和柔韧性及腿部肌肉的控制能力。擦开时全足掌沿地面用力擦出，至足尖点地。然后，足掌紧贴地面收回，做时要收腹立腰、身体正直。

擦地练习：

预备姿势：五位（或一位）站立，七位手。

1）①向前擦出（图 3）；②收回五位；③向前擦出；④收回五位；⑤向前擦出；⑥重心前移成四位半蹲；⑦重心后移，两腿伸直；⑧收回一位。

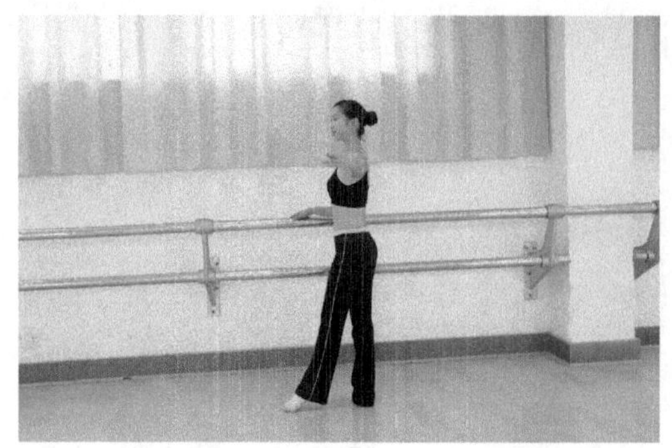

图 3

2）①向侧擦出（图 4）；②收回前五位；③向侧擦出；④收回后五位；⑤向侧擦出；⑥二位半蹲；⑦重心回移，两腿伸直；⑧收回后五位。

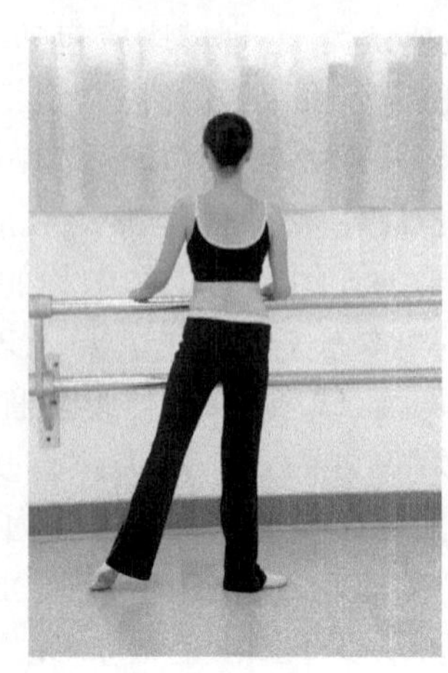

图 4

3）①向后擦出（图 5）；②收回后五位；③向后擦出；④收回后五位；⑤向后擦出；⑥重心后移成四位半蹲；⑦重心回移，两腿伸直；⑧收回后五位。

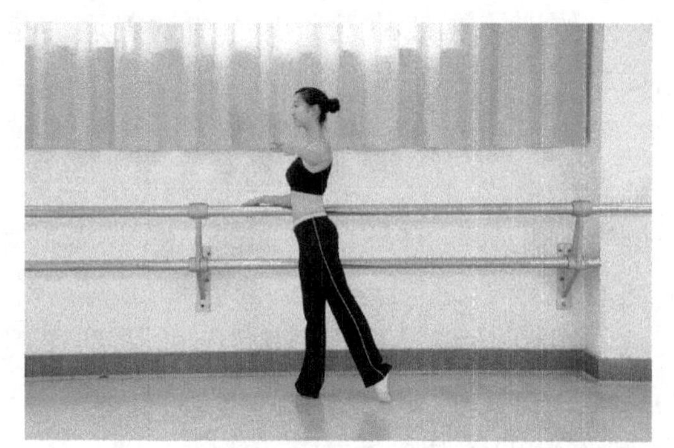

图 5

4）同 3）。

压足跟

注意起踵要充分，压足跟要干脆而有力，身体保持直立。

压足跟练习：

预备姿势：双手扶把，一位站立。

①~③不动。

④ 主力腿起踵，动力腿侧屈膝。

1）①主力腿足跟下压；②主力腿起踵；③④⑤⑥同①②；⑦动力腿伸直，落足成二位，起踵立；⑧换另一腿侧屈膝。

2）同 1）。

3）同 1），节奏加快，一拍压一次足跟。

4）同 3），换腿做。

蹲

应保持上体正直，臀部收紧，腿部外开。下蹲和直起时，腿部肌肉要做退让性的收缩，下蹲时使之有被迫下蹲的感觉，起直时也要有往上顶的感觉。蹲和起之间不能停顿，要注意力量的平均和连贯性。

蹲的练习：

预备姿势：一位站立，七位手。

1）①②半蹲（图6）；③④起立；⑤~⑧同①~④。

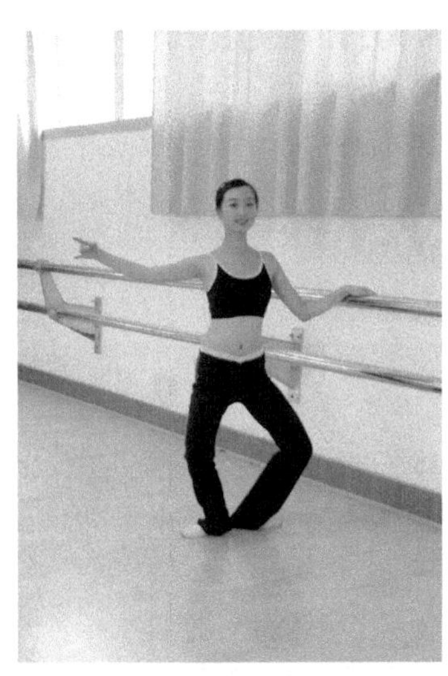

图6

2）①~④全蹲，臂下摆至一位；⑤~⑧起立，臂经二位侧摆至七位。

3）同2）。

4）①②二位半蹲（图7）；③④起立；⑤~⑧同①~④。

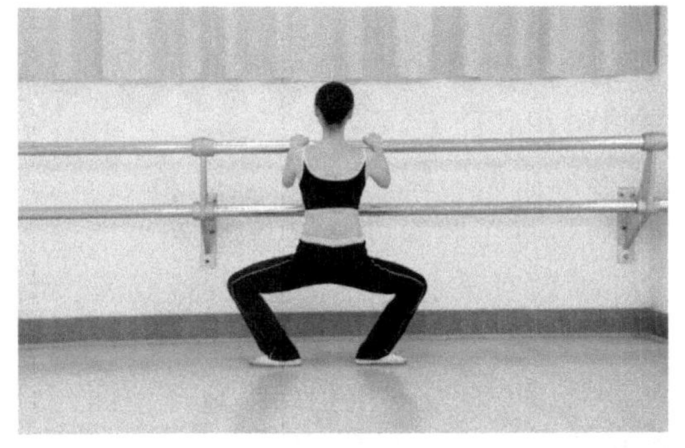

图7

5）①~④二位全蹲，臂下摆至一位；⑤~⑧起立，臂经二位侧摆至七位。

6）同5）。换方向做。

小踢腿

做时要保持身体挺直，重心落在主力腿上，动力腿踢时要快速有力，并控制在65°的高度。身体不能随踢腿而晃动。动作过程的要求与擦地相同。

小踢腿练习：

预备姿势：五位站立，七位手。

1）①向前踢出65°；②收回五位；③同①；④同②；⑤向前小踢；⑥经一位擦地向后小踢；⑦经一位擦地向前小踢；⑧收回五位（图8）。

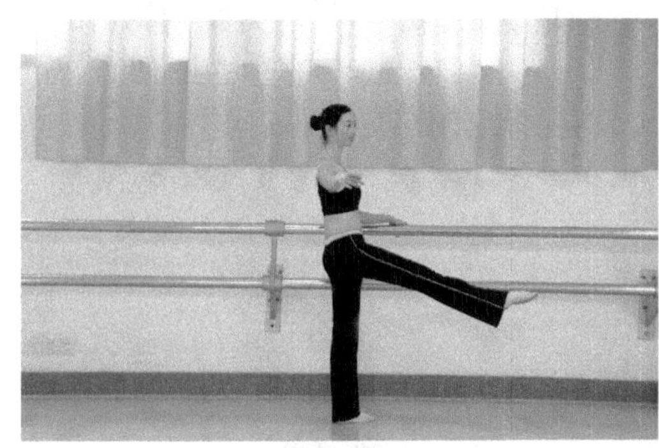

图8

2）①向侧小踢；②收回后五位；③同①；④同②，收回前五位；⑤向侧小踢；⑥经过后五位向侧小踢；⑦经过前五位向侧小踢；⑧收回后五位。

3）①向后小踢；②收回后五位；③同①；④同②；⑤向后小踢；⑥经一位擦地向前小踢；⑦经一位擦地向后小踢；⑧收回后五位。

4）同2）反方向做。

弹腿

弹腿时，大腿吸起固定不动，只是小腿进行快速地屈伸，弹出和收回动作要求干脆而有力，位置准确，从而训练大腿的控制力，关节的灵活和小腿的灵敏及速度。

弹腿练习：

预备姿势：双手扶把，五位站立。

①②不动；③④动力腿前吸腿。

1）①动力腿向前弹直；②动力腿小腿收回打击主力腿小腿前部分，成前吸腿；③同①；④同②；⑤~⑧同①~④。

2）①动力腿向侧弹直；②动力腿小腿收回打击主力腿小腿侧部，成侧吸腿；③同①；④同②；⑤~⑧同①~④。

3）①动力腿向后弹直；②动力退小腿收回打击主力腿小腿后部，成后吸腿；③同①；

④同②;⑤~⑧同①~④。

4）同2）。

屈伸

主要发展腿部肌肉的力量及踝、膝关节的灵活性和柔韧性。在做屈伸时要求腿部前、后、侧的肌肉要做对抗性的收缩和放松，要有内在的对抗感觉，用力要柔和、连贯。

屈伸练习：

预备姿势：双手扶把，五位站立。

①②不动;③④动力腿侧举至45°。

1）①②主力腿半蹲，动力腿侧屈（图9），足掌贴于左小腿内侧;③④主力腿伸直，同时动力腿向前伸直举起;⑤~⑧同①~④。

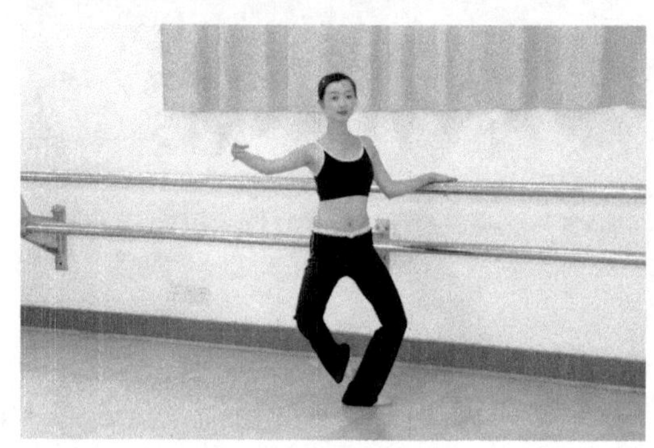

图9

2）向侧做，节拍同Ⅰ。

3）向后做，节拍同Ⅰ。

4）同2）。

绕腰

为了达到发展腰部肌肉力量、柔韧性和灵活性的目的。要注意绕腰时，腿要伸直，手带动上体走最大弧度，充分拉长腰部肌肉，下腰时呼吸要自然，不能憋气，起时要收腹，挑腰。

绕腰练习：

预备姿势：正步站立，七位手。

1）①②上体前屈，臂三位，掌心翻向外;③④上体绕至内侧屈;⑤⑥上体绕至体后屈;⑦⑧上体立起，臂七位。

2）①②臂经内向外做一位绕环至七位，开始稍含胸，上体经前向外侧绕;③④上体绕至体后屈;⑤⑥上体绕至内侧屈;⑦⑧上体经前绕还原。

3）①②向外侧做一并步，同时做一侧波浪;③④同①②;⑤~⑧同①~④方向相反。

4）①②放把，七位，体前屈90°;③④体前屈至上体贴拢腿两手抱踝，低头;⑤~⑧停止不动。

5）①~④上体起立，臂三位;⑤~⑦体后屈;⑧还原。

压腿

主要发展下肢柔韧性和控制能力。注意压时髋要正，主力胯往上提，收腹立腰，保持正确的身体姿势。

压腿练习：

1）前压腿

预备姿势：面对把杆，八字步站立。动力腿经屈膝向前伸直，放手把杆上，臂三位。

①上体前屈;②上体还原;③④同①②;⑤~⑧上体前屈，手抱足停止不动。

2）侧压腿

预备姿势：身体侧对把杆，八字步站立。内侧腿经屈膝向侧伸直，放于把杆上，内侧手扶把，外侧手三位。

①上体向内侧屈;②还原;③④同①②;⑤~⑧上体侧屈，手抱足停止不动。

3）后压腿

预备姿势：身体背对把杆，八字步站立，动力腿经屈膝向后伸直，放于把杆上，一手扶把，一手三位。

①上体向后屈;②上体还原;③④同①②。

（3）腰腹练习组合

上支点练习

1）坐撑悬腿收腹

做法：①两臂在体侧，手触地，腿伸直，绷足上抬两腿并悬空;②屈膝收腹;③向前伸腿;④同②。

要求：在做动作过程中两腿不能落地;收腹后尽量用膝盖去靠胸部。

2）仰卧剪刀腿

做法：仰卧收腹大分腿，双臂侧平举。

①双腿交叉做剪刀状;②替换交叉，动作要大。

要求：伸直双腿，上抬始终离开地面，动作速度稍快。

3）仰卧模仿蹬自行车

做法：仰卧，两手抱头，两腿交替屈伸，模仿蹬自行车练习。

要求：蹬腿方向尽量向前，以增大腹部肌肉的负荷;伸腿时有一蹬直腿的过程。两腿的运动幅度要大，动作速度稍快。

下支点练习

1）屈膝仰卧抬上体

做法：①仰卧，两腿屈膝外开，双手扶头；②尽量枕头收腹至背部离开地面。

要求：尽量用腹肌力量而不是利用惯性完成动作。

2）分腿做体侧屈

做法：大分腿坐，两臂后扶于头后。

①上体左侧屈，并用左肘部位去靠左膝部；②还原成预备姿势；③同①，方向相反；④同②，方向相反。

中间支点练习

1）坐姿交换收腿

做法：并腿坐于地面，两臂屈曲平放于体前。

①屈膝收右腿，收腿右转，并用左肘去靠右侧膝盖；②上体还原，伸直右腿并悬空；③同①；④同②。

要求：收腿尽量靠近腹部，上体的转动也要充分，完成一边后交换到另一边。

2）两头起练习

做法：平躺于地面，两臂上举过头顶。

①双腿上抬与身体成90°，双手向体前伸，与双腿交碰；②两拍一动。

要求：收腿尽量靠近腹部，动作速度不宜太快，要适中。

（4）柔韧组合

肩的柔韧组合

1）压肩练习

①面向肋木或桌面站立，两手扶在与肩同宽的位置，做体前屈压肩。

要求：压肩时挺胸、抬头，上体向下做节奏振动。

②面向墙约60cm站立，两手上举扶墙压肩。

要求：两手臂尽量伸直，腰部后屈，胸部前挺触墙。

2）拉肩练习

①背对肋木或高桌，两手向后握住肋木直立或成弓步站立，重心向前移动或下蹲，拉开肩角。

要求：前移幅度逐渐加大，充分拉开肩角。

②高杠上悬垂，收腹举腿成反吊悬垂拉肩。

要求：肩带放松，用自身体重拉开肩角。

3）转肩练习

①两手握橡皮筋上举，向后转肩成后下举。

要求：逐步减小橡皮筋的弹力或缩短两手握距。

②两手握棍上举，向后转肩成后下举。

要求：随柔韧的不断提高，逐渐缩短握距。

胸部的柔韧组合

1）强力快速挺胸，含胸练习2个8拍

预备：正步直立，两臂垂于体侧。

①挺胸。②含胸。

注意：做强力挺胸、含胸时，发力要迅猛，整个胸部挺、含到最大限度。

2）扩胸练习2个8拍

预备：两臂胸前平屈，两手握拳，掌心向下。

①拉臂振肩扩胸。②两臂经前举伸直向后拉臂扩胸。

注意：两臂要保持水平，胸向前挺。

腰部柔韧组合

1）涮腰练习，2个8拍

预备：正步直立，两臂垂于体侧。

①～⑧：上体向右转45°，左臂胸前弯曲，手心向内，后臂侧后举，腿伸直，上体由前经左，后至右做腰部绕环，两臂随之上举。

注意：做涮腰练习时，不能屈膝，要尽量保持水平绕环。第二个8拍向相反方向做一次。

2）前腰练习，2个8拍

预备：站立，两臂上举。

第一个8拍：

①体前屈，两手触地。②直立，双臂上举。

重复做1个8拍。

第二个8拍：

①体前屈，两手抱小腿。②～⑦胸部贴在腿上。⑧直立，两足分开与肩同宽，膝关节伸直。

注意：做前腰练习时，臂与上体同步，膝关节伸直。

3）后腰练习，2个8拍

预备：正步直立，两臂垂于体侧。

第一个8拍：

①～②两臂经前至上举向后用腰，接着直立，两臂仍上举。③～⑧同①～②。

第二个8拍：

①～⑥两手叉腰，向后控腰。⑦～⑧直立，

两手叉腰。

注意：向后下腰时，不能出腹屈膝。

腿的柔韧组合

1）大腿内侧韧带练习

①侧腿练习：预备姿势，手撑地，身体保持水平，向左移动成左弓步。2 拍一次向下振动，共完成 4×8 拍，换另一方向。

②双腿分开至最大限度，大腿内侧韧带不宜拉得过紧，足尖绷直，并向左右侧做压腿练习。

注意：要用力拉长腿内侧的肌肉。

2）大腿右侧的柔韧组合

①弓步练习：前腿弓，后腿蹬，下压（左右交替做）。

②双足开立，俯身，双手放于足踝上，做上体振动，牵拉大腿后侧韧带。

2. 基本形态控制练习 对改变身体形态的原始状态，提高形体动作的灵活性，获得健康、自然、匀称、美丽的身材，以及结实和富有弹性的肌肉非常重要。形体美的锻炼首先要从最基本的姿态开始，它包括站姿、坐姿、走姿，而正确的站立行走姿势，不仅使内脏能进行平衡的活动而对健康有益，并且在社会活动中也显得尤为重要，因为如果姿势不好，就会给人没有朝气或不可信赖的印象，从而影响护理工作的开展。

立姿的练习

练习 1：分腿立

两腿在小八字立的基础上分开与肩同宽，双手插腰，双肘微向前扣，收腹，挺胸，立腰，立背，双肩后张下沉。此练习主要训练臀、腹及上提的正确感觉，夹臀与收腹协同紧张。

练习 2 ：单腿立（图 10）

在正确的立姿的基础上，一腿支撑，另一腿屈膝上抬绷足尖，贴于支撑腿，双手叉腰，上体微微向侧转。此练习主要训练腿的挺直与控制力。

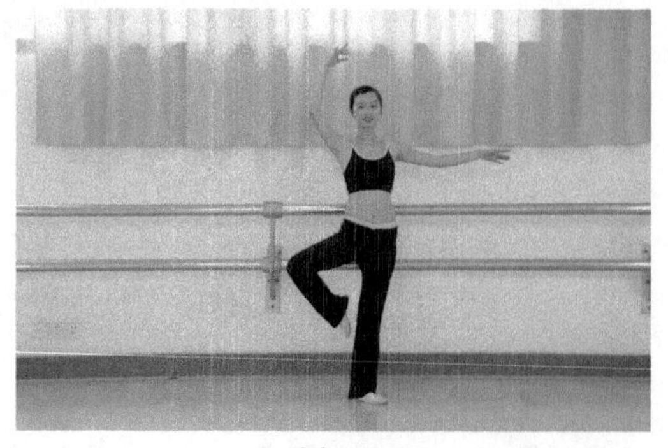

图 10

练习 3：双手叉腰，前、侧、后点地练习

在基本站立姿势的基础上，保持上体形态和重心的稳定性，双腿伸直；前点地和后点地时动作力求绷足尖，足面外翻；开胯侧点时，足面向侧绷足尖点地。每做一个方向的点地，都是先擦出去，控制 1 个 8 拍后换方向练习，反复 8～10 次。此练习主要训练腿的控制能力和重心的稳定性。

练习 4：移重心站立姿势练习

1×8 拍　第 1～2 拍，双腿屈膝向前移重心。3～4 拍成左足在前直立，右足后点地姿态。5～8 拍控制 4 拍。

2×8 拍　反向同 1×8 拍。

3×8 拍　左足 1～2 拍向侧擦地或侧点地，3～4 拍成左足直立，右足侧点地，5～8 拍控制 4 拍。

4×8 拍　方向相反，反复练习 6～8 次。

此练习主要训练在移动时腿的控制能力和身体的正确姿态。

坐姿的练习

练习 5：盘腿坐

重心落在臀部上，挺胸收腹，立腰提气，肋骨上提，头颈向上伸，微收下颌，两腿弯曲，两足足心相对盘于腹前，双肘放松，手腕搭于膝上，也可双手背于身后。

练习 6：侧坐

上体姿势同盘腿坐，上体微向侧转，两臂自然放松，扶于腿处。两腿弯曲并拢，双膝稍移向一边，靠外侧的足略放在前面，这样臀部和大腿看起来比较苗条，给人以美的感觉。

练习 7：直角坐

双手撑地，两腿并拢伸直，足背屈伸。反复练习。

走姿的练习

练习 8：足腱、足跟、足外侧交替走

直立，双手叉腰，用足腱、足跟、足外侧交替行走，膝关节伸直，每个动作约走 5～6m 后放松。

练习 9：站立提踵

用力踮起足尖，膝关节伸直，尽量提起足跟至最大限度，然后足跟下落还原。可连续做，或提踵后稍停顿再继续做，约做 25～30 次后放松。

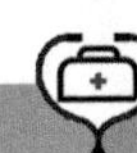

练习10:平衡感的训练

练习平衡感是为了在走路时让背部挺直,使上半身不摇晃。练习时,在头顶放一个小布垫,眼睛看前方。

3. 形体综合练习　由于物质文化生活水平的提高,人们审美意识更加增强,对人体美的认识越来越成熟,而且特别重视姿态美。姿态具有较强的可塑性,通过专门的训练,可以改善姿态,美化体形,同时,姿态还具有稳定性,良好的姿态一旦形成,只要不人为地加以改变,就会长久地保持下去。因此,在以基本形态的基础动作为主要内容的基础上,选用其综合的组合练习,可以提高节奏感、音乐的表现能力和形体的表达能力,陶冶情操,培养风度和美的感受,促进优美形态的形成。

(1) 芭蕾舞手臂的基本部位

芭蕾舞手形的一般要求是:肩放松,肘、腕自然微屈,手臂呈弧形,拇指与中指稍向里合,其余手指自然伸开。

一位手:手臂弧形下垂在体前,手心向上。

二位手:双手保持一位的弧形抬至胸前,手心向里。

三位手:双手保持弧形上举至头上方,手心向下。

四位手:一手弧形上举,一手弧形前举。

五位手:一手弧形上举,一手弧形侧举(图11)。

六位手:一手弧形前举,一手弧形侧举。

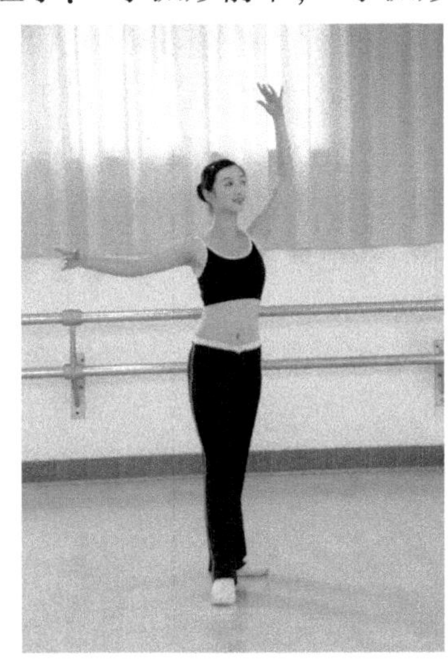

图11

七位手:两臂弧形侧举,手心向前下方。

(2) 芭蕾舞中足的基本站立练习

一位足:足跟靠拢,足尖向外转90°,两足成一直线。

二位足:同一位,足跟分开相距一足,重心落在两足上。

三位足:两足一前一后,前足足跟紧贴后足内侧中部。

四位足:两足平行前后分开相距一足。

五位足:两足一前一后,前足足跟紧靠后足趾(图12)。

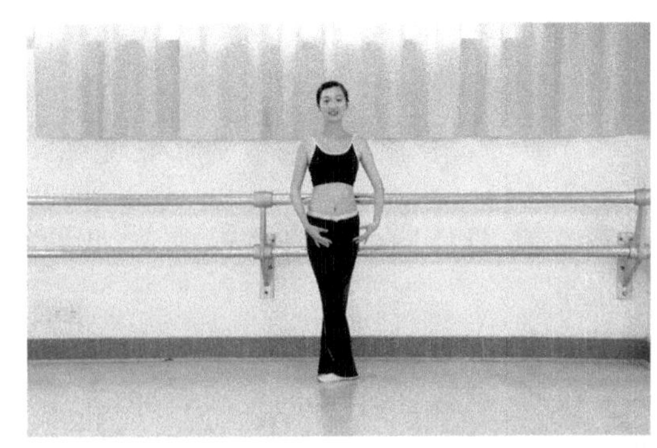

图12

足的五个位置站立时必须注意把身体重心均衡地落在每只足的三个支点上,也就是大拇趾、小足趾和足跟,髋、膝关节充分外展。

练习步骤:

1) 双手扶把站立,进行各足位练习,以帮助控制身体重心及体会正确姿势。

2) 单手扶把进行各足位练习。

3) 离把练习,并做各足位的练习。

(3) 形体姿态操:通过形体姿态的综合练习,培养头颈部位、手臂、躯干、腿部的控制力,提高姿态的表现意识和柔韧及灵活性,规范并美化身体姿态。

身体波浪组合

预备姿势:双足并立,自然站立。

第一个8拍:

1~2拍,屈膝,低头含胸,双臂侧下举。

3~4拍,身体稍左转,左臂抬起,挺胸抬头。

5拍,同1~2拍。

6拍,同3~4拍,方向相反。

7~8拍,右腿屈膝半蹲,左足尖点地,双臂前摆。

第二个8拍：

1~2拍，身体向前波浪，双臂侧平举。

3~4拍，左腿屈膝支撑，右足前点地，双臂前摆。

5~6拍，重心前移，身体向前波浪，两手侧举，右足支撑站立。

7~8拍，屈膝并腿，身体向前波浪，双臂经后摆至前平举。

第三个8拍：

1~4拍，身体向前波浪。

5~8拍，身体向左侧波浪。

第四个8拍：

1~4拍，身体向右侧波浪。

5~6拍，并立双臂上举，向后下腰，双臂后摆。

7~8拍，身体向前波浪至提踵立，双臂经下至上举。

第五个8拍：

1~4拍，右腿下蹲，同时左腿后伸，左手左侧撑地，右臂后上举。然后向右转动一周。

5~6拍，双臂侧举，跪立。

7~8拍，跪立做向前波浪，手臂前摆至头上举。

第六个8拍：

1拍，左腿屈膝上步，双臂斜下举。

2~4拍，提踵站立，双臂头上举，然后向右转体360°，手臂做上下波浪。

5拍，右腿屈膝，左足前伸点地，双臂右下举。

6~8拍，左臂上举，向左立踵走，然后转体90°，右足在前，左足在后，提踵立，同时左臂上举，右臂下举。

第七个8拍：

1~4拍，右足向前一步成弓步，同时右臂经下向前绕至前举，左手触右臂，上体稍向右侧屈，抬头挺胸，眼看右手。

5~8拍，控制不动。

身体姿态组合

预备姿势：规范的立姿，两臂下举，目视左前方。

第一个8拍：

1~2拍，右足向右前斜方上步，经屈膝移重心至右足站立，左足后点地，同时右手臂小波浪一次，眼看左手。

3~4拍，经屈膝向前移重心成右足站立，左足前点地，同时手臂经侧向前环绕至头上举，眼看左足尖。

5~6拍，经屈膝向前移重心的同时抬头，双手向前推手臂波浪至上举位置。

7~8拍，两足前后开立，左足后点地，双手至体侧。

第二个8拍：

第1拍，右足向右侧方一小步，同时双手胸前交叉。

第2拍，右足起踵立，下旁腰，双手拉开一位手。

第3拍，同1拍动作。

第4拍，大幅度右足起踵立，右手右斜上举，左手左斜下举。

5~8拍，双手从体侧至胸前插上，上举，同时转360°。

第三个8拍：

第1拍，右足在前，屈双膝向前移重心，双手体侧摆动，左手向前，右手向后。

第2拍，右足在前，左足后点地直立，双手摆成左手在前的前后七位手。

3~4拍，动作同1~2拍，方向相反。

5~8拍，右足开始向前，足尖走三步成右足在前，左足后点地，双手在体侧划右手向后，左手成六位手。

第四个8拍：

同3×8拍动作，方向相反。

第五个8拍：

第1拍，右足开始向右后方迈步，同时右手带动，左手叉腰，向右侧旁腰，屈左膝。

第2拍，右手继续划弧（平行于胸前的）至上举位置，同时右足起踵立，左足在旁收腿。

3~4拍、5~6拍，同1~2拍。

7~8拍，右足向右迈步成右弓步，左手前平举，右手侧平举。

第六个8拍：

1~2拍，双足屈膝并立，双手臂从左侧经胸前带动腰摆动至右侧成右手叉腰，左手点右肩。

3~4拍，动作同1~2拍，方向相反。

5~7拍，左足屈膝，右足一侧点地，左手点肩，右手侧平举下旁腰，以左足为轴，一拍一转动90°。

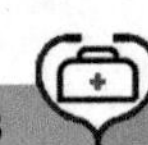

第8拍,还原成立正姿势。

第七个8拍:

1~2拍,左转90°,同时左足向前上一步,右足后点地,同时左臂经前绕至侧举,掌心向上,跟随左臂而动,目视左侧方。

3~4拍,同1~2拍,方向相反。

5~6拍,两腿微屈,两臂摆至腹前下举,含胸低头。

7~8拍,直立,两臂摆至侧举,挺胸抬头,目视正前方。

第八个8拍:

1~4拍,左腿经侧收腿,接着两足立踵,足尖碎步后退,两臂经后向下绕至上举至三位臂,上体经前含胸至直立,目视前方。

5~8拍,足尖碎步右转360°,右臂左肩前立掌,左臂侧上举,掌心向外,上体右侧屈,目视右后方。

第九至第十二个8拍:重复做第五至第八个8拍。

第十三个8拍:

1~2拍,右足绷足尖擦地出去,同时向前移重心成右足直立,左足后点地(柔软步),双手置于体侧,头看右侧。

3~4拍,同1~2拍,方向相反。

5~8拍,一拍一动柔软步。

第十四个8拍:

1~4拍,左转45°面向左前方,左腿经前举向前上一大步。右腿经屈膝半蹲向左足并一步成两足起踵立,两臂经侧后举绕至上举(三位),上体经挺胸抬头至含胸低头,接着上体直立,收腹,立腰,目视前方。

5~8拍,左腿屈膝半蹲,右腿前伸腿尖点地,两臂前举(二位),上体前屈,臀部后坐,挺胸抬头,目视前方。

第十五个8拍:

第1拍,左手体侧波浪,右手从左侧至上举。

第2拍,双手小波浪,同时双足起踵立。

3~4拍,向左侧碎步快速移动,双手在左侧小波浪。

5~8拍,起踵立同时转体360°,双手一拍一动上下大波浪,眼看下举的手。

第十六个8拍:

1~2拍,右足前点地,左足直立,双手左六位手。

3~4拍,右足后点地,左足直立,双手右六位手。

第5拍,右足在前的足尖步,双手直臂摆动。

第6拍,左足在前的足尖步,双手直臂摆动。

7~8拍,同1~2拍。

第十七个8拍:同第十六个8拍,方向相反。

第十八个8拍:

第1拍,左足从左侧屈足,右足屈膝立,双手从左侧绕环。

第2拍,左足起踵直立,右收腿,双手绕环至右上举,下旁腰。

3~4拍,右足向左侧一步成右弓步,双手臂侧上举。

第5拍,双手臂侧波浪,同时带动上体下压一次。

第6拍,同第5拍。

7~8拍,右足收回至左足后面成屈膝,双手经胸前屈肘,内绕环至上举,右手微屈肘左手直臂在上。

第十九至第二十四拍:同第十三至第十八拍,重复一次,最后结束姿势。

注意事项:

(1) 每个动作要尽量伸展、优美;凡是有含胸的动作,必须先挺胸至含胸;凡是有双足立踵的动作要收腹,立腰,挟臀,有力度;凡是有拖步动作,幅度要大而有坚毅之感;凡是以胸肩带动做姿态动作,要有胸怀大志之感。

(2) 练习时可分段进行,也可集体反复练习,或单独练习,根据自己的素质确定练习的量。

(3) 要坚持练习,持之以恒,就会收到满意的效果。

第3节 护士仪容仪表美是护士人文素养的审美感受

七十二行,为何独称护士是“白衣天使”?现代护理学先驱南丁格尔说:“护士是没有翅膀的天使,是真、善、美的化身。”称护士是白衣

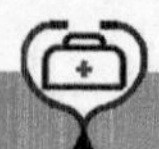

天使,是社会对护士的赞颂,同时也寄予了对护士美丽、温柔、善良的职业形象的期望,这种期望也寄托了人们在身患疾病时依然保持对生活的热爱,对美的向往、期盼与追求。美的仪容、美的行为、美的语言、美的人性总总方面就是护士人文素养的审美感受。

一、仪 容 美

仪容通常是指人的外貌、外观,在人的仪表中占有很重要的位置。它有三层含义:仪容的自然美,先天的相貌、外观;仪容的修饰美,依据个人条件和规范加以设计、修饰、塑造的个人形象;由外观表现的素质、情感。

仪表,是指一个人的外部形象,是其容貌、衣着、修饰、语言的统一,也是人的精神面貌的反映。护士的职业仪表,是指护士工作时的着装、表情、面貌。患者在接受护理服务时,首先接触的是护士的仪表,美的仪表能唤起患者的美感,赢得患者的信赖,更好地发挥护理作用;同时,美的仪表也是护士尊重自我、尊敬他人的一种行为规范。

仪容所蕴涵的内容其实远远超出容貌,它不仅表示了个体的美感,而且也反映了一个组织、一个民族的精神面貌。注意仪容修饰的人,不论在事业上,还是在生活中都会由于这种良好生活习惯而受益匪浅。

外貌先天的缺憾可以通过修饰及提高个人文化、艺术素养、思想情操来弥补。修饰仪容、提高个人文化素养、审美情趣、思想情操是护士职业仪容美的重要内容。

(一) 仪容的审美功能

容貌是人体审美的核心部分。容貌居于人体之首,是人体最裸露也是最引人注目的部位。容貌中的五官是展示人的心灵情感及个性的窗口。容貌之美是人体审美的核心和主要对象。

1. 容貌是人类个体识别的主要依据 人的容貌,由于其结构比例、五官分布、肤色、质感、表情、风度和气质等方面都不同,形成了具有个体特征的千差万别的容貌并暴露在外,成为人们相互识别的标志。容貌的个体特征是人们彼此记忆的主要依据。人们在社会生活交往中,第一个环节是相互认识,而认识过程最初的目光扫描,首先是对方的容貌。容貌美和容貌一样都是具有个性特点的,正如法国小说家所说的“美永远是特例,永远是特别的,这也是它之所以使我们感动的原因。”迄今,还没有人能给容貌美一个绝对的标准,这也是人们追求其美的原因之一。

2. 容貌是人内在情感流露的窗口 人的容貌及五官是人类内在美感信息输出的重要部位和窗口。人与人交往和接触,主要是通过容貌及“五官”来实现的。人类的容貌蕴涵着极其丰富而深刻的美感信息。人类作为具有高级思维的感情动物,其表现情感的外部器官主要依赖和集中于容貌。人的喜怒哀乐等各种情感以及各种欲望,无不与容貌表情紧密相连,例如“含情脉脉”、“款款传情”,都是指的感情通过眼睛的流露,而笑又有微笑、大笑、嘲笑、苦笑、窃笑等。人们从舌、唇的触觉活动中可以表达一种特殊的美感,从而深深地传递着亲人间的喜悦和情感。可见“五官”是情感表达的窗。

3. 容貌是接受外界美感信息的“主渠道” 人体接收外界信息的绝大部分是由五官完成的,其中视、听觉占主要地位。人的眼、鼻等感官是最先接受外界美感的生理器官。人的容貌,集中了视觉、听觉、嗅觉、味觉、触觉等主要感觉器官,是人脑接受外部世界美感信息最重要的通道,是美感产生的基础生理部位。人的五官感觉不同于动物的五官感觉,其根本原因在于它们能够产生具有人类特征的美感效应,在于它是“有意识的”,是受人的意识所支配的。正如现代画家罗斯金(John.Ruskin)所说:“看得清楚就是诗”。只有通过“看”,再经过思维才能产生“诗”。美感、人类审美意识、兴趣等,只有依赖容貌中的“五官”的参与和感知才能获得。

4. 容貌是人的心理和社会状态的集中反映 在人际交往中,容貌给人第一印象,因此容貌之美容易给人以愉快的视觉形象,赢得更多的好感、信赖和倾慕,从而有利于人际间进一步交谈和情感领域的开拓。亚里士多德说过:“美是比任何介绍信都有用的推荐。”

5. 容貌是人体审美的主要目标 人们在评价一个人时常说“某某很漂亮”,所指的特定部位就是容貌。俗话说,“容貌是人体美

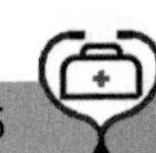

的一面镜子”。这是因为容貌是人体美中最吸引人的部分,容貌集中地、突出地反映了人体美的所有形式和内容,诸如比例、对称、均衡、节奏、多样统一、动静之美,以及生命活力美感等。容貌较优者,应同时具有与美貌相称的良好品质。人们在追求美丽容貌的同时,应该使自己具有热忱、好奇、甜美和优雅的内在品质,使美的魅力持续恒久。只有当容貌的外在美和心灵的内在美和谐地统一起来时,容貌美才真正成为富于感情与生命力的完美整体。

(二)仪容美的基本要求

1. 仪容要充分体现主体的自然美 有些人认为仪容主要取决于浓妆艳抹,其实不然。大自然本身是按照美的规律来创造人类的,因而,仪容美的真谛并不在于“改头换面”,而在于体现自身的一种自然和谐性。所谓仪容的自然和谐性主要指仪容应该充分表现个体的自然特性,体现与自身年龄、职业等属性的自然配合,体现与环境的自然和谐,也体现礼仪行为的自然趋向。

人们并不欣赏那些过分人为化的美容。例如,荣获“92上海艺术节最佳礼仪小姐”的张蒙晰在决赛当天既没有佩戴任何首饰,也没有穿着高档时装,更没有浓妆艳抹,仅仅请理发师保留她的“童花头发型”,却在强手如林之中得以夺魁。

2. 仪容离不开必要的技巧修饰 不加修饰的仪容决不会充分体现个体的自然美。从视觉心理学上讲,一个人的仪容首先得注意发式和必要的化妆。英国前首相撒切尔夫人就非常讲究头发梳理整齐,她在执政期间告诉唐宁街10号的工作人员,他们应该了解在她时间表上,每周必须有一个小时的理发和化妆时间。

3. 仪容要讲究个体的整洁与卫生 这也是仪容所必具的基本要求。一般地说,一个人的仪容应该做到头发整齐,无头皮屑,脸颈及耳朵应该擦洗干净,领子及袖口保持干净,指甲要修好。对于男子来说,胡子应该刮干净,领带无污染并扎得得当。女子则应该注意头巾是否围好,首饰是否晶莹整洁,皮鞋要保持明亮,袜子要拉展。可见,仪容涉及个体的方方面面。美国著名的礼仪学家埃米莉·波斯特认为:“出入社交场合的人员应该是那些饱受教养、学识渊博的人,他们不仅礼数周到,习惯也无可挑剔。”俗话说:“清洁的后面是神圣”,只要保持面容、发型、穿戴三整洁,那么就会给人衣冠楚楚的感觉,反之,若是蓬头垢面,就不要指望别人对你有个好印象。

4. 仪容应该讲究民族性 每个民族都根据自身的生理基础、器官组织特征以及文化背景对仪容提出不同的要求。它一方面影响民族对仪容的表现形式,另一方面也影响本民族对其他民族仪容的评价。例如,随着年龄的增长,或者出于某种生理因素的原因,有些人的头发是花白的,为了弥补这一缺陷,染色是必要的,按照我国民族的生理特点,头发应该染成黑色的,如果染成金色或其他颜色出入社交场合,那么反而给人一种不伦不类的感觉。再如,在正式场合,女士不披头散发,头发亦不可遮住眼睛,男子不蓄胡须,这些都是我们民族对规范仪容的要求。

(三)头面仪容

仪容既有我们所要遵循的一般准则,也有表现的具体技巧,一个人的仪容美要通过学习,不断提高个人的文化、艺术素养和思想、道德水准,培养出自己高雅的气质与美好的心灵,使自己秀外慧中,表里如一。下面我们就从仪容的发式造型和脸部美容来进一步阐述仪容的表现技巧。

1. 头发 发型在仪容中占据了重要的地位,发型的处理应该根据性别、年龄、职务以及脸型作出不同的选择。

男性一般以短发为佳,青年人的头发应以自然蓬松能突出光洁为目标,显示青年人自然质朴的青春之美。女性的头发是天然的修饰品,女性应拥有一头柔柔亮亮、闪闪动人的秀发。这样的秀发,加上美丽的外形,必能为女性掩饰不少缺陷,从而创造出别具一格的良好形象。

(1)脸型与发型:头发的造型对于仪表美起着相当重要的作用,适当的发型会使人容光焕发,风度翩翩。女士发型式样多,变化大,它能体现出一个人的修养和品位,可以使人更加端庄、文雅、美观、大方,而且能够起到修饰脸

型、协调体型的作用。因此,发型设计要与脸型、体型、季节、年龄、职业、气质等因素相适应,体现和谐的整体美。

发型设计的原则:

1）根据自己的脸型来设计:①椭圆形是东方女性的标准脸型,选择发型的自由度较大,一般无须以发型修饰脸型。②圆形脸的人,显得活泼可爱,发型应设法增加脸型的长度而掩饰其宽度,可梳理垂直向下的发型,从而给人成熟稳重的感觉,而直发的纵向线条可以在视觉上减弱圆脸的长度。也可侧分头缝,以不对称的发量与形状来减弱脸型扁平的特征。盘发和直发较适合圆形脸,刘海不适合圆形脸。③长形脸面部消瘦,有古典感,端庄凝重,但略显老成。发型设计应用优雅可爱的发式来缓解由长脸型造成的严肃感。可用刘海遮住前额,两侧多增加发量。顶发不可高隆,垂发不宜笔直。童花式、翻翘式等均适合长形脸。④方形脸的特征是脸型短阔,两腮突出,脸型轮廓线较平直。发型设计要点是以圆破方,以柔克刚,并注意用发型来增加头部的长度。可用不对称的刘海破掉宽直的前额边缘线,同时增加了细长感。不宜用齐整的刘海,也不宜留齐至腮帮的直短发。⑤“由”字形脸的特征是额窄、腮宽。设计发型时应增加额头两侧的头发厚度,前额不显露,耳部以下的头发尽量少些。⑥“甲”字形脸的特征是上宽下窄,宜选择短发,将额头露出,耳朵以下发容量适当增多,也可选择不对称发型。

2）根据自己的身材来设计:身材高大者,在发型方面有较多选择。身材矮小者,选择长发型,往往会显得更加矮小,最好是选择短发,以利于人们的视觉差。身材矮胖者,不宜留大波浪,长直发,也不应将头发做得蓬松丰厚。可选择淡雅舒展、轻盈俏丽的短发。身材瘦高者,不要将头发削得又少又短,或者将头发盘在头顶,这样会愈见其瘦。若留长发或卷发,则可使自己显得丰盈些。

3）根据季节变化来设计:夏天应留凉爽、舒畅的短发,若留长发,可梳辫或盘髻。冬天衣服穿得厚,衣领高,留长发既美观又起到了保暖的作用。春、秋季节发型较为随意,长短皆宜。

4）根据职业和环境设计:职业女性,发型应端庄、文雅,新参加工作的人适宜于自然朴素的发型,比如女性可采用长发且前发要削薄,这样看起来个性不强,老职员比较愿意接近你,愿与你合作。

上进心强和担任领导职务的人,发型应把前额露在外面并尽量理得短些,整齐些,以显示领导的气质。工作时间稍长的人,并且希望表现自己的人,可选择较长些的发型以突出自己的个性。切不可选择“前卫”的发式,也不宜使用彩色发胶,不允许在头发上滥加饰品。礼仪小姐,发型应新颖、大方,可选择多种发式,以烘托服饰及环境。参加晚宴或舞会,发型须加以修饰,应选择高雅、华丽的发式。

(2) 护发:护发的基本要求:头发必须经常地保持健康、秀美、清爽、卫生、整齐的状态。要真正达到以上要求,就必须注意头发的洗涤、梳理、养护等。

1）头发的洗涤:洗发的目的是去除灰垢,清除头屑,防止异味,保护头发并使头发条理分明。洗发后,最好自然晾干,有益保护头发。

2）头发的梳理:要使一个人的头发看上去整洁秀美,清爽悦目,将其认真梳理整齐,令其线条分明、层次清晰是极为重要的。因此,每一名护理人员都必须将梳理整齐自己的头发,视作自己每天都必须认真操练并经常自查的一项“基本功”。

3）选择适当工具:其主要标准是不会伤及头发、头皮。不宜直接使用手指抓挠。

4）掌握梳理技巧:梳头时用力不宜过重过猛;梳子与头发可形成一定角度,向某一个方向同向运动。

5）避免公开操作:梳头是一种私人性质的活动。他人所了解的,应当是其结果,而不是其过程。若是“当众理衣鬓”,在外人面前梳理自己的头发,使残发、头屑纷纷飘落的情景尽落他人眼底,是极不雅观的。

6）头发的养护:养护头发之中的“护”,指的是头发的保护,即免于接触强碱强酸性物质,并尽量防止长时间暴晒。选择上好质量的洗发液、护发素。

养护头发之中的“养”,指的是头发的营养。如果说“护”是治表之法,那么“养”则重在治本。真正要养护头发,关键还是要从营养

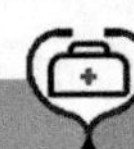

的调整与补充等方面着手。欲使乌黑发亮，则适宜多吃蛋白质和富含维生素、微量元素的食物，尤其是多吃核桃一类的坚果或黑芝麻一类的“黑色食品”。

2. 面容　指人们面部所显示出的综合性表情。它既对眼神笑容发挥辅助作用，也可以自成一体，表现自己特别的含义。

通过面容所显示的表情，具有两重性特征：一是变化迅速，很少凝固不变。二是彼此配合，时常合作。根据一般规律，通过面容所显示的表情，既有面部各部分予以局部显示的，也有它们彼此合作、综合表示的。

（1）局部的显示：在人际交往中，人的眉毛、嘴巴、下巴、鼻子、耳尖都可以独立地显示其表情。

1）眉毛的显示：以眉毛形状的变化所显示的表情，一般叫眉语。除配合眼神外，眉语往往独自表意。常见的有以下五种：

皱眉：它多表示困窘，或不赞成、不愉快。

耸眉：即努力使眉峰上耸，多表示恐惧、惊讶或欣喜。

竖眉：即将眉角下拉，多表示气恼、愤怒。

挑眉：即将单眉上挑，常用于表示询问。

动眉：即令眉毛上下迅速动作，一般用来表示愉快、同意或亲切。

2）嘴巴的显示：除显示笑容外，嘴巴也可用以表示心理状态，它主要以嘴唇的闭合、嘴角的动向来体现。常见的有：

张嘴：即嘴巴大开，它表示惊讶、恐惧。

咬嘴：即咬紧嘴唇，它表示自省或自嘲。

抿嘴：即含住嘴唇，它表示努力或坚持。

噘嘴：即噘起嘴巴，它表示生气或不满。

撇嘴：即嘴角一撇，它表示鄙夷或轻视。

呶嘴：即拉着嘴角。上拉表示倾听，下拉则表示不满或固执。

3）下巴的显示：常见的以下巴显示的表情有如下六种：

收起下巴：它多表示隐忍。

缩紧下巴：它多表示驯服。

耷拉下巴：它多表示困乏。

突出下巴：它多表示攻击。

前伸下巴：它多表示自大。

下巴指人：它多表示骄横。

4）鼻子的显示：以鼻子显示的表情常见的有以下五种。

挺鼻：它多表示倔强或自大。

缩鼻：它多表示拒绝或厌弃。

皱鼻：它多表示好奇或吃惊。

抬鼻：它多表示轻视或歧视。

摸鼻：它多表示亲切或重视。

5）耳朵的显示：与鼻子一样，耳朵不可能有较大的动作变化。常见的以耳朵显示的表情如下。

侧耳：它多表示关注。

耸耳：它多表示吃惊。

捂耳：它多表示拒绝。

摸耳：它多表示亲密。

6）脸色显示：人的脸色，不仅是健康状况的尺度，也是心理状态的展露。如：

满面红光、容光焕发：多表示兴高采烈、踌躇满志。

面色绯红：多表示害羞、激动、兴奋。

面红耳赤：多表示激动、生气、羞涩。

脸色铁青：多表示生气、愤怒。

脸色苍白：多表示紧张、恐怖、身体不适。

黑里透红：多表示健康。

脸色发暗：多表示生病、休息不良。

猪肝色：多表示极度愤怒、内心恐惧。

唇色发白、发暗红：多表示生病。

（2）五官表情综合显示：在上述各个局部环节中，眉毛的表现力最强，嘴巴次之，下巴又次之，鼻子与耳朵的表现力最弱。有些时候，它们多组合在一起显示特定的表情，常见的有如下几种：

种类	面容显示
快乐	眼会睁大，嘴巴会张开，眉毛常向上扬
兴奋	眼会睁大，眉毛上扬，嘴角微微上翘
兴趣	嘴角向上，鼻孔正常开合，眉毛上扬，眼睛轻轻一瞥
爱慕	嘴角上扬，眉毛轻扬，瞳孔放大，注视对方时间较长
敌意	嘴角拉平或向下，皱眉皱鼻，稍稍一瞥
发怒	嘴角向两侧拉开，眉毛倒竖，眼会大睁
观察	微笑，眉毛拉开，平视或视角向下
严肃	嘴角抿紧，或微笑向下拉，眉毛拉平，注视额头
无所谓	微笑，平视，眉毛展开，整体面容平和
安静	嘴角、眉毛、鼻子皆取平位，平视

3. 化妆

（1）美容化妆的原则：美容化妆是尽量发挥自己本身的优点、特点，弥补和掩盖自己不

足的一种常用手段。人们常说最完善、最自然、最美的化妆是那种虽着意修饰却难以在脸上找到明显痕迹的化妆。化妆品能增添容颜的美丽,但若使用不当,反会弄巧成拙。因此,正确的美容化妆应该注意以下几点。

1）美容化妆要有整体感：所谓整体感就是化妆要注意浓淡搭配恰当,具有自然的过渡,且应注意与其他仪表、仪容相和谐。出现明显的化妆痕迹,或者出现颜色的不均匀、不协调都是化妆的忌讳。比如,脸上脂粉过厚,而脖子上一点也没有,这样会出现“泾渭分明”的界限。胭脂若与周围皮肤有着截然不同的分界线,则会显得滑稽可笑。化妆应该与自己的服饰协调,比如,口红有许多系列,如何选择,则需与服装相协调为妥。如果穿绿色衣服,则可涂橙色或棕色口红;穿红衣服可涂深红色或棕色口红;穿棕色衣服应该选择红色、粉红色、珊瑚色或橙色的口红。人说口红是女人的第二双眼睛,因此,口红色泽的选择与整体的协调性就显得至关重要了。只有协调,才能使你的美容化妆为你的堂堂仪表起到画龙点睛、锦上添花的作用,从而使你更加富有灵气和生机。

2）美容化妆要符合身份：由于年龄、身材、职业等不同,化妆也各有所异。以唇膏为例,年纪大些的妇女宜选用茶红或玫瑰红,甚至是棕色的,以示稳重。化妆时要注意上唇颜色深些,下唇颜色浅些,上唇形薄,下唇则厚些。嘴形轮廓要明显,嘴角要平直,从而达到端庄、大方、自然的效果。切忌同年轻女子一样,去选用浅色的、极其鲜艳夺目、珠光的唇膏。倘若这样则显得活泼有余、稳重欠缺。

3）美容化妆要突出个性：每个人都有自己独特的气质,每个人的脸部都有充满个性的眼睛、鼻子、嘴巴,充分利用化妆来突出自己的个性才能使自己更加迷人。如索菲亚·罗兰的嘴巴很大,但她那具有个性的嘴巴,从而使其更具魅力;而温莎公爵夫人则突出她的额部,显示其无比的高贵和典雅。突出个性的化妆是成功化妆的标志,要想具有独特的魅力,就要熟悉自己的面孔,掌握恰当的化妆技艺,使自己与众不同。

4）化妆要与场合相适应：化妆除为美化自己之外,也是为表达对别人的一种尊重。因此,在赴约前应先了解主人邀请的目的,并按实际场合来进行化妆。一般地说,白天或上班时淡妆为宜,这是因为白天光线较强,工作场所毕竟不同于休闲娱乐场所,要相对严谨些,因而浓妆艳抹则显得格格不入。晚间由于光线较暗,或参加晚宴、聚会、舞会的需要,则可以较浓些,但化妆效果依然应该强调细腻、逼真、自然。

（2）化妆程序与技巧：化妆是一种通过对美容用品的使用来修饰自己的仪容、美化自我形象的行为,有一位哲学家曾经发表高论说：“化妆是使人放弃自卑,与憔悴无缘的一味最好的良药。”的确,化妆可以让人们表现得更加自爱,更加光彩夺目。

从技艺上讲,进行一次完整而全面的化妆,其程序和步骤也有一定讲究。下面列举一位女性全套化妆的大体步骤供参考。

1）沐浴、做头发、洗面：沐浴时使用浴液,浴后使用润肤蜜保养,护理全身肌肤,并注意保护手部;使用发胶、摩丝,做出满意的发型;在脸上扑打化妆水,为面部化妆做好准备。

2）涂敷粉底：先用少量的护肤霜,以保护皮肤免受其他化妆品的刺激。涂粉底时应根据人的脸型及肤色进行,切勿涂在眉毛、眼皮上面。

3）描眉画眼

A. 修眉时,眉笔修成扁状,沿着眉的生长方向画短笔,眉头重而宽,眉梢轻而窄,然后用眉刷使之均匀自然(不要用手去涂抹)。修眉时应注意自己的脸型,如果脸盘宽大,眉就不宜修(拔)得过细;五官纤细的人,也不适宜修得太浓太密。画眼线时,使用眼线笔紧贴睫毛根部画,上眼线可重一些,下眼线切忌画得过粗过重。

B. 用睫毛膏、睫毛器,对眼睛睫毛进行“加工”造型。

C. 通过涂眼影来为眼部着色,加强眼睛的立体感。眼影有膏状与粉质之分,颜色有亮色与暗色之别。亮色的使用效果是突出、宽阔;暗色的使用效果是凹陷、窄小。眼影色的亮暗搭配,会强调眼睛的立体感。涂眼影时,应使靠近睫毛的部位重些,两个外眼角的部位也应重些。涂后用海绵头轻轻揉开。宽鼻梁者涂在内角上的眼影应向鼻梁处多延伸一些,鼻梁窄者则少延伸一些。

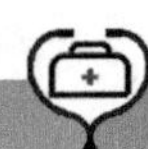

4）美化鼻部、打腮红：通过画鼻侧影，改变鼻形的缺陷。

腮红的正确擦法是擦在颧骨上，如果涂在颧骨下，会造成一个下垂面颊的感觉。如果脸型较圆，可以自颧骨最高处侧面竖着向下刷，不要向两边延伸，让腮红恰在面部中央；如果脸型较方，宜从面颊中央开始刷腮红，经过颧骨，止于太阳穴的位置；如果脸是椭圆形，这是最美的脸型，从脸颊两旁的颧骨往发际和离眼睛一个指头宽的地方斜刷。

腮红的颜色也应注意。白皮肤的人一般以浅红、桃红、浅玫红、浅橘红为宜；皮肤较黑的人不宜用粉质腮红，而以膏状为宜，颜色应以浅棕色为好。此外，还要注意年龄的差异，年长者切不可涂得过重。

5）修饰唇形、修正补妆：涂口红的方法，应先用唇线笔勾出理想的唇型，唇线的颜色应略深于所有唇膏的颜色。画唇线时，从嘴角向中间勾画，勾完唇线再涂里面。

若嘴唇太厚，就沿唇内缘画唇线，只在线内涂口红；若嘴唇太薄，就沿唇外缘画唇线；若上下不对称，就画出对称的唇型再涂唇膏；若嘴太大，则将唇线在嘴角两端略向内收缩一些；若嘴太小，就将唇线适当向外加宽，使嘴角外移。检查化妆的效果，进行必要的调整、补充、修饰和矫正。检查一下化妆与衣着、发型是否相宜，与自己的年龄、身份、气质等是否相称。再喷涂香水，美化身体的整体“大环境”。至此，一次全套化妆彻底完成。

（3）化妆要注意的事项

1）要进行自我观察，明确自己面部特征的优势及劣势：通过化妆应达到渲染优点、淡化缺点的目的。如有的人眼睛漂亮，但牙齿及口唇外凸较明显，则就着重画好自己的眼睛，而口红不要涂得太浓，否则强调自己唇部的外凸，让别人很明显地看到了自己的缺点，则化妆失败，弄巧成拙。

2）日妆宜淡，切忌过重，应以自然和协调为原则：最佳的生活淡妆应为让别人看着的确比不化妆显得更美，但又不能使人明显地看出更多的化妆痕迹。有道是“浓妆淡抹总相宜”。

3）带妆时间不宜过长：一般化妆后4小时应将化妆品洗掉，以使面部皮肤能舒畅地“呼吸”，并满足其新陈代谢的需要。30～60分钟之后再重新化妆。

4）防止对皮肤造成损害：旧妆未去不宜再着新妆，否则对皮肤将造成损害；面部皮肤起疹或有破溃时，不宜化妆，以免造成感染或更严重的后果。

5）晚上临睡前必须卸妆和保证养分：最好根据季节的需要选择适宜的洗面奶洗脸之后，涂上晚霜，以保证在面部皮肤休息时的养分供给。

6）口红不能替代腮红使用于面部：口红对皮肤刺激性较强，一般只限于唇部皮肤，如果将口红用于面部皮肤，久而久之会对面部皮肤造成损害。化妆用品应专人专用，不可公共使用，以避免交叉感染。

（四）表情仪容

表情是面部表情一词的简称，指的是人类在神经系统的控制之下，面部肌肉和各种器官所进行的运动、变化和调整，以及面部在外观上所呈现出的某种特定形态。人体的其他部分也有表情，但表情主要呈现于人类面部，因此在一般情况下，人们所说的表情，往往指的就是面部表情，包括面部的颜色与色泽，肌肉的收缩与舒展，纹路的变化，眼睛、眉毛、嘴巴、鼻子的动作，以及综合运动所反映的人的心理活动与情感信息。它们是人的心理状态的外在表现，人的喜、怒、忧、思、悲、惊等情感，均可通过面部表情表现出来。

与举止一样，表情也是人的无声语言。现代传播学认为，它属于人际交流之中的“非语言信息传播系统”，并且是其核心组成部分。因为相对举止而言，表情更为直观，更为形象，更为人们所易觉察和理解。人的面部表情真实可信地反映着人们的思想、情感反应以及其他一切方面的心理活动与变化。现代心理学家在一系列实验基础上得出一个公式：

感情的表达＝语词（7%）＋声音（38%）＋面部表情（55%）

可见，面部表情在人际交往中所起的作用是十分重要的。

法国生理学家科瑞尔说：“脸反映出了人们的心理状态”、“脸就像一台展示我们人的感情、欲望、希冀等一切内心的显示器”。伟大

的启蒙思想家狄德罗则指出:“一个人……他心灵的每一个活动都表现在他的脸上,刻画得很清晰,很明显。”他们所谈论的其实都是表情的重要性。

人类是生物界的宠儿,人类的表情变化多端,不可胜数。罗曼·罗兰就曾感慨道:“面部表情是多少世纪培养成功的语言,是比嘴里讲的要复杂到千百倍的语言。”尽管如此,表情却大都具有共性,它超越了地域文化的界限,成为一种人类的“世界性语言”,民族性、地域性差异较少。这与举止有着很大的不同,表情在世界上几乎可以通用,而举止则做不到这一点。

不仅如此,表情还是一个人优雅气质的显示器,是一个人修养的外露,也是个体知识涵养的直接体现。要塑造热情有礼、优雅得体的形象,就必须善于控制自己的表情,不断提高自己的素质。

在社会交往中,恰当的表情应该是友善坦诚、适度得体、温文尔雅的。构成表情的主要因素是眼神和笑容等。

1. 眼神 眼神是对眼睛总体活动的统称。眼睛是人类的心灵之窗,对自己而言,它能够最明显、最准确地展示自身的心理活动。对他人而言,与其交往所得信息的87%来自视觉,而来自听觉的信息则仅为10%左右。所以孟子说:“存乎人者,莫良于眸子,眸子不能掩其恶。胸中正,则眸子瞭焉。胸中不正,则眸子眊焉。听其言,观其眸子,人焉瘦哉?”

人们在日常生活中借助于眼神所传递的信息,可称为眼语。在人类的几种感觉器官眼、耳、鼻、舌、身中,眼睛最为敏感,因此泰戈尔便指出:“一旦学会了眼睛的语言,表情的变化将是无穷无尽的。”

一位名人曾说过:“人的眼睛和嘴巴说的话几乎一样多,不需要字典,却能够从眼睛的语言中了解整个世界。”因此,眼神是传递信息的十分有效的途径和方式。而且,微妙的眼神,有时只能意会而不能言传。这就要求我们在社会实践中用心体察,注意积累经验,从而使我们既要灵活得体地在社交中运用眼神,也可使我们通过交往对象的眼神,捕捉对方心灵深处的情感和思想倾向。

眼语的构成,一般涉及部位、时间、角度、方式、变化五个方面。

(1) 部位:在人际交往中目光所及之处,就是注视的部位。注视他人的部位不同,不仅说明自己的态度不同,也说明双方关系有所不同。

在一般情况下,与他人相处时,不宜注视其头顶、大腿、足部、手部,或是“目中无人”。对异性而言,通常不应注视其肩部以下,尤其是不应注视胸部、裆部、腿部。允许注视的常规部位有:

类别	注视眼部(三角区)	心态	场合
公务注视	眼底线至发际中心	严肃、诚恳	洽谈、磋商、谈判
社会注视	眼上线至上唇中心	随和、亲切	各种场合
亲密注视	双眼至胸部	亲密、随意	亲人、恋人、家庭成员

(2) 时间:在人际交往中,尤其是与熟人相处时,注视对方时间的长短往往十分重要。在交谈中,听的一方通常应多注视说的一方。

1) 表示友好:若对方表示友好,则注视对方的时间应占全部相处时间的1/3左右。

2) 表示重视:若对对方表示关注,比如听报告、请教问题时,则注视对方时间应占全部相处时间的2/3左右。

3) 表示轻视:若注视对方的时间不到相处全部时间的1/3,往往意味着对其瞧不起,或没有兴趣。

4) 表示敌意或兴趣:若注视对方的时间超过了全部相处时间的2/3以上,往往表示可能对对方抱有敌意,或是为了寻衅滋事,或对对方本人发生了兴趣。

(3) 角度:在注视他人时,目光的角度,即其发出的方向或角度,是事关与交谈对象亲疏远近的一大问题。注视他人的常规角度有:

1) 平视:即视线呈水平状态,也叫正视。一般适用于在普通场合与身份、地位平等之人进行交往。

2) 侧视:它是一种平视的特殊情况,即位居交往对象一侧,面向且平视着对方,它的关键在于面向对方,否则即为斜视对方,那是很失礼的。

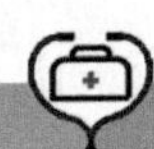

3）仰视：即主动居于低处，抬眼向上注视他人。它表示着尊重、敬畏之意，适用于面对尊长之时。

4）俯视：即抬眼向下注视他人，一般用于身居高处之时，它可对晚辈表示宽容、怜笑，也可对他人表示轻蔑、歧视。

（4）方式：注视他人，在社交场合可以有多种方式选择。其中，最常见的有：

1）直视和凝视

直视，即直接地注视交往对象，它表示认真、尊重，适用于各种情况。若直视他人双眼，即称为对视。对视表明自己大方、坦诚，或是关注对方。

凝视是直视的一种特殊情况，即全神贯注地进行注视。它多用以表示专注、恭敬。

2）盯视和虚视

盯视，即目不转睛，长时间地凝视某人的某一部位。它表示出神或挑衅，故不宜多用。

虚视是相对于凝视而言的一种直视，其特点是目光不聚焦于某处，眼神不集中。它多表示胆怯、凝神、走神、疲乏，或是失意、无聊。

3）扫视和环视

扫视，即视线移来移去，注视时上下左右反复打量。它表示好奇、吃惊。亦不可多用，对异性尤其禁用。

环视，即有节奏地注视不同的人员或事物。它表示怀疑、轻视，一般应忌用。与初识之人交往时，尤其应当忌用。

4）眯眼，即眯着眼睛注视。它表示惊奇、看不清楚，模样不太好看，故也不宜采用。

5）他视和无视

他视，即与某人交往时不注视对方，反而望着别处。它表示胆怯、害羞、心虚、反感、心不在焉，是不宜采用的一种眼神。

无视，即在人际交往中闭上双眼不看对方。它又叫闭视，表示疲惫、反感、生气、无聊或没有兴趣。它给人的感觉往往是不太友好，甚至会被理解为厌烦、拒绝。

（5）变化：在人际交往中，目光、视线、眼神都是时刻变化的，它主要表现为：

1）眼皮的开合：人的内心情感变化，会使其眼睛周围的肌肉进行运动，从而使其眼皮的开合也产生改变，如瞪眼、眯眼、闭眼等。瞪大双眼，表示愤怒、惊愕；睁圆双眼，则表示疑惑、不满。眼皮眨动一般每分钟5~8次，若过快表示活跃、思索，过慢则表示轻蔑、厌恶。有时，眨眼还可表示调皮或不解。

2）瞳孔的变化：瞳孔的变化往往显而易见，能不由自主地反映着人们的内心世界。平时瞳孔变化不多。若突然变大，发出光芒，目光炯炯有神时，表示惊奇、喜悦、感兴趣。若突然缩小，双目黯然无光，表示伤感、厌恶、毫无兴趣。

3）眼球的转动：若眼球反复转动，表示在动心思。若悄然挤动，则表示向人暗示。

4）视线的交流：在人际交往中，与他人交流视线，常可表示特殊含义，如爱憎、地位、补偿、威吓等。与他人交往，不交流视线不行，交流视线不当也不行。

2. 笑容　笑容，即人们在笑的时候所呈现出的面部表情，它通常表现为脸上露出喜悦的表情，有时会伴以口中所发出的欢喜的声音。达尔文认为，笑是人受到客观事物某种特定的刺激所引起的主观情绪反映，是满足与快乐的表现，属于肯定性情绪。

从广义上讲，笑容是一种令人感觉愉快的、既悦己又悦人，发挥正面作用的表情。它是人际交往的一种轻松剂和润滑剂。利用笑容，人与人之间可以增加信任感，缩短彼此之间的心理距离，打破交际障碍，为深入沟通与交往创造和谐、温馨的良好氛围。在一家商店里有这样一段关于微笑的广告语，沟通了顾客与售货员之间的情感与心灵。“它不费什么，但产生很多，它使得者受益，施者不损；它发生在瞬间，但回味无穷。没有富人不需要它，没有穷人不拥有它；它给家人带来欢乐，给事业带来希望，给朋友带来愉快；它使疲倦者得到休息，失望者看到光明，悲哀者看到希望，它是消除痛苦的天然良药。它不能买，不能求，不能借，不能偷，因为人们在拥有它之前它毫无价值。假如在您购物最后一分钟的忙碌中，我们的售货员因过分疲劳未能给您一个微笑的话，那么我们是否可以请您留下个微笑呢？”假如你是一名购物者，此时即使她的服务不够周到，还会向售货员发脾气吗？古人曾经有言：“笑一笑，十年少”，说明适时的笑，不但可使人心情愉悦，还可以健身养性。

(1) 笑的种类：笑的种类很多。绝大多数都属于善意，但也有极少数失礼、失仪。根据人际交往实际需要，下面重点叙述符合礼仪规范要求的六种笑容类型：

1) 含笑：是一种最浅程度的笑。它不出声，不露齿，仅面含笑意，表示接受对方，待人友善。适用范围较为广泛。

2) 微笑(图 13)：是一种比含笑程度较深的笑。它的特点是面部已有明显的变化，唇部向上移动，略呈弧形，牙齿略外露。这是最具魅力的笑，蕴含着从容、自信、友善和真诚，体现愉快、礼貌、鼓励与赞美。它是一种典型的自得其乐、充实满足、知心会意、表示友好的笑。在人际交往中，它的适用范围最广。

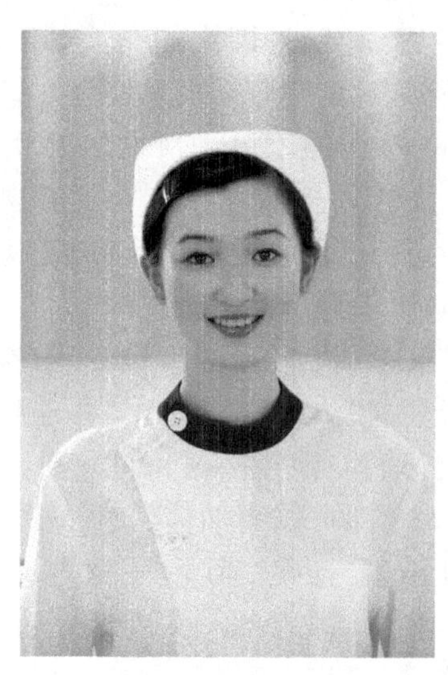

图 13

3) 轻笑：是一种在笑的程度上比微笑较深的笑。其主要特点是面容进一步有所变化：嘴巴微微张开，上齿显露在外，仍然不发声响。轻笑表示欣喜、愉快，适用于会见亲友、向熟人打招呼或遇上喜庆之事等。

4) 浅笑：是轻笑的一种特殊形式。与轻笑不同的是，浅笑表现为笑时嘴的下唇大多被含于牙齿之中，多见于年轻女性表示害羞之时，俗称抿嘴而笑。

5) 大笑：是一种较轻笑为深的笑。它的特点是面容变化甚大，嘴巴张开，牙齿全部露出，上下齿分开，笑声连续不断，肢体动作很大，往往笑得手舞足蹈，前仰后合，上气不接下气。在极度快乐、纵情大笑之时出现，一般不多见。

(2) 笑的本质：在所有的笑容中，微笑最为自然大方，真诚友善，为世界各民族所认同。如果笑的本质在于自信、热情和友好，那么微笑便充分、全面地体现了这一本质。在工作中，微笑是礼貌待人的基本要求。在社交场合里，微笑可以使人自然放松，缓解紧张，消除误会。如护士的微笑对患者的身心康复起着举足轻重的作用。正因为如此，微笑被视为“参与社交的通行证”，又被称为基本笑容或常规表情。微笑展示了以下心态和素养：

1) 心境良好：只有心中平和、心情愉快、善待人生、乐观面世的人，才会真诚的微笑。

2) 充满自信：只有不卑不亢、充满信心的人，才会在人际交往中为他人真正接受。而面带微笑，说明自己对个人的能力确信无疑。

3) 真诚友善：以微笑示人，反映自己心地善良，坦坦荡荡，待人友善，而绝非假情假意、敷衍了事。

4) 乐业敬业：在工作岗位上用微笑待人，说明自己热爱本职工作，恪尽职守，扎实勤奋，乐业敬业。但微笑应注意场合、时间与对象。在郑重场合的微笑，常被认为不严肃；在别人悲伤时微笑，会被说成是幸灾乐祸；对办错了事的人微笑，可被当作是嘲讽等。

(3) 笑的方法：不同的笑容，来自不同的方法。笑的共性在于：面露喜悦之色，表情轻松愉快。笑的个性在于：具体的眉部、唇部、牙部、声音彼此之间的运作、配合往往不尽相同。以微笑为例，具体笑法大致分为：额部肌肉收缩，使眉位提高，眉毛略弯曲成弯月形，两侧面颊上的笑肌进行收缩，并稍微向下拉伸，使面部肌肤看上去出现笑意；唇部肌肉进行配合，唇形稍稍上提并闭唇，不露出牙齿；自觉地控制发声系统，不发出笑声。

(4) 笑的注意事项

1) 声情并茂：笑的时候，应当做到表里如一，使笑容与自己的举止、谈吐相辅相成，锦上添花；切勿脸上挂笑，却出言不逊、举止粗鲁或语言高雅、举止得体，却面无笑意。这两种情况都会使自己的态度受到交往对象的怀疑。

2) 气质高雅：会笑的人，不仅讲究笑的适时、尽兴，而且更讲究笑时精神饱满、气质典雅。真正的笑是发自内心的，因为它非常自然地反映着一个人的文化修养和精神追求。倘

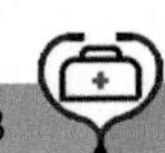

若笑的时候粗心大意，甚至粗俗放肆，实际上是自毁个人形象。

3）表现和谐：笑是人们的眉、鼻、口齿面部肌肉和声音所进行的协调运作。因此，发笑要使各个部位运动到位，不温不火，合作成功，以防顾此失彼而笑得勉强、做作、失真。

（5）笑的禁忌

1）假笑：是指笑的虚假，皮笑肉不笑。它有悖于笑的真实性原则，是毫无价值可言的。

2）冷笑：是含有怒意、讽刺、不满、无可奈何、不以为然等意思的笑。这种笑，非常容易使人产生敌意。

3）怪笑：是笑得奇怪，令人心里发麻的笑。它一般含有恐吓嘲讽之意，令人十分反感。

4）媚笑：是有意讨好别人的笑。它并非发自内心，而是来自一定的功利性目的。

5）怯笑：是一种害羞或怯场的笑。如笑的时候，以手掌遮掩口，不敢与他人交流视线，甚至会面红耳赤，语无伦次。

6）窃笑：是指偷偷地笑，多表示洋洋自得、幸灾乐祸或看他人的笑话。

7）狞笑：是笑时面容凶恶的笑，多表示愤怒、恐吓、吓唬他人。这种笑容毫无美感可言。

（五）护理工作中的仪容要求与行为模拟训练

护士上岗时应对自己的容貌加以修饰，要求淡妆上岗，这不仅是对病人的尊重，也有利于护患之间的良性交往。护士的职业淡妆源于生活淡妆，但有别于生活淡妆，如对眉毛的画法、眉型的确定、眉毛色泽的选择、眉峰及眉尾的处理，在一般的生活场景中可以有较大的回旋余地，没有具体细节要求，只要与交际的场景和对象没有太大的反差即可。其实在护士的职业淡妆要求中，非常明确的一个基本原则是病人不但能够接受，而且感到精神愉悦。因此，要注意眉型应以贴近自然为标准，选择文眉时要慎重，颜色应与肤色、发色统一协调，避免使用怪异的色泽，眉峰不能过于陡峭，眉尾的处理应自然收止于唇角与外眼角连线的延长线的交点处。腮红与口红的使用和画法都与此同理，要注意颜色的自然搭配，使修饰后的整体相貌呈现一种自然美。上班时禁止涂彩色指甲油，不准留长指甲，并应保持手部皮肤的清洁与滋润。护士的头发除要求清洁润滑外，上班时不能披肩散发，长发过肩者应用发网将头发束于脑后。短发长度以前发齐眉（不超过眉毛），后发不过肩，以齐耳垂下沿为好。

在学校有关场所（教室、护理实验室、宿舍等）组织护生进行仪容礼仪行为模拟实训，主要分两项实训科目进行。

1. 目光与眼神的模拟实训

（1）目的：严格按照训练要求，反复进行目光与眼神的模拟实训，学会注视。

（2）内容

1）关注型注视：注视对方双眼，时间不宜太长，表示关注者聚精会神，重视对方。

2）公务型注视：注视对方眼部至额头（即以双眼线为底线，上顶角到前额的上三角部分），表示关注者严肃认真，公事公办，适用于正规的公务活动。

3）社交型注视：注视对方眼部至唇部（即以双眼为上线，嘴为下顶角的脸的下三角部分），适用于舞会、茶话会及各种类型友谊聚会等社交场合。

4）近亲密型注视：注视对方双眼至胸部，表示亲近、友善，适用于关系亲密的男女交往。

5）远亲密型注视：注视对方眼部至裆部，也表示亲近、友善，适用于对相距较远的熟人注视，但不适用于关系一般的异性。

6）随意型注视：随意瞥视对方任一部位，表示注意或敌意，慎用于公共场合对陌生人的注视。

2. 微笑的模拟实训

（1）目的：严格按照训练要求，反复进行微笑的模拟实训，学会微笑。

（2）内容

1）嘴角上翘练习：在口角的两端平均地向上翘起。练习时，为使双颊肌肉上抬，口里可念着普通话的"一"字音。

2）眼中含笑练习：笑的关键在于用眼睛来笑。眼中含笑的训练方法是：取厚纸一张，遮住眼睛下边部边，对着镜子，心里想着那些最让你高兴的事，使笑肌抬升收缩，鼓起双颊嘴角两端做出微笑的口型，你的双眼就会十分自然地呈现出微笑的表情了。随后放松面部肌肉，眼睛恢复原形，目光中会射出含笑脉脉的神采。

3）分组实训，一对一练习，通过即时检评，矫正动作，真正从思想、行动上学会微笑。

二、仪 表 美

仪表，泛指人的外表。是通过服饰语言表达内在意蕴，使他人产生良好的心理感受的一种个人礼仪形式。包括相貌、服饰、姿态和举止；仪容，则从属仪表但又侧重容貌。人的容貌和气质在一定程度上取决先天因素，但后天的修饰和装扮则更为重要。仪表堂堂，风度翩翩，历来为人们所赞美和青睐。在人际交往的初级阶段，仪表是最能引起对方注意的，它不仅给人以视觉上的享受，同时也给人以人格上的尊重。

仪表，是内秀见之于外表的最直接表现，它的美与丑、雅与俗，是人们文化素养和审美情趣以及社会地位、经济状况和精神面貌的外化。美的仪表还是现代社会人们尊重自我、尊敬他人的行为规范和准则之一。

仪表事关自身形象的美丑，如是社交界人士，在一定意义上会影响到社交的成败。1992年美国大选中，克林顿夫人希拉里是“全美律师100杰”之一，她留在人们心目中的是“女强人”的印象。美国虽是个开放的社会，但人们仍然希望他们的第一夫人，是贤妻良母的楷模，而不愿是个“女强人”。尤其是希拉里当时的名气很大，人们普遍担心她若成为第一夫人，是否会干预国家政治，因而克林顿初期得票率并不十分领先。在公关专家的帮助下，希拉里重新设计了自己的形象。在这个形象设计中，仪表仪容的分量十足。当希拉里以雍容华贵的服饰，柔软飘逸的长卷发和“小妇人”姿态及贤妇举止出现在人们面前时，希拉里的“女强人”形象为贤淑形象所取代，使美国人民最终认同和接受了希拉里，从而也接受了克林顿。而1976年入主白宫的卡特，在上任伊始的电视讲话中，由于穿着随便而遭非议，一时有卡特成了“牧童嬉皮士”的说法。

美国行为学家迈克尔·阿盖尔曾做过实验，当他以不同的装扮出现在同一地点时，得到的反馈是完全不一样的：当他身穿西装以绅士的面孔出现时，无论是向他问路还是打听事情的陌生人多是彬彬有礼、颇有教养的人士；而当他扮成流浪者的模样时，接受他来对火或借钱的人以无业游民居多。可见，仪表在人们的交往过程中的意义之大。

以衣帽取人固不可取，但衣帽的确能反映出人的内在修养、社会地位、经济状况和精神面貌，它能引起人们对衣帽主人的联想和情感趋向。因此，我们每个人都不应忽视仪表仪容的作用。

对仪表仪容的总体要求可概括为：容貌端正，举止大方；端庄稳重，不卑不亢；态度和蔼，待人真诚；服饰规范、整洁干净；打扮得体，淡妆素抹；训练有素，言行恰当。

仪表不是语言，但有时其表达出的意义更胜似语言，它是一个人精神面貌、文化修养的外在表现，是获得他人良好的第一印象的“秘密武器”，是赢得人们与之继续交往的基础。它能增强人们在各种场所的自信心，能激起人们对美好生活的渴望，使美与生活紧紧联系在一起。

在塑造和维护自身形象方面，不同的行业所要求的侧重点往往不同。对护士专业来说，具备良好的仪表仪容，会令病人产生良好的第一印象，从而在以后的工作中得到病人更多的依赖与配合。故此，应给予高度重视。

（一）着装礼仪

着装即服装的穿着，严格地说，它既是一门技艺，更是一门艺术。站在礼仪角度上来看，着装是一门系统工程，它不仅仅是单指穿衣戴帽，更指由此而折射出的人们的教养与口味。从本质上讲，着装穿衣并非是一回事。穿衣往往看重的是服装的实用性，它仅仅是马马虎虎地将服装穿在身上遮羞蔽体、御寒或防暑，而无须考虑其他。着装则大不相同，是一个人基于自身的阅历、修养和审美品位，对服装所进行的精心选择、搭配和组合。

在人际关系中，人们的着装在一定程度上反映着一个人的个性、爱好、职业、文化素养和审美品位，被视为人的“第二肌肤”，同时它还体现着民族的习俗和社会风尚。正是在这一意义上，人们的着装一直被视为传递着装者的思想、情感的“非语言信息”。用世界知名的服装心理学家高莱的话来讲“着装是自我的镜子”。用大文豪莎士比亚的话来说则是“一个人的衣着就是其自身修养的最形象的说明。”美国心理学家彼德·罗福甚至认为，一个人的服装并不是只表露了他的情感，而且还显示着

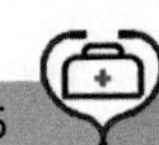

他的智慧；一个人的衣着习惯，往往透露出他的人生哲学和人生观。

1. 着装基本原则 服装的穿着，既受个人思想观念、个性特征的影响，同时也受个人文化层次、审美品位所限。要想使服饰穿出效果、穿出品位，在选择服装时应注意以下几个原则。

（1）服装的选择要与穿戴者的社会角色相适宜：人置身于不同的环境、不同的场合时，就该有不同的服饰穿戴，要注意所穿戴的服饰与周围的环境是否和谐一致。例如身居家中，可以穿随意舒适的休闲服；上班在办公室，则需身着典雅庄重的职业装。

（2）服饰的选择要与穿戴者的自身条件相适宜：人们追求服饰美，就是要借服饰之美来装扮自身，即利用服饰的质地、色彩、图案、造型和工艺等因素的变化引起他人的各种错觉，从而美化自己。在了解服饰诸因素的同时，人们必须充分了解自身的特点，只有这样，才能达到扬长避短的目的。

（3）服饰的选择要与穿戴的时节相适宜：注重环境、角色和自身条件而不顾时节变化的服饰穿戴，自然也是不可取的。比如寒风凛凛中，再好的身材穿一条超短“迷你”裙也是不适宜的。

（4）服饰的选择要使各部分协调一致：服饰是由面料、色彩、款式这三项基本要素构成的，因此在选择时应从这三方面着手，使服装各部分之间达到协调一致。

1）色彩：俗话说，没有不美的色彩，只有不美的搭配。服饰色彩的选择要因人而异，因时间而异，因环境而异，因心绪而异。只有适应了这些因素的变化，才能形成最佳的色彩组合，而实现服饰色彩最佳配置的关键就是和谐。服饰色彩的和谐要注意以下三个方面的问题：一是服装的色彩必须与着装者的发型、肤色相和谐；二是服装的色彩要与人的性格、体型、年龄、职业等相和谐；三是服装的色彩要与季节、环境、场合相和谐。

2）款式：服装的款式，指的是它的种类、式样与造型。它不仅与着装者的性别、年龄、职业、体型、爱好有关，而且受制于文化、习俗、道德、宗教与流行趋势。在社交场合，选择服饰有时对款式方面的要求更高，这是因为在服饰三要素中，有关款式方面的礼仪规范最详尽、最具体、最严格。在交际应酬中人们往往面临这样三种场合，即公务、社会、休闲。在这三种不同的场合，着装的款式应各有不同。原则上讲，公务场合、社交场合属于正式场合，总的要求是正规、讲究。休闲场合则属于非正式场合，总的要求是随意、自便。①公务场合对服装款式的基本要求是庄重、保守、传统。适宜的服装款式为制服、套装、套裙、工作服等。②社交场合对于服装款式的基本要求是典雅、时尚、个性。适宜的服装款式为时装、礼服、民族服装，以及个人缝制的个性化服装等。③休闲场合对于服装款式的基本要求是家居装、牛仔裤、运动装、沙滩装等等。

3）面料：在服装大世界里，服装的面料五花八门，日新月异，优质、高档的面料大都具有穿着舒适、吸汗透气、悬垂挺括、视觉高贵、触觉柔美等几个方面的特点。

（5）装饰品的佩戴应适宜：一身美观大方的服装如果有与之相协调、配套的饰物相配，那便起到了画龙点睛的作用，使整个打扮更加完美。服装的饰物很多，根据其作用不同大致可分两大类：一类是装饰类，如耳环、戒指、手镯、项链、胸花等；另一类是实用类，如鞋、袜、帽、腰带、皮包等。装饰品的佩戴应与场合以及自身条件相适宜。

2. 不同场合的着装 着装必须与“事”协调，即着装应当与自己所办理的事务及所出席的场合相配合、相呼应，根据不同类型公事及场合而有所变化。要是不遵守这套规矩，总是以不变应万变，或者说着装与“事”不协调，不分场合，难免会招致麻烦。

有这样一个例子，某国总统出访欧洲，在当地引起轰动的竟然是他在正式场合露面时所穿的一身格子呢便服。因为按照惯例，作为一国代表的总统，在正式的外交场合只能穿深色西装，决不能穿这套适合度假或打猎时穿着的服装。于是舆论纷纷指责这位总统不严肃，缺乏一国总统本应具有的责任感。

通常可将场合分为以下三种：

（1）普通场合：指一般情况下在办公室里坐班，或是外出处理一般类型的公务的场合。在这种场合，着装应当合乎本单位、本部门规定，在总体上做到正规、干净、整洁、文明。

（2）庄重场合：主要指参加会议、庆典、仪式、盛宴、谈判、外事等庄严、隆重的活动场合。在办理此类公事时，着装力求庄重、高雅、严肃。此外，还须遵守有关这类活动着装方面的具体要求。在国外，按照礼仪规范，此时应着礼服。

（3）喜庆场合：通常指欢度节日和纪念日，亲友欢聚，举办联欢、舞会或游园会，参加婚礼、生日庆祝活动、出席庆祝会等场合。这些活动大都充满了热烈、喜悦、欢快的气氛，着装相对而言，要时尚、潇洒、鲜艳、严整。

3. 着装的注意事项 在任何一种社交场合中选择服装时，需要认真地、实事求是地明确自身的条件是否与之相适应。适应的含义是"量体裁衣，因人而异；扬长避短，展示形象。"因此，在为自己选择服装时，应注意性别、年龄、肤色、形体、个性等问题。

（1）强调性别：着装时切勿忘记自己的性别。服装在任何时候都不是中性的，服装总是反映出选择者的某些内在素质。男人应当穿男服，女人必须穿女装，这是两性差别使然，也是基本常识。由于近几年国际时装潮流的影响，服装的性别色彩有所减弱，中性化服装大量出现，甚至在某些阶层的人士中间，男穿女服、女着男装也成了一种时髦。不过对于恪守本分，在着装上力求得体、适宜规范的人来说，是万万不可在着装上男女互穿的。在涉外交往中，特别要牢记这一点。即使是西方各国，在着装上仍须遵守规矩，男士绝没有在上班时穿花衬衫的，女士则不穿长裤，而是穿裙装。

（2）适合年龄：人按年龄分为老年人、中年人、青年人。所以在自主着装时，千万不要遗忘自己的年龄，不要忘记着装与年龄必须相符，穿戴与自己的年龄不合适容易使人感到不伦不类。一套中山装穿在老年人的身上，会显得成熟和稳重，但是穿在小伙子身上则显得老气横秋。少女穿超短裙会显得朝气蓬勃，热情奔放，但穿在少妇身上则有轻佻之感。佩饰同样也有年龄相称的问题。少年佩戴过分珠光宝气，便使人有成人之感，而老年人挂得"琳琅满目"又有过分妖冶之嫌。总之，在着装上，老年人应当素洁，中年人应当稳重，青年人应当活泼，这是大家均须遵守的标准。

（3）注意肤色：从肤色方面来看，绝大多数中国人都属于黄种人，都是黄色皮肤、黑头发、黑眼睛，但是如果具体到个人来讲，仅就肤色而论，也是同中有异的。中国人的肤色大致可分为白净、偏黑、发红、黄绿和苍白等几种，它对于服装的色彩有不同的地求。肤色白净者，适合穿各色服装。肤色偏黑或发红者，忌穿深色服装。肤色黄绿或苍白者，则宜穿浅色服装。若肤色与着装色彩不协调，是很难看的。

（4）区别体型：人有高矮胖瘦之分，具体到身体的各部分还有标准与不标准之别，这就是通常所说的个人的形体条件。人的形体有标准型、高大型、瘦高型、矮胖型等几大类型。在着装时如不注意这一点，显然是不明智的。要是一位形体高大的男士穿上一身小号的制服，便会浑身局促，捉襟见肘，木讷可笑。而一位过分丰满的女士若是偏要穿上一条高弹紧身的健美裤，也是不合适的。那种不分高矮胖瘦、满大街女性均一条"脚踩裤"的情形，你是否还记得？

（5）突出个性：着装时应体现自己的个性。要注意穿着佩戴的形成，也就是说穿戴应有自己的风格。例如，周恩来同志在正式场合下经常身穿中山装，纽扣总是扣得整整齐齐，皮鞋也总是擦得很亮。这种严谨、潇洒的风格，不仅具有鲜明的个性，而且也展示出中华民族的精神风貌，几乎每个见到他的人都会为之倾倒。英国首相撒切尔夫人在衣着上也有自己独到的见解，她认为过分化妆容易给人以男性的玩物和花瓶之类的浅薄感觉，所以，她喜欢深色衣服，追求高雅、庄重，不喜欢太鲜艳，表现出女首相的个性风度和气派。国际影星索菲亚·罗兰在谈到打扮时则认为，自己谁也不去模仿，不去奴隶般地跟着时尚走，"我只要看上去就像我自己，非我莫属。"

在追求潮流的时代，有风采的女性总是有一点与众不同，这并不是说就落在时尚的后面，而是仅仅意味着与时尚稍稍保持点距离，使服装适合她自己的性格。这与仅去购买新的帽子或服装并使自己去迎合时装潮流的妇女完全不同，后者根本不管流行的服装是否适合自己，是否同本人的体型特点和谐一致，是否同自己性格相配。这种人的穿戴会给人造

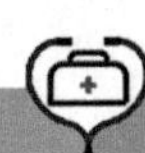

成古怪之感，甚至给人家留下庸俗不堪的印象，其结果当然是东施效颦、弄巧成拙。

（二）佩饰

首饰是指人们在着装的同时所选用、佩带的装饰性物品。其实用价值并不大，但它对于人们的穿着打扮，起着辅助、烘托、陪衬、美化作用。因此，美观、实用、配套是选择饰物的基本原则。在经济条件有限的情况下，这种选择更能体现一个人的文化素养、审美情趣和生活格调。

1. 首饰使用规则

（1）数量规则：所佩戴的首饰数量应以少为佳。如有意同时佩带多种首饰，总量应控制在三件以下。除耳环、手镯外，佩戴的同类首饰最好不超过一件。当然新娘在装饰时除外。必要时可以一件首饰也不佩戴，以免造成过分炫耀、画蛇添足、华而不实、处世浅薄的庸俗感觉。

（2）色彩规则：选择首饰颜色时应力求同色。若同时佩戴两件或两件以上首饰，应使其色彩相同，戴镶嵌首饰时也应使其与主色调保持一致。

（3）质地规则：争取同质。若同时佩戴两件或两件以上首饰，应使其质地相同。戴镶嵌首饰时，要让被镶嵌物质地一样，并力求用质地相同的托架。

（4）身份规则：符合身份。选戴首饰时，要选择符合自己的性别、年龄、职业和工作环境的首饰，不仅要照顾个性爱好，而且应该符合本人身份。

（5）体型规则：扬长避短。根据自身的体型、脸型、肤色等特点，合理选择首饰，并因人而异，努力使首饰的佩戴为自己扬长避短。

（6）季节规则：与季节吻合。季节不同，所戴首饰也应不同。如冷季适用金色、深色首饰；暖季适合银色、艳色首饰；春秋季可选佩耳环、胸针；夏季可选戴项链和手链；冬季则不宜选用太多的首饰等。

（7）搭配规则：与服饰协调。佩戴首饰，要兼顾着装的质地、色彩、款式，努力使之相匹配。通常，穿考究的服饰，应佩戴昂贵的首饰；着轻盈飘逸服装，饰物则应玲珑精致；穿运动装或工作服不宜佩戴首饰。

（8）习俗规则：遵守习俗。不同地区、不同民族、风俗多有不同。因此，选戴首饰时，应详细了解并注意尊重他人的习俗。

2. 首饰佩戴的方法　首饰的种类很多，按其所作用的部位而言，有头饰、耳饰、颈饰、胸饰、腕饰、足饰之分。在佩戴方法上除遵守上述使用规则外，不同品种的首饰，往往还有许多不同的要求。

（1）戒指：又称指环，常被用作表示爱情的信物、富贵的象征和吉祥的标志，通常适宜于男女老少。一般只戴一枚戒指于左手指。如果想多戴，最多也只能戴两枚，可在一只手两个相邻的手指上或两只手对应的手指上分别戴上戒指，但不可将它们同戴在一个手指上。

（2）项链：是戴在颈部的环形首饰，也是富贵、平安的象征。项链的佩戴应与服装、个人颈部特征、年龄、个性等因素协调，使之通过对颈部的装饰而展现独特的艺术魅力。项链种类很多，主要分为金属项链和珠宝项链。佩戴项链不应多于一条，男女均可佩戴，但男士佩戴一般不应外露。

（3）挂件：又称项链坠。多与项链同时配套使用。其形状、大小各异，常见的有文字、动物、鸡心、锁片、元宝、花篮、十字、像盒、镶宝石，其他吉祥图案、艺术造型等。

（4）耳环：又叫耳饰。可为耳环、耳链、耳钉、耳坠等类别，一般多为女性成对使用，即在每只耳朵上各佩戴一只，而不宜在一只耳朵上佩戴多只。同时，选戴耳环要与本人的脸型、肤色、服装、发型等相协调。

（5）手镯：是佩戴于女性手腕的环状饰物。佩戴手镯，其目的是把手臂修饰美丽。一般，手镯戴一只时应戴在左手，戴两只时，可一只手戴一个，也可以都戴在左手上。切记不要在一只手上戴多个手镯。

（6）手链：即佩戴在手腕上的链状饰物。它与手镯不同的是男女均可佩戴，但一只手上限戴一条。手链应戴在手腕上，一般不允许一只手上戴多条手链或双手同时戴手链。

（7）脚链：即佩戴在脚腕上的链状饰物。它是时下新兴的一种饰物，多为青年姑娘所喜爱，主要使用于非正式场合。意在强调脚腕、小腿等相关部位的长处。否则，切勿使用。脚

链一般只戴一条,两腕均可。若戴脚链时穿丝袜,则应将脚链戴在袜子外面,使其更为醒目。

(8) 胸针:又称胸花。即别在胸前的一种饰物,多为女士所采用,别胸针的部位多有讲究。穿西装时,应别在左侧领上,穿无领上衣时,则应别在左胸前。发型偏左时,胸针应当偏右;发型偏右时,胸针应当偏左。其具体高度,应在从上往下数的第一粒和第二粒纽扣之间。

(9) 手表:在正式社交场合,手表往往被视为首饰。佩戴手表除体现一个人的地位、身份和财富状况外,还意味着这个人时间观念强、作风严谨。不戴手表的人,可能是需要经常向他人询问时间或时间观念不强的人。因此,在人际交往中人们戴手表,尤其是男士佩戴手表,往往引人注目。

1) 手表的选择:选择手表应注意其种类、形状、色彩、图案、功能等五个方面。

A. 种类:手表分为豪华表、高档表、中档表、低档表四类。选择手表时,要量力而行,不要做力不从心的事。同时,还根据个人的职业活动场合、交往对象及服饰等情况合理选择。

B. 形状:在正式场合所戴的手表应当正统、庄重,避免怪异新潮。如形状应以圆形、椭圆形、正方形、长方形或菱形为主,造型应倾向于庄重、正统,使用范围较广。

C. 色彩:在正式场合所戴的手表,宜选择单色或双色,不应选择三色及其以上颜色。不论是单色还是双色,其色彩都要清晰、高贵、典雅。表盘、表壳、表带均为金色、银色或黑色的手表。

D. 图案:除数字、商标、厂名、品牌外,手表上没有必要出现其他没有任何作用的图案。倘若手表上的图案稀奇古怪、多种多样,不仅不利于使用,而且显得幼稚或不严肃。

E. 功能:计时是手表的最主要的功能。因此,在正式场合所用的手表应当准确到时、分,有些附加功能如温度、血压、步速等,均可有可无。总之,手表的功能应少而精,并要具有使用价值。

2) 忌戴的手表:由于受身份、品位、文化修养等因素的影响,成年人不应佩戴失效表、劣质表、广告表及卡通表等不符合礼仪规范的手表,以免使人产生不严肃、不尊重交往对象的感觉。

(三) 护理人员的服饰要求

护士的服饰应以整洁、庄重、大方、适体、衣裙长短适度、方便工作为原则,并与工作环境协调一致。以往我国对护士服的规定是白色衣帽,随着护理事业的发展,现代护理观点更强调以人为本的整体护理观,因此护士服已改变单一的白色,而更多医院青睐于淡粉色、天蓝、果绿、米黄以及白底蓝点小花等色彩的护士服,监护室及手术室可选择草绿色。式样以简洁、平整、合身,注意不外露自己的内衣,衣长刚好过膝,袖长至腕为宜,腰部用腰带调整,宽松适度,如果长短肥瘦不合体,会使人精神面貌不佳的感觉,从而影响患者对护士的信任。夏季穿裙装时要注意衬裙的颜色和长短,一般应选择白色或浅色,衬裙下摆不宜外露。还要注意袜口应高于裙摆,即应选择长筒或连裤袜,袜子的颜色应以白色或浅色为宜,并配以软底白鞋。冬季下装应为白裤或与服装色彩协调的浅色。护士帽有两种:燕帽和筒帽。燕帽要平整无皱褶,系戴高低适中。距发际4~5cm,用白色发卡固定于帽后。头发不宜长过肩,过长时应用发网罩住。戴燕帽时,头上不能佩戴色彩鲜艳的发卡。戴筒帽时,要求头发全部遮在帽子里面,高不露发际,低不遮眉,后不外露头发。护士上班身着护士服时,除项链外不应佩戴其他首饰及饰品,特别是耳环、戒指、手链、手镯、脚链等,当然非常细小且不会引起病人反感的耳饰如耳扣也并非不能佩戴,关键取决于护士的审美意识和审美能力。护士工作时要求不佩戴各种装饰物的主要目的是为了方便工作,同时,也是为了个性特征。护士工作时如果佩戴许多装饰物,一方面不利于工作,另一方面会直接分散病人的注意力。病人在接受治疗与护理时,会认为护士把精力和时间过多地用于打扮自己,从而怀疑护士的能力,产生不信任的感觉。

1. 工作时着装(图 14、图 15) 根据护理病人的实际需要,护士必须注重仪表美,因为护士的工作着装所体现的仪表美,是为护理工作的具体内容服务的。因此,护士应以端庄的仪表、整洁的服饰,给病人留下良好的第一印象和美好的回忆,以便在今后的工作中得到病人更多信任与配合。

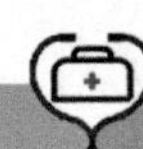

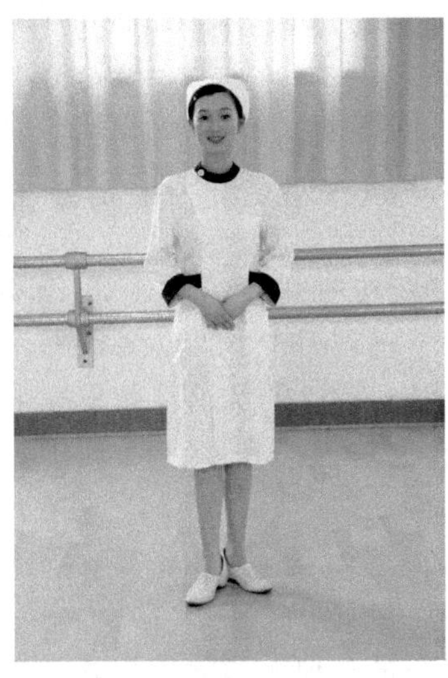

图 14

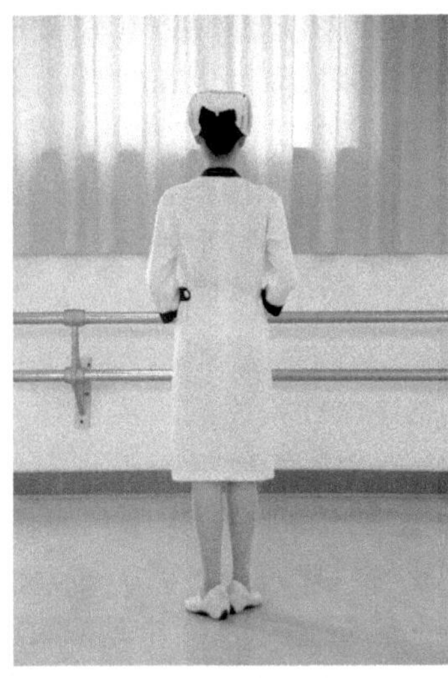

图 15

（1）着装原则

1）在工作岗位上应穿护士服：护士服不仅是专业的特征，更可体现护士群体的精神面貌。护士服的设计充分考虑了护士所从事的职业和身份，适合护士的工作环境与工作职能，故护士上班必须穿护士服，这是护理职业的基本要求。护士身着醒目的护士服，除对病人尊重外，还便于病人辨认；同时也使护士产生一种职业自豪感、责任感和崇敬感，这样有利于她们发扬敬业精神，为病人提供优质服务。

2）穿护士服要佩戴工作牌：护士身着护士服时应佩戴标明姓名、职称、职务的工作牌，以促使他们更积极、主动地为病人服务，并认真约束自己的言行；同时也便于病人辨认、问讯和监督。因此，每一位护士均应以高度的责任感自觉把工作牌端正地佩戴在左胸上方。

3）护士服整齐清洁：护士服应干净平整，无皱庄重，大方合体，衣扣扣齐，长短适宜，袖至腕部，腰部宽松，腰带平整，内衣的领边、袖边与裙边均不露在护士服外，给人以整洁、干净、利落、明亮的整体美感。护士服不是一般的劳动保护服，它的清洁和整齐代表着护士的尊严和责任，显示护理职业的特殊品质。它的统一规范，体现了护理人员严格的纪律性和严谨的工作作风。

4）力求简约端庄：护士不应留长指甲，在工作岗位上也不宜戴墨镜、涂指甲油和佩戴首饰，以免影响工作，使病人产生不良看法。护士在修饰仪表仪容时，要力戒过分雕琢，做到简练、明快、朴素、高雅、实用、线条自然流畅。上班时不应在自己的发型、服装上做文章，不可将仪容搞得花哨、俏丽、怪异、离奇，要给人以端正、庄重、高雅的感觉。此外，护士工作时还应注意不要涂抹有浓烈刺激味的香水，以免对病人产生不良刺激，甚至诱发某些病人出现哮喘等过敏性疾病。

（2）着装具体要求

1）帽：护士帽是护士的职业象征，它用无声的语言告诉病人“我是一名护士，我为您的健康服务”。护士帽有两种：燕帽和筒帽。戴燕帽时，如系短发，要求前不遮眉、后不搭肩、侧不掩耳；如系长发，则要梳理整齐盘于后脑，发饰素雅端庄。燕帽应平整无折并能挺立，高低适中，戴正戴稳，距发际4~5cm，用白色发卡固定于帽后。戴筒帽时，应前达眉睫，后遮发际，将头发全部遮住，不戴头饰，缝封在后，边缘要平整。

2）衣：护士服是艺术的创造，具有很强的感染力。国家卫生部设计的护士服多数是连衣裙式，给人以纯洁、轻盈、活泼、轻快的感觉。护士服以白色为主，可根据不同科室的特点，选择不同的色彩和式样，如手术室、小儿科、传染科等可分别选用淡蓝色、粉红色、米黄色等。护士服式样要简洁、美观、穿着合体、操作活动自如，面料平整、透气、不透明、易洗、易消毒。

3）鞋袜：护士鞋以白色或乳白色、平跟或小坡跟且能防滑为宜。护士袜宜用肉色或浅色，袜口不应露在裙摆或裤脚外面。

总之，护士在护理实践中，应以崇高的精神境界和优美的服饰仪表，给病人留下一个深刻的印象，使病人面对护士有美的感受和共

鸣,给病人以鼓舞和力量,促使其积极主动地配合医护工作,为完成各项护理任务奠定坚实的基础,从而使护理工作在高层次、优质服务上得到开拓和发展。

2. 非工作时的着装 作为从事护理工作的职业女性,着装应当体现职业特点、性格特征和固有魅力,服饰的格调应整洁、高雅,不能带任何轻佻、浅薄的感觉。平时着装就应注意朴素大方,以整洁、得体、协调、清淡、素雅、柔美为标准。衣着的美并不在于华丽,更不在于花纹装饰的多寡,而取决于它的适用、优雅与朴素,适合所从事的职业特点。

(1) 西装套裙:西装套裙以其独特的端庄、典雅、美丽、含蓄及流畅的线条美,受到现代职业女性的青睐。在比较正式的场合,最好选用西装套裙。但应注意配套,协调搭配。

(2) 裙装:穿裙装时,应学会利用裙子的修饰美化作用。裙装造型与体型特征互补互衬,上下装与鞋袜色彩、款式搭配要简洁明快、协调统一,这样才能体现穿着的整体美。

(3) 旗袍:为我国独有的、富有民族风格的传统女装,能体现含蓄凝重的东方神韵。穿上旗袍要腰挺背直,走、坐、站和谈吐都要保持文静、优雅。穿着旗袍应配穿款式轻盈的高跟鞋,以便显得高雅、稳重。

(4) 休闲装:指衣着比较方便、舒适、宽松的服装,适用于运动、旅游、娱乐、逛街、居家等休闲场合。着休闲装时应注意与鞋帽之间的色彩、款式协调搭配。适用休闲场合的服装款式为家居装、牛仔装、运动装、沙滩装等。

第4节 护士仪态美是护士人文素养的魅力所在

一个具有人文素养的护士,在她的一言一行、一举一动和一颦一笑等言行举止中,既体现其内在品质和知识能力,又表现其翩翩风度和无限魅力,这就是护士仪态美。

一、仪态的构成

(一) 仪态的含义

仪态是指人在行为中的姿势和风度。姿势是指身体所呈现的样子,风度则属于内在气质的外化。每个人总是以一定的仪态出现在别人面前,一个人的仪态包括他的所有行为举止:站立的姿势、走路的步态、说话的声调、对人的态度、面部的表情等,而这些外部的表现又是其内在的品质、知识能力的真实流露。仪态美是一种综合的美、完善的美,是仪态礼仪所要求的,这种美是身体各部分器官相互协调的整体表现,同时也包括了一个人内在的素质与仪表特点的和谐。仪态美具有永久的魅力,这也是为何在职业培训中强调仪态美的原因。

(二) 仪态的特征

1. 仪态是一种无形的信息表达方式 在日常交往中,人们能通过语言交流信息。在说话的同时,你的面部表情、身体的姿势、手姿和动作也在传递着信息。对方在接受信息的同时,不仅“听其言”,而且也在“观其行”。仪态语言是一种极其丰富、极其复杂的语言。仪态是一种很广泛、很实用的语言,往往比有声语言更富有魅力,可以收到“此处无声胜有声”的效果,并且美的仪态可以给人传达美的信息。

2. 仪态是内在素质的真实表露 仪态在表情达意方面也许不像有声语言那么明确和完善,有一定的模糊性,但它在表露人的性格、气质、态度、心理活动等方面却相对真实可靠。一个人所说的话可能是真实的,也可能是虚假的,语言可以言不由衷,而人的仪态传达的信息却总是真实的。在社会交往中,仪态还是一种无形的“名片”,也许你没有随身带着档案、介绍信,但人们却可以通过你的一举一动、一颦一笑,判断出你的身份、地位、学识、能力等,并因此而影响对你的信任的程度、交往的深度等。只有那些受过良好教育并且在各方面都很出色的人,才可能举止得体、风度优雅。相比之下,穿着时髦、浓妆艳抹、矫揉造作、刻意表现出来的那种仪态就肤浅得多了。

3. 仪态的习惯性 仪态是人们在成长和与他人交往的过程中逐步形成的,因而具有习惯性的特点。第一,仪态的习惯性是指人们对某一动作的理解的习惯性。它一方面表现在某些动作表情达意的一致性,比如,人们总是用笑容来表现欢乐、友好、喜欢等情感。另一

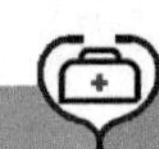

方面也表现在同一动作由于地域和文化环境的不同而具有不同的含义。比如，点头在中国和西方是表示肯定，而在印度、土耳其等国却是表示否定。第二，仪态的习惯性是指每个人的仪态都会受到成长过程和生活环境的长期影响。一旦形成，就很难改变。人们的仪容美会随着时间的流逝而失色，而仪态美却能够随着年龄的增长而增添几分成熟、稳重、深刻的美。

总之，仪态美是一种更完善、更深刻的美，它是一种内在气质的流露，而不是可以通过外表的修饰打扮表现的，也不是单纯的动作、表情的模仿可以体现的。它有赖于内在素质的提高、自身修养的加强，有赖于性格、意志的陶冶和能力、学识的充实。仪态是长期培养磨炼的结果。只有那些热爱生活、积极进取、自信、自尊、自爱、卓有才华的人，才会拥有真正的仪态美。

二、手　　姿

手姿是人们在交往中不可缺少的动作，是人类信息交流最有表现力的一种信息表达方式。它所表达的是一种手姿语，是人类在漫长的历史过程中形成和发展起来的特殊交际方式。手姿美是一种动态美，能恰当地运用手姿来表情达意，可为交际形象增辉添美。许多科学家认为，人类最初的语言不是有声语言而是手姿语，有声语言是在手姿语言的基础上形成的。德国心理学家冯特曾指出，远古的时候，人们最初是以手姿语表达思想，声音只用来表达情感。

随着人类社会的发展，手姿语作为人类的副语言之一，已渐渐形成了自身独特的功能和结构，是人与人之间传情达意的有效工具和手段。

护士的角色模式要求护士在工作中进行礼貌交际，这样才能保证各项护理工作的良性循环，始终保持与他人之间的良好接触，从而树立自身美好的外部形象，受到他人的关注和礼遇。护理人员不仅要善于正确地运用手姿，还要根据现代体态语言学的研究成果，判断和读懂病人手姿语的真实含义，然后决定采取什么样的护理措施去疏导和护理病人。如果病人以手支头沉思，表明有心事，或对护士的话语全神贯注，或者厌烦这一话题；如果对方弯腰捂腹，表明病人腹痛或腹部不适；如果病人一手叉腰，目光直视，表明对护理或其他工作不满意，甚至很愤怒；如果病人用手挠头、抓耳垂，表明病人有些羞涩或不知所措；如果病人手无目的地乱动，说明对方很紧张等。同样，护士如不能正确运用手姿，也可给病人带来一些不必要的误解而影响工作。因此，护理人员应恰到好处地运用手姿，既可显现护士的气质风度和职业风采，又可用简单、亲切、规范的手姿直接地传达自己内心对病人的关爱和尊敬，给病人一种安全的需要的满足。

规范的手姿动作，包括手的动作和与手相连的臂膀动作。如招手致意、挥手告别、握手问好等，手的动作都离不开臂膀的配合，它们具有连动效应，因此，在使用手姿语时要很好地把握。

（一）常见手姿及其运用

1. 垂放　是最基本的手姿。其做法分别为，一是双手自然下垂，掌心向内，叠放或相握于腹前。二是双手伸直下垂，掌心向内，分别放于大腿两侧。垂放手姿常在站立时使用。

2. 背手　常用于站立、行走时，是一种具有权威和镇定自我双重作用的常见手姿。其做法是昂首挺胸，双臂后伸，双手在身后相握。

3. 持物　指用手拿东西。可用单手或双手拿。要点是拿东西时要五指并拢，动作自然，用力均匀，不得翘起无名指和小指。

4. 鼓掌　是用以表示祝贺、赞成或欢迎的一种手姿，常在比赛、演出、会议或迎候嘉宾等场合使用。具体做法是以右手掌心向下，有节奏地拍击掌心向上的左掌。若有必要，可同时起身站立。但要发自内心地鼓掌祝贺，不允许为表示反对、拒绝、讽刺、驱赶的意思而“鼓倒掌”。“鼓倒掌”是一种性质极其恶劣的行为。

5. 夸奖　主要用于表扬他人。具体做法是伸出右手，翘起拇指，指尖向上，指腹面向被表扬者。但与他人交谈时，不得将右手拇指竖起来反向指向其他人或自指鼻尖，因为这样的手姿有自大、藐视或自以为是、不可一世的意思。

6. 指示　这种手姿主要用于引导来宾、指示方向。其做法是将右手或左手抬至一定高度，五指并拢，掌心向上，以其肘部为轴，朝

目标方向伸出手臂，以表谦逊、诚恳之意。

（二）禁忌手姿

1. 易被人误解的手姿 就手的动作而言，手姿的“词汇”十分丰富，表现的含义也非常广泛，表达的情感非常复杂微妙。如招手示意、挥手告别、握手问好、搓手期待、摆手拒绝、合手祈祷、拍手称赞、拱手答谢、举手赞同、垂手听命；又如手抚是爱、手攥是恨、手指是怒、手甩是厌、手搂是亲、手捧是敬、手颤是怕、手遮是羞等。由于每个民族有其独特的文化传统，所以不同民族的手姿语也有着很大的差异性。如伸出一只手，将食指与大拇指搭成圆圈，美国人表示“OK”，是赞成允诺之意；在日本代表金钱；在法国表示“微不足道”、“无价值”；而在巴西、希腊和意大利的撒丁岛，这是一种令人厌恶的污秽手姿。

再如翘起右手大拇指，其余四指蜷曲，在中国表示“真棒”、“真了不起”等极为赞赏之意，而要翘起小拇指，则表示蔑视或看不起；日本翘大拇指表示“老爷子”，用小拇指表示情人；英国人翘大拇指表示拦车并要求搭车，如大拇指向下，则表示反对或不接受等。另外在外交中，手姿的运用也很重要，如果稍有不慎就会产生麻烦。据报道，美国某前总统访问澳大利亚，一切堪称圆满，可是就在他走上飞机悬梯挥手告别时，竖起了大拇指！对北美人来说，这个手姿是友好的赞誉表示，然而澳大利亚人则视其为猥亵。结果，此事沸沸扬扬好几年，大大影响了访问效果。

不同的手姿在不同的国度、民族有着不同的含义，应用时应入乡随俗。如不了解当地的风俗，则宁愿不用也不要乱用。

2. 不卫生的手姿 在与人交流的过程中，要注意不要做一些不雅的行为举止，尤其是一些令人感到不卫生的手姿。在他人的面前搔头皮、掏耳朵、擦眼分泌物、抠鼻孔、剔牙齿、抓痒痒、摸脚丫等手姿，均极不卫生，令人恶心。不当之举会严重影响自己在他人面前的形象。

3. 不稳重的手姿 在人多的地方，更要注意个人的行为举止。双手乱动、乱摸、乱举、乱扶、乱放，或是咬指尖、折衣角、抬胳膊、抱大腿、拢脑袋等手姿，是应当禁止的不稳重手姿。这些手姿，会使人产生不稳重的感觉，也就不会博得众人的信任了。

4. 失敬于人的手姿 在与人交往中，更要注意避免一些失敬于人的手姿，因为这些手姿，可能会引起他人的怨恨，甚或与人交恶，破坏彼此之间的良好关系。掌心向下挥动手臂，勾动食指或除拇指外的其他四指招呼别人，用手指指点他人，都是失敬于人的手姿。其中，指点他人即斥责、教训之意，尤为失礼。

（三）常见手势

随着医院宾馆化服务逐渐开展和完善，与病人的交流会越来越多，手姿的运用也会越来越普遍，下面列举出几种常用的手姿。

1. 横摆式 用于介绍某人，为某人指示方向，或请某人做某事，如“请进”、“请这边走”、“请跟我来”等情况。

基本要领：依据手姿的基本要求，将手向同侧方向展开，做出相应手姿。如礼宾护士站在大门右侧，则伸右手臂向右侧展开。

2. 屈臂式 作用同横摆式。

基本要领：同横摆式。所不同的是当你将病人或客人引向你的左侧时，如进你的左侧病房门、办公室门或左转弯时，则可用右手向左屈臂指引。

3. 双臂横摆式 多用于引领众多客人时。

基本要领：双臂同时向一侧方向摆动，在一定位置停滞，不可划动过大，其他要领同手姿基本要求。一侧手臂向身体侧方伸直，另一手臂弯曲。

4. 直臂式 在引领较多客人前进或指示方向时运用。

基本要领：一臂向同方向略高举，前臂与上臂呈 140°~160°角，侧体并配合侧行步。

5. 协式 多用于“请坐”、“请喝茶”等接待工作中。

手臂伸向前侧下方。

6. 双臂速摆式 多用于面对众多人时，如领导讲话时的“请大家坐下”。

双臂同时向外侧划动，并在一定位置停滞，手心向上，不可划动过大，其他要领同手姿基本要求。

三、站　　姿

站姿，又称立姿、站相，是指人在站立时所

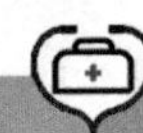

呈现出的具体形态，是人们日常生活和日常交往中的一种最基本的体态。站姿是以静为造型的动作，站立时不仅要挺拔，还要优美典雅，站姿是优美体态的基础。人们常说站有站相，并形容女子站姿美为“亭亭玉立”，男子站姿美为“立如松”，可见正确的站姿确实给人们端庄大方、精力充沛、蓬勃向上的印象。

(一) 站姿的基本要领(图16，图17)

1. 头部　头正颈直，双目平视，下颌微收，面带微笑或面容平和。

2. 躯干部　挺胸、收腹、展肩、提臀、立腰，整个身体有“向上拔”的感觉。

3. 双臂　放松，自然下垂于体侧，手指自然弯曲。

4. 双腿　直立，膝部及两脚跟靠紧，脚尖分开约呈45°~60°。

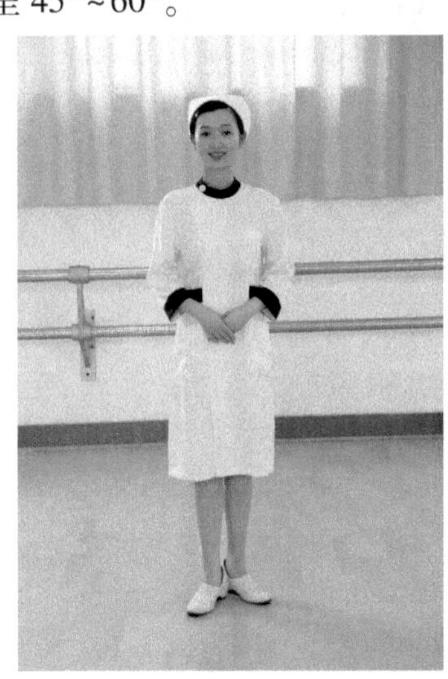

图16

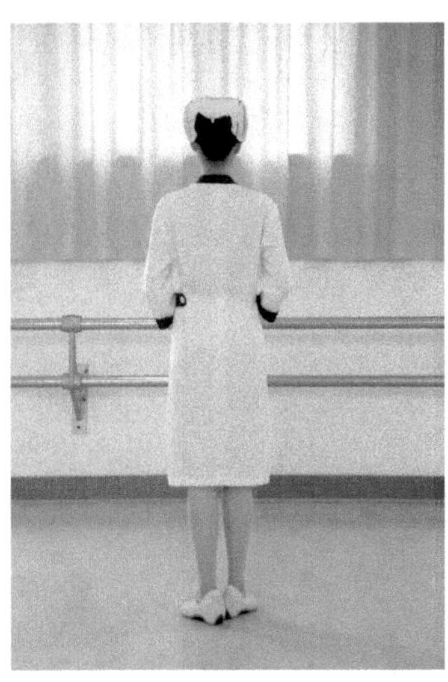

图17

(二) 站姿的变化及要求

在医院里，护士和病人交往接触是最多的，和病人及其亲属进行站立交谈、问候、安慰、询问、告知、嘱咐等有关活动也是十分频繁的，有时还要承担礼宾、导医等代表医院整体形象工程的工作。尤其是在全面提高护士素质，和国际护理接轨，适应现代化护理要求的今天，如果护士仅仅靠基本站姿去应付，那么一方面会使病人觉得不自在、拘谨，另一方面护士也会由于只用一种姿势而增加疲惫感。如果你是病人，当有一位站得笔直的护士出现在你面前，又一直保持直立不动，你会作何感想？在很多时候，病人需要的是一种轻松、自然、平和、亲切的谈话氛围。从这一角度出发，护士应尽量把一些标准的站姿用较为轻松的形式表现出来，但又不能影响自身的整体形象，应很好地应用和把握。

在实际工作中，由于男女性别方面的差异，男女的站姿各有一些不同的要求。

对女士的站姿要求是端庄大方，秀雅优美，妩媚动人；对男士的要求是刚毅洒脱，挺拔向上，成熟稳健。但无论男女，头部、目光及躯干部分的变化均不会很大，其变化主要体现在手、腿及足上。在目前而言，护士群体还主要是女士。因此，下文重点介绍女士的站姿。

1. 女士的站姿

(1) 站姿中手的变化：女士的站姿是否自然、得体、优雅，除躯干部分是否符合基本要求外，和手的位置有很大关系。一般而言，手的变化可以有以下几种：

基本式：双手自然下垂于身体两侧。

相握式：双臂略弯曲，双手四指相勾，轻握，置于中腹部，即平脐的水平位置。

叠握式：双手几乎平展，一手叠于另一手上，并轻握另一手的四指指尖，被握之手的指尖，不能超出上手的外侧缘。

垂握式：双臂基本垂直，双手叠握并垂于下腹部，叠握方法同上。

分放式：一臂自然放松垂于体侧，手掌放松自然弯曲，另一臂放松自然屈曲置于体侧，手轻握成半圈，置于侧腹，前不过身体正中线。双侧可交换变化。

(2) 站姿中足的变化：女士的站姿是否挺拔、大方、端庄，不仅和手有关，和足的姿势也有很大关系。一般而言，足最常见的变化是：

"V"型足：足跟靠紧，足尖分开45°~60°。

左右半"V"型足：一足的足跟紧靠另一足内侧中点，两足所成角度为45°~60°，身体重心可在前足或后足。

左足在前称为左侧半"V"型，右足在前称为右侧半"V"型。

左右"丁"字型足：将半"V"型足的两足角度改成90°，则为"丁"字型足。

"‖"型足(平行足)：足跟足尖全部靠紧。

由此可见，女士站姿，手的变化可有五种，分别是双手自然垂于身体两侧、双手垂握于下腹部、双手相握于中腹部、双手叠握于中腹部及一臂垂于体侧、一手置于侧腹。足的变化姿态是四种，即"V"型、"‖"型、半"V"型、"丁"字型。

(3) 女士常用的几种站姿：将上边所属的手的变化和足的变化分别加以组合，就构成了女士在工作、生活、社交及其他活动中常可变化采用的多种站姿。如"V"型足+双手自然垂于身体两侧；左、右半"V"型足+双手垂握于下腹部或双手相握(叠握)于中腹部或一手垂于体侧一手置于侧腹或双手垂于体侧等。

多种站姿变化，为护士在各种场合及活动中体态变化提供了较大的空间，但无论如何变化，总的要求是自然放松，大方怡美。

2. 男士的站姿 男士站姿和女士最大的区别在于，女士站立时强调两腿并拢，显示女性的优雅与含蓄；而男士站立时通常不必强调腿和足的并拢，甚至一般都不并拢，以显示男士的洒脱和豪放。

男士在站立时一般情况可采用双足平行分开，与肩同宽，上身挺直，头端颈直，双手垂于体侧或相握于后腰或垂握于下腹。如站立时间太久，两足可呈半"V"型且前后分开，两足间距不可过大，身体重心分别落于一只足上，但上身仍需挺直，变换也不可过于频繁。总之，男士的站姿，可在女士站姿的基础上，表现出得随意、潇洒、不拘谨、不做作、落落大方，充满阳刚之气。

(三) 护士的不良站姿

1. 身体不端正 如站立时东倒西歪、耸肩驼背、左摇右晃、探脖塌腰、双手插兜、双臂抱于胸前、双腿弯曲或不停地抖动。

2. 各种小动作 如摆动衣角、咬手指甲、抓耳挠腮等，这样会给人缺乏经验和缺乏自信的感觉。

3. 表现太随便 如身体倚门或靠墙、靠柱，双手手势过大过频，或显得无精打采，自由散漫。

4. 双足随意摇动 如蹦蹦跳跳，踢来踢去，用足尖乱点乱划，甚至把足从鞋中"解放"出来，或足一半在鞋里一半在鞋外等。

5. 大腿叉开过大 如站立时间过久，可多换姿势进行自我调整、放松，以达到休息目的，但从美观与文明礼仪方面考虑，在他人面前切勿双腿叉开过大，尤其是女士，更要谨记，否则会给人轻浮、随便之感。

(四) 站姿的训练方法

直立训练，背靠墙站立，后脑勺、双肩、臀部、小腿、足跟紧贴靠墙，每天坚持5~10分钟，直到练习正确为止。

顶书练习，把书放在头顶的中央，头、躯体自然保持平衡，否则容易使书掉下来。

照镜练习，面对镜面，检查自己的站姿及整体形象，发现问题及时纠正。注意姿势要协调、自然、挺拔。

提踵练习，找一高低相差10cm左右的台阶处，足掌站高处，足跟悬空，全身肌肉紧绷，保持站立姿势，身体挺拔向上，进行上下颠动以练习挺体提臀或静止不动以练习平衡感。

训练时最好是配上轻松愉快的音乐，用于调整心境，避免枯燥乏味和单调，这样既可减轻疲劳，又可提高练习兴趣。

总之，这样的训练有利于护士在工作中始终保持全身既挺拔向上，又随和自然，规范而不呆板，稳重而不失活泼，健康而富于礼貌，充满朝气而又诚恳谦逊的体态。

四、坐 姿

坐姿即坐的姿势，是日常生活中最常用

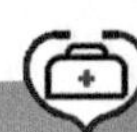

的一种举止，医务人员在日常工作中，有许多工作需要在坐姿下完成，如写处方、处理医嘱、书写病历及各种记录单的填写等，端庄、安详的坐姿不仅有利于护理人员的身体健康，减少疲劳，还体现护理人员工作认真负责的态度，给人一种信赖感，展现出一种静态美。

（一）基本坐姿

入座时，抬头颈直，下颌微收，目视前方，挺胸立腰，双肩平正放松，上身与大腿、小腿均呈90°，两膝自然并拢，两足平落在地，足尖向前，可坐在椅子的1/2～2/3处即可，女士落座后，左右手重叠放置于一侧的大腿上。男士可双足分开，宽于其肩，双手可分置于两腿上。

（二）常用的坐姿

1. 双腿叠放式坐姿 上身保持坐姿，入座后两腿交叉叠放垂地，注意悬空的足尖应向下、足尖不应朝天。

2. 双腿叠放平行式坐姿（图18） 上身保持坐姿，入座后两腿叠放呈一条直线，双腿与地面呈45°斜放，展现出腿的修长美。适用于较低的椅位。

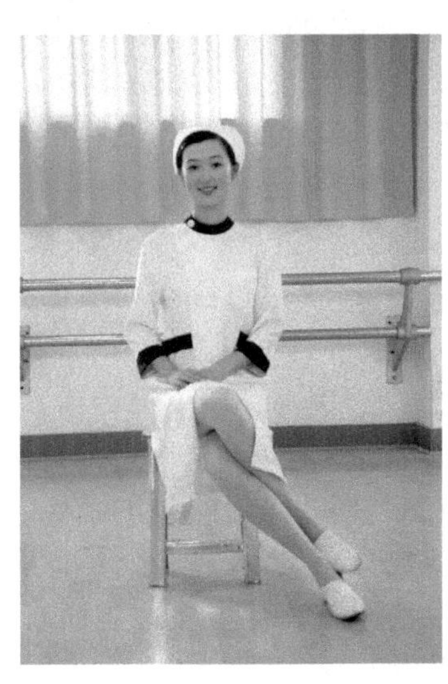

图18

3. 双腿斜放式坐姿（图19） 双腿并拢，两足同时向左侧或右侧斜放，与地面呈40°左右的夹角，两手叠放置于左腿或右腿上，形成优美的“S”形，适用于较低的椅位。

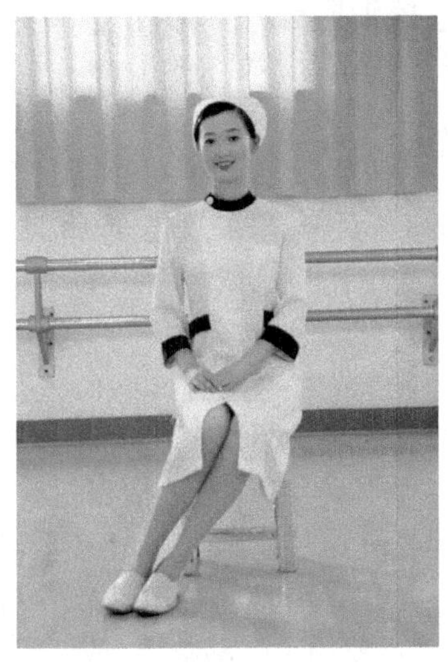

图19

4. 足尖点放式坐姿

（1）正位足尖点放式坐姿：入座时，双足自然下垂于地面上，足尖面对正前方，双足一前一后，后足足尖落地，双手叠放在大腿上。

（2）侧位足尖点放式坐姿：可左侧或右侧入座，双足一前一后，后足足尖落地，双手叠放在大腿上。

（三）训练方法

坐姿训练的关键在于上身要挺直，腿姿优美，同时还要练习入座和起身动作。

入座前，应从左侧一方走向自己的座位。

入座时，应转身背对座位坐下，若与座位稍远，可将右足后退半步待腿触到座位边缘后，再轻轻坐下。着裙装的女士，入座时，应用手从身后向下捋平裙摆再坐下。

离座时要谨慎，不要突然站起，也不要弄出声响，慢慢起身离位，从右侧离开，即左进右出。

基本坐姿姿态应反复练习，然后再练习其他各种坐姿。

练习坐姿时，最好是在形体房进行，坐在镜子前对着镜子检查自己的坐姿，也可在教室或宿舍内进行，同学之间相互指导纠正，训练时可配上音乐减少疲劳，多次反复练习，就会使你的坐姿优美无比。

（四）保持坐姿时的注意事项

头部：落座后，不要低头后仰，左顾右盼，

闭目养神，摇头晃脑。

上身：落座后，不要前倾后仰，歪向一侧，或趴向前方、两侧，左右摇晃。

手足：落座后，不要两手端臂、抱于脑后或膝盖，或到处乱摸乱碰、敲敲打打，或将肘部支撑在桌上，或两手置于其下，或两手夹在大腿之间。

腿部：落座后，两腿分开不要过大，也不要跷起"二郎腿"或两腿伸直、伸开，或反复抖动不止，或骑在座位上，或把腿架在较高处。

足部：落座后，不要把足抬得过高，把足尖指向他人，或使对方看到鞋底，也不要随便当众脱鞋、袜子，或用足勾桌腿，把足翘到自己或他人座位上。不要用足践踏物体，或两足交叉、摆成八字，或足跟落地，足尖向上，摇动不止。

五、行　　姿

行姿即步态、走姿，是人体运动中的形体动作，属动态美。就整个社会而言，每一个社会成员的步态，可反映整个社会的精神面貌；就个体而言，正确的步态可表现一个人蓬勃向上的精神状态。

对护士行姿的总体要求：轻盈、矫健、优美、匀速、不慌不忙、稳重大方，力求做到"行如风"。护士在工作岗位上的行姿应该是轻盈、敏捷，如春风吹过，给人以轻巧、美观、柔和之感，显示护士的端庄、优雅、健美与朝气。

(一) 护士行姿的基本要领(图 20)

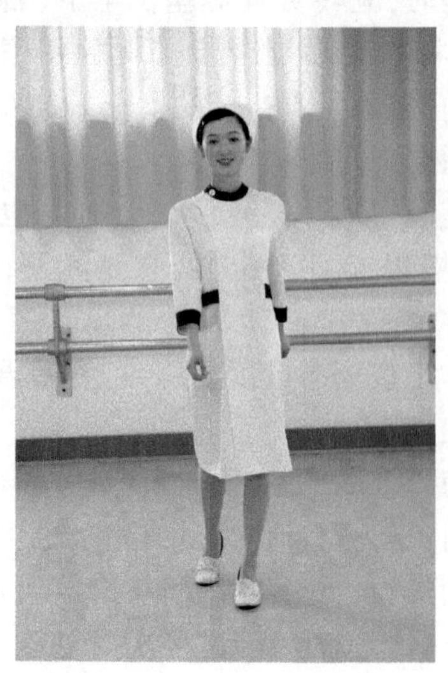

图 20

1. 步态　即走路时的身体姿态，要求上身保持站姿的基本要求，并在行进中表现出动态的美感。

精神饱满，昂首挺胸，收腹立腰；双目平视，下颌微收，面容平和自然；双肩平稳，双臂前后自然摆动于体侧，摆幅以 30°～35°角为宜；男士步履应雄健、有力、潇洒，展现刚健、英武的阳刚之美；女士步伐应轻盈、稳健，显示出阴柔之姿。

2. 步位　即走路时的落足点。落足点的位置是否得当，可表现出行者的不同心态及走路姿势是否优雅，内外八字步、走出两条线，均能反映那种不修边幅、无所在乎、不拘小节的心态。因此，走路时应尽量使自己的步位姿势正确而优雅，男士要表现出大度、豁达、得体、自制的感觉。

理想的落足点是两足内侧缘落在一条直线上；如若矫正困难至少应取柳叶形步位，即足跟尽量站在线上，足掌允许略斜向外倒。

3. 步幅　步幅的大小可以显示一个人的性格特征。步幅很大的人往往会在无形中表现自己的高傲、直率或目中无人等心理状态；而步幅过小的人，又可表现自己细腻、谨慎、很在乎别人意见的心理状态。因此，恰到好处的步幅可展示一个人内心的沉着、冷静、自制与独立。

一般而言，步幅大小，即前足跟与后足尖间距以本人一足为宜；每一个人的步幅不是绝对的，只要不过分，不令人难堪即可。

4. 步速　适度的行进速度可很好地体现走路时良好的姿态，过快，会给人匆忙、不稳重的心理暗示；过慢，又会给人以拖沓、没精神的感觉。过快或过慢都无法保持良好的姿态。

男士步速：100～110 步/分钟为宜。

女士步速：110～120 步/分钟为佳。

5. 步韵　指的是走路时的节奏、弹性、韵律、精神状态等。走路时，身体重量应由足跟—足掌—足尖过渡；步履轻盈而有节奏，弹足有力，柔步无声。

(二) 护士的快行步

在医院，病人的病情就是无声的命令。在抢救病人、处理急症等情况下，通常要快速行进，争取时间，抢救生命。如果护士医生都在病区内跑起来，势必会一方面影响病人，制造紧张气氛;另一方面,又在无意之间传递出护士或医生不成熟或不稳重的信息,容易使病人产生不信赖的感觉。应采用“快行步”以达到“跑”的目的。“快行步”的步速应达到每分钟140步左右,而要达到这个速度,步幅势必减小,但步韵、步态、步位不应有太大的变化,仍要做到轻盈、灵敏,给人以轻巧、美观、柔和之感,显示护士端庄、典雅、温柔、成熟的内在之美。

(三) 护士的不良行姿

(1) 左摇右晃,重心不稳,弯腰驼背,步履拖沓。

(2) 内外八字脚,扭腰摆臀,上下颠动,左顾右盼。

(3) 背手,插兜,抡肘,叉腰,速度多变。

(4) 两人以上并排走在病区,嬉戏打闹,声响过大,妨碍或惊吓他人。

(5) 上下楼梯时手扶栏杆,表现出疲惫的样子。

不雅的行姿不仅有失风度,也破坏了行进时的平衡对称及和谐一致的感觉。

(四) 护士稳健行姿的训练

1. 基本步态训练

基本姿势:头顶一本书,视线落在前方4m处,以标准行姿行进。

稳定度:头顶两本以上的书或一小碗水,视线落在前方4m处,从易到难进行训练,走直线、上下楼梯、进出门、与人交谈、转弯等。

2. 步位的训练　在地上划一条5cm宽的线带,练习者站在线端;起步后,先让足跟踩在线上,脚趾落在线的边缘;逐步过渡到3cm、1cm,并使足的内侧缘走在一条直线上;男性足尖可略向外展出,走成柳叶步。

3. 训练注意事项　训练时背脊及脖颈应挺直;步伐轻盈敏捷,悄然无声;把训练贯穿在日常的工作之中;不能影响病人的休息。

六、蹲　　姿

蹲姿即蹲下来时的姿势,用于取低处物或落地物品、帮助别人或照顾自己时使用蹲姿。

(一) 基本蹲姿

在站姿的基础上,下蹲时,左足在前,右足稍后,两腿靠拢向下蹲,左足全足着地,左腿小腿基本与地面垂直,右足足跟提起,足掌着地,形成左高右低的姿态,臀部朝下,主要用右腿支撑身体。蹲下时左手从身后捋平衣裙,双手掌心向下叠放在左侧的大腿上。

(二) 常用的蹲姿

1. 单膝点地式　在站姿的基础上,即下蹲后一腿弯曲,另一腿跪着。

2. 双腿交叉式　在站姿的基础上,即下蹲时双腿交叉在一起。

(三) 训练方法

(1) 在站姿的基础上,右足稍后退半步,两腿靠紧下蹲,左手从身后向下捋平衣裙,与此同时头略偏于左侧,注意动作协调、自然、优美。

(2) 下蹲拾物时,常用基本蹲姿,左手放于左膝上,右手拾物站起,右足向前半步,然后再行走,显得雅观、优美。

(3) 训练时,可分小组或两人一组相互练习、相互检查。

(4) 可结合所学的站、行、坐、蹲姿连贯练习。

七、行　　礼

置身于现代社会,我们的社交范围不断扩大,与各种人的交往也将越来越多。因此,严格按照社交礼仪规范,恰当及时地向交往对方行礼,不仅能显示出较高的个人修养,并且能明显有利于我们医护人员今后的社会交往。

(一) 行礼的基本原则

升国旗、奏国歌时,应就地驻足行注目礼或举手礼。一般职位低者应向职位高者敬礼;年幼者应向年长者敬礼;资历、年岁相当者,不分先后,互相敬礼;未婚女子应向已婚女子先行礼;但年迈德高者除外。敬礼时要仪容端庄,不能口含香烟或嘴中咀嚼它物。在不方便

的场所，如厕所、浴室、病房、理发厅或紧急场合，如水灾、火警、空袭等，则不必行礼。行礼者行礼后，通常受礼者要行相应的答礼。

(二) 行礼类型及要求

1. 握手礼 在交际应酬中，相识者与不相识者之间往往都需要在适当时刻向交往对象行礼，以示自己对对方的尊重、友好、关心与敬意。在不同的历史时期和文化背景下，人们所采用的会面礼千差万别，互不相同。目前熟知的有：点头礼、碰鼻礼、拱手礼、叩头礼、脱帽礼、致意礼、拥抱礼、亲吻礼、吻手礼、屈膝礼等。但在各种行礼的方式中，当今世界最为通行的会面礼，还是人们在日常生活中采用最多的握手礼。

(1) 握手的方式：握手的标准方式是行礼者行至距握手对象约 1m 处，双腿立正，上身略向前倾，伸出右手、拇指张开与对方相握。握手时应用力适度，上下晃动三四次，随后松开手，恢复原状。

(2) 握手的时间：与他人握手的时间不宜过短也不宜过长。一般，握手的全部时间应控制在 3 秒之内，握一两下即可。

(3) 握手的禁忌：医护人员在人际交往中，行握手礼时应努力做到合乎规范，避免有下列失礼行为。

勿用左手与他人握手。尤其是阿拉伯人、印度人，因为他们认为左手是不洁的。

握手时勿争先恐后，应遵守秩序，依次而行。特别要记住，与基督教信徒交往时要避免两人握手时相握的手形成交叉状，这种手形类似十字，在基督教信徒眼中，是很不吉利的。

握手时禁戴手套，只有女士在社交场合戴着薄纱手套与人握手才被允许。握手时还禁戴墨镜，患有眼疾或眼部有缺陷者可除外。

握手时禁忌另外一只手依旧拿着东西不肯放下，或将另外一只手插在衣袋里。

握手时不能面无表情，好像根本无视对方的存在，纯粹是为了应付。

此外，握手时也不必长篇大论，点头哈腰，滥用热情，显得过分客套，因为这样做会让对方感到不自在和不舒服。

握手时不能仅握住对方的手指尖，好像故意与对方保持距离，而要握住对方整个手掌，即使对方为异性，也要这样做。

不要以肮脏不洁或患有传染病的手与他人相握。与人握手之后，不要立即开始擦拭自己的手掌，好像与对方握一下手就会使自己受到“传染”似的。

任何情况下都不要拒绝与他人握手。

2. 其他会面礼

点头礼：又叫颔首礼，适用于路遇熟人；在会场、剧院、歌厅、舞厅等不宜交谈之处；在同一场合碰上已多次见面者；遇上多人而又无法一一问候时。行点头礼时，一般不应戴帽子，行礼时头部先向下轻轻一点，同时面带笑容。点头的幅度不宜过大。

举手礼：行举手礼的场合与行点头礼的场合大致相同，它最适用于向距离较远的熟人打招呼。行礼时右臂向前上方伸直，手掌心向着对方，其他四指并齐，拇指叉开，轻轻向左右摇摆一两下，不要将手上下摆动，也不要在手部摆动时用手背朝向对方。

拥抱礼：在西方，特别是在欧美国家，拥抱礼是十分常见的见面礼和道别礼。在表示慰问、祝贺、欣喜时也十分常用。正规的拥抱礼，讲究两人面对面站立，各自举起右臂将右手搭在对方左肩后面；左臂下垂，左手扶住对方右腰后侧；首先各向对方左侧拥抱，然后各向对方右侧拥抱，最后再一次各向对方左侧拥抱，一共拥抱 3 次。在普通场合行此礼，不必如此讲究，次数也不必要求如此严格。在我国，除某些少数民族外，拥抱礼不常采用。

鞠躬礼(图 21)：鞠躬礼在国内适用于向他人表示感谢、领奖或讲演之后、演员谢幕、举行婚礼或参加追悼活动等。行鞠躬礼时应脱帽立正，然后上身弯腰前倾。男士双手应贴放于身体两侧裤缝中线处，女士双手则应下垂搭在腹前，弯腰的幅度越大，表示尊敬的程度越大。鞠躬的次数，视具体情况而定，追悼活动采用三鞠躬，喜庆场合鞠躬次数不要为三。鞠躬礼在日本、韩国、朝鲜等国家应用也十分广泛。

合十礼：又称合掌礼，即双手十指相合为礼，行礼时双掌十指在胸前对合，五指手指并拢向上，指尖与鼻尖基本持平，手掌向外侧倾斜，双腿直立，上身微欠低头。一般，行此礼

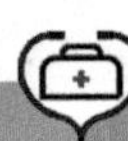

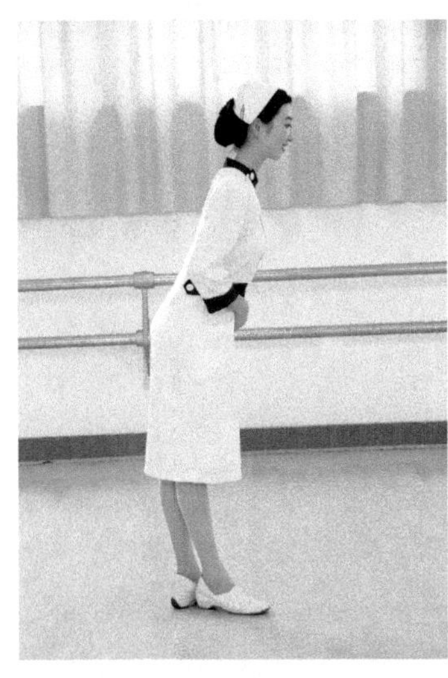

图 21

时，双手举得越高，越体现对对方的尊重，原则上不可高于额头。行合十礼时，可以口颂祝词或问候对方，亦可面含微笑，但不能手舞足蹈，反复点头。在东南亚、南亚信奉佛教的地区以及我国傣族聚居区，合十礼最为通用。

八、护理工作中的举止要求及模拟训练

(一) 护士推车体态(图 22、图 23)

在临床护理工作中，推治疗车进行治疗工作，或推平车、推轮椅送病人，都会涉及推车的体态问题。

1. 基本要领 推车时应双手扶车把，身体正直，面带微笑，用力点适宜，动作协调一致。

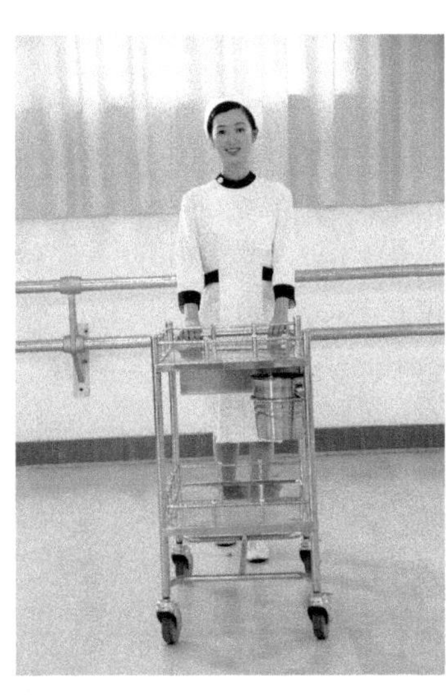

图 22

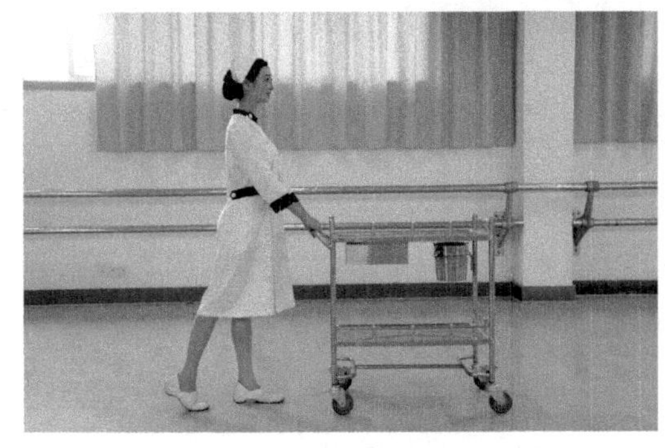

图 23

2. 应纠正的不良体态 方向不稳；身体重心不正确而形成身体前倾、耸肩；身体离车太近或太远；用车将门撞开或关闭；一手拽着车把或一手随意推着或拉着车走等。

3. 应注意的问题

(1) 坚持“病人先行”原则，如推着治疗车行走在走廊和对面病人相遇时，应先将车推在一侧，请病人先行。

(2) 进出病房时，应先将车停稳，轻轻打开房门，再缓缓将车推入或推出，随后将门轻轻关上。

(二) 护士端盘体态(图 24、图 25)

端治疗盘、护理盘是每一位护士每天都要重复的工作体态，因此应养成良好的行为习惯。

1. 基本要领 身体正直，按良好站姿的基本要领进行要求，面带微笑；上臂紧靠躯干，上臂与前臂呈 90° 角；拇指与并拢的四指分开，分别卡在盘的边缘和托住盘底；进出房门

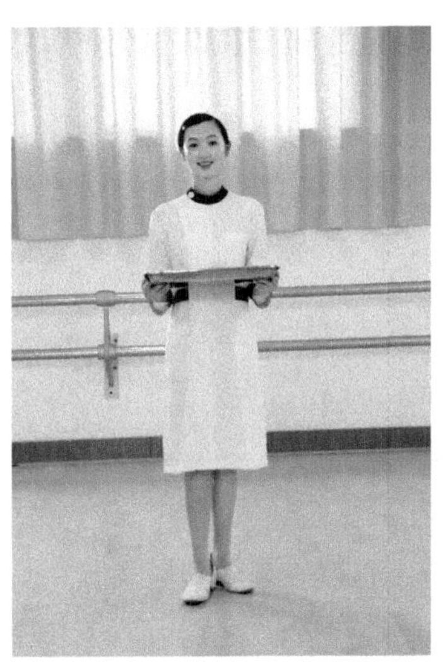

图 24

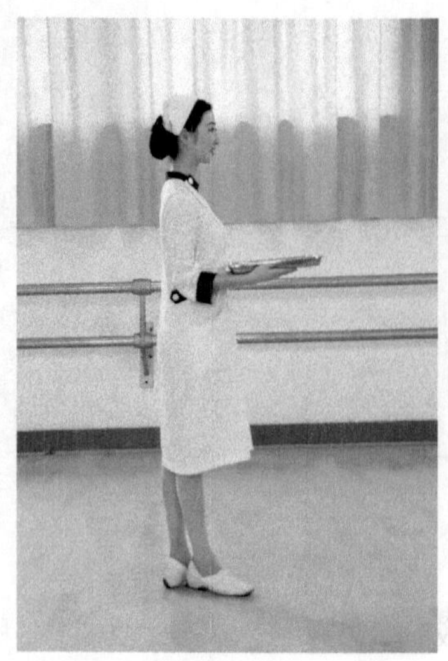

图 25

时可用肩部轻轻将门推开或关闭;端起或放下治疗盘时动作要轻稳,身体各部位协调一致。

2. 应纠正的不良体态 治疗盘紧靠身体;一手持盘边,盘的另一边置髂骨处;两手端盘于体侧或体前侧;进出门时用脚踢开门或关门。

3. 应注意的问题

(1) 坚持"病人先行"的原则,做到礼让病人。

(2) 治疗盘不可倾斜。

(三) 护士持夹体态

1. 基本要领 在良好的站姿和稳健的行姿的基础上保持良好的动作。

平面式:一手持夹,使其下端一角在髂嵴上方,夹的平面与身体纵向呈 45°角,另一手自然屈于体前扶好夹本(图 26)。

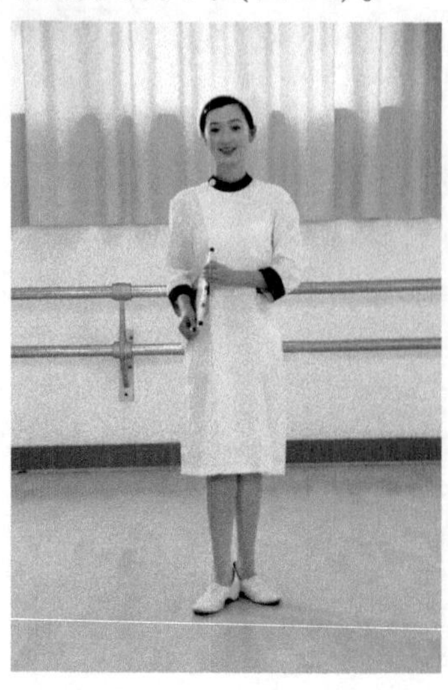

图 26

侧腹式:一手握夹的中下部,使夹与身体呈 45°置于侧下腹,另一手自然屈于体前扶好夹本(图 27)。

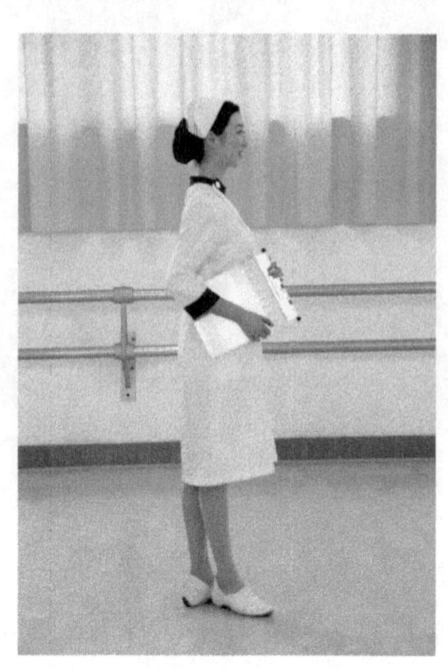

图 27

侧胸式:使握夹前臂与上臂呈 90°角,将夹置于胸侧,另一手自然屈于体前扶好夹本。

站立记录时:左前臂托住病历夹在胸前,右手打开并记录。

2. 应纠正的不良体态 过于随意拎着夹子。

(四) 护士递接物品或文件体态

递物与接物是生活中常遇到的一种举止,可反映一个人的基本素养。

1. 要求 面带微笑,正视对方,礼貌接递。

2. 方法

递交文件:双手递交,文件正面向着对方。

递交其他物品:如递刀、剪类等锐利物品,尖锐一侧不可朝向对方。

需配合礼貌用语:如"请您拿好"等。

接物:双手接物,并点头示意,道谢。

(五) 护士交班体态

1. 基本要领

(1) 集体在办公室交接班时,交班者双手持交班本,前臂与上臂呈 90°角,身体挺直,站立交班,以保证交班气氛的认真严肃。

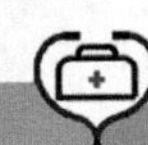

（2）其他护士或医生均应按站姿要求站成一排。

2. 应纠正的不良体态　弯腰前屈、无精打采、弯腿抖动等；若无特殊情况一般不应随意以坐姿进行交接班。

总之，站、坐、行、蹲，是我们日常生活中最常用的体态。而一个人的站相、坐姿、走路的样子，往往反映出一个人对其工作和生活的态度，表现出一个人的心境。因此，护士在护理操作中，不仅要严肃、严谨、严格地遵守操作规程，而且要显现端庄、秀雅、轻盈的体态。

第4章 护士人文素养的交流艺术——人际沟通

护士在工作中，要和各式各样的人打交道，上下左右的关系显得至关重要。一个具有人文素养的护士必须懂得交流艺术，学会人际沟通。可以这样说，护士人际沟通是护士人文素养交流艺术的运用和实践。一方面，具有人文素养懂得交流艺术的护士，在人际沟通的运用中，就会如鱼得水，左右逢源。另一方面，护士在人际沟通的实践中，只有虚心学会，不断总结经验教训，才会掌握人文素养的交流艺术。同时，护士人文素养的交流艺术——人际沟通，既是搞好护理工作的前提，又是搞好护理工作的保障。

第1节 护士人文素养的人际沟通概述

护士人文素养的内容包含甚广，在护理人际关系与沟通交流的实践中，体现出护士人文素养的内在素质，所以说，人际沟通是护士人文素养的具体体现。

一、人际关系与沟通的概念

(一) 人际关系的概念

人际关系是人们在社会活动中形成的相互之间各种心理形态的关系，是人们在进行物质交流与精神交流过程中建立和发展起来的人与人之间的关系。它在人类社会中最常见、最普遍，并贯穿于人类社会历史演变过程的始终。这种关系是心理性的，由人际认知、人际情感和人际交往三个相互联系的成分构成，是社会关系的具体体现。它渗透在各种社会关系中，直接与个体及其社会行为相联系，从而形成一种被生产关系和意识关系所制约，并对它们产生调节作用的较为复杂的社会现象。人际关系还具有以情感为基础的重要特征。因此，心理距离是否接近、情绪状态是否积极、相互作用是否融洽、评价态度是否满意等，都属于人际关系学的重要内容。随着人类社会的不断发展，人际关系这个古老话题已从传统的管理学中分离出来，成为一门内容新颖、地位独特的交叉学科。在各个领域，尤其是人才选拔方面得到广泛应用。

(二) 人际沟通的概念

人际沟通是人与人之间运用共同的代码，遵循共同的规则，并在特定环境中互通信息、互相影响的连续过程，是人际交往的工具和手段。

在沟通的定义里，需要学习和明确沟通的重要内容即沟通的三大要素：

1. 沟通一定要有一个明确的目标 只有大家有明确的目标才叫沟通。如果大家来了但没有目标，那不是沟通，是什么呢？是聊天。我们以前常常没有区分出聊天和沟通的差异，经常有同事或经理过来说：某某，咱们出去随便沟通沟通。随便沟通沟通，本身就是一对矛盾。沟通就要有一个明确的目标，这是沟通最重要的前提。我们理解了这个内容之后，我们在和别人沟通的时候，见面的第一句话应该说“这次我找你的目的是——”。沟通时说的第一句话要说出你想要达到的目的，这是非常重要的，也是你的沟通技巧在行为上的一个表现。

2. 达成共同的协议 沟通结束以后一定要形成一个双方或者多方都共同承认的协议，只有形成了这个协议才叫做完成了一次沟通。如果没有达成为协议，那么这不能称之为沟通。沟通是否结束的标志就是是否达成了协议。在实际的工作过程中，我们常见到大家一起在沟通，但是最终没有形成一个明确的协议，大家就各自去工作了。这些由于对沟通的内容理解不同，没有达成一致的协议，最终影响了工作效率，给双方增添了很多矛盾。在我们明确了沟通的第二个要素时，我们知道，在和别人沟通结束时，我们一定要用这样的话来

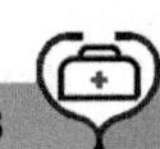

总结:非常感谢你,通过交流我们现在达成了这样的协议,你看是这样的一个协议吗?这是沟通技巧的一个非常重要的体现。你可以观察一下你的同事,他们在沟通结束后是否有这样的结束语?如果有这样的结束语,说明他们懂得了沟通的技巧。

3. 沟通信息、思想和情感　沟通的内容不仅仅是信息,更加重要的思想和情感。那么信息、思想和情感哪一个更容易沟通呢?是信息。例如:今天几点钟起床?现在是几点了?几点钟开会?往前走多少米?这样的信息是非常容易沟通的,但思想和情感就不太容易沟通了。在我们工作的过程中,很多障碍使思想和情感无法得到很好的沟通。事实上我们在沟通过程中,传递更多的是彼此之间的思想,信息的内容并不是主要的内容。

二、沟通的基本结构与形式

(一)沟通的基本结构

人际沟通的基本结构是由信息源、信息、通道、目标靶、反馈、障碍和沟通背景所构成。

1. 信息源　主要指拥有信息并试图进行沟通的人。沟通的过程通常由他们发动,沟通的对象和沟通的目的通常也由他们决定。一般说来,信息源的权威性、经验、可值得信赖的特征和信息源的吸引力等都会影响整个沟通过程。比如我们通常更愿意相信有关领域的专家传递的信息,也更愿意相信具有公正品质的信息传递者所传递的信息,而且,当信息源具有外表吸引力的时候,我们也倾向于喜爱他们,从而听从于他们。

2. 信息　主要指信息源试图传递给目标靶的观念和情感。它们必须被转化为各种可以被别人觉察的信号,这些信号包括词语信号和非词语信号。词语信号既可以是声音的,也可以是形象(文字)的,运用词语信号进行沟通时,沟通的双方必须具有共同的理解经验。非词语信号包括身段姿态、表情动作、语调等等。一般情况下,中等程度的信息差异量较容易引起目标靶的态度改变,差异量如果过大或过小,都不能导致有效的态度改变。当将持某种态度所可能导致的危险作为劝说的理由进行沟通时,也容易引起目标靶的态度改变。所以劝说的技巧很重要,当采用两面性劝说时,目标靶就会认为信息较为公正,更少偏见,于是会减少对抗和防卫,容易被说服。

3. 通道　主要指沟通信息的传送方式。面对面的沟通与大众传播各有特点:面对面的沟通除了具有语词或非语词本身的信号以外,沟通者的心理状态信息、背景信息以及及时的反馈信息等,都容易使沟通双方的情绪被感染,从而会有更好的沟通效果。我们接受的信息绝大多数都是通过视听途径获得的,所以日常发生的沟通也主要是视听沟通。

4. 目标靶　主要指沟通过程中的信息接受者。目标靶总是带有自己的经验、情感、观念。因此,信息源发出的信息是否能够产生影响,还取决于目标靶是否注意、知觉这些信息,是否将这些信息进行编码和转译,并储存在自己的知识系统中。

5. 反馈　沟通过程是一个交互作用的过程,沟通双方不断地将自己对接受到的信息的反应提供给对方,使对方了解自己所发送的信息引起的作用,了解对方是否接受了信息,是否理解了信息,他们接受信息后的心理状态是怎样的,从而根据对方的反应调整自己的信息发送过程,以便达到预期的沟通目的。

6. 障碍　在沟通过程中,障碍可能会发生在任何一个环节,比如信息源可能是不明确的、不可靠的,发送的信息没有被有效和准确地编码,发送信息时选错了信道,目标靶没有能够对信息做出信息源所期望的反应等。另外,沟通双方之间缺乏共同的经验,甚至语言不通,也可能很难建立有效的沟通。

7. 背景　沟通背景主要指沟通发生的情境。它是影响沟通过程的重要因素。在沟通过程中,背景可以提供许多信息,也可以改变或强化词语、非词语本身的意义,所以,在不同的沟通背景下,即使是完全相同的沟通信息,也有可能获得截然不同的沟通效果。

(二)沟通的形式

1. 文字形式　当组织或管理者的信息必须广泛向他人传播或信息必须保留时,报告、备忘录、信函等文字形式就是口语形式所无法替代的了,采用文字进行沟通的原则有以下几个方面:①文字要简洁,尽可能采用简单的用语,删除不必要的用语和想法;②如果文件较

长,应在文件之前加目录或摘要;③合理组织内容,一般最重要的信息要放在最前面;④要有一个清楚明确的标题。

2. 口语形式 利用口语面对面地进行沟通是管理者最常用的形式,有效的口语沟通对信息的输出者而言,需要具备正确的编码,以有组织的有系统的方式传递信息。至于输出这个人具备什么样的条件能够有效地增进沟通的效果?有关研究表明,知识丰富、自信、发音清晰、语调和善、诚意、逻辑性强、有同情心、心态开放、诚实、仪表好、幽默、机智、友善等是有效沟通的特质。

3. 非口语形式 非口语沟通可以强化口语所传递的信息,也可以混淆、歪曲口语所传达的信息。因此,了解非口语的沟通十分重要,非口语的信息可以用多种方式表达。

(1) 利用空间沟通:人与人之间的距离远近,是站着还是坐着,以及办公室的设备和摆设等等,均会影响到沟通。在各种组织中,不同的地位和权力通常由空间的安排显示出来,高层管理者一般拥有宽敞、视野良好以及高品位摆设的办公室,不同档次的宾馆及餐饮业也可以通过空间的信息表达出来。

(2) 利用衣着沟通:人们衣着的不同可给对方传达一定的信息,因为衣着可明显影响人们对不同的地位、不同的身份、不同的群体的认知。

(3) 利用举止进行沟通:人体及其各种举止可以传达许多信息,尤其是面部表情最具有代表性,所以了解人体语言所代表的意义是有效沟通的一个重要组成部分。

三、护理人际关系的特点

(一) 人际关系的特点

1. 社会性 它是人际关系的基本特点。这是由生产劳动所决定的。人们在生产劳动过程中,除要与自然界联系外,还要与不同的劳动者之间发生联系。如在原始社会中,人们为了获取猎物,抵御灾害,保存生命,则相应采取了共同生产、共同生活的群居联系方式。

人际关系产生和发展的原动力是人的需要,人际关系的发展经历了一个认识—实践—认识的过程。随着社会的飞速发展和不断进步,人际关系的社会性也相应发展演变。如人类社会发展早期,由于条件的限制,人们只能在小范围内进行交往,人际关系呈自然属性表现;随着社会生产力的发展和科学技术的进步,人们的活动范围不断扩大,活动频率逐步增加,活动内容日趋丰富,人际交往日益增多,人际关系的社会属性则不断增强。

2. 变动性 指人际关系不断发展变化的特性。它的产生和发展不是一成不变的。一个人的人际关系一般会随着年龄、环境、条件的变化而变化。社会也是如此,如新中国的产生,铲除了人剥削人的等级关系,建立了社会主义制度,使人们之间的人际关系转化为团结友爱、相互帮助、人人平等的人际关系。

3. 多面性 是指人际关系具有多元素和多角色的特点。如一个人在社会交往中,工作时是为患者解除痛苦的护士,在家庭中是相夫教子的妻子和母亲,与同事相处是乐于助人的朋友等,在下级面前是领导,在领导面前是部属。这种集多种角色和因素的状况,使人际关系具有多面性的特点。

4. 复杂性 人际关系的复杂性在于人是社会的人,是由多方面因素联系并不断变化的,同时,人际关系具有高度个性化和以情感为基础的特点。因此,在人际交往的过程中,由于人们交往的准则与目的不同,可能导致心理距离的拉近与疏远,情绪状态的积极与消极,交往过程的冲突与和谐,评价态度的满意与不满意等复杂现象。

5. 互补性 在人们的日常交往中可以发现,两个个性较强的人难以很好地相处,而两个个性相反的人却容易建立较好的人际关系。这就是人际关系中存在的一种互补性。如性格内向的人希望与性格外向的人合作,性格软弱的人愿意与性格刚强的人共事,以此来弥补自身性格的不足。

6. 邻近性 主要是指区域的邻近。如同一所学校、同一个班级、同一间寝室、同一座城市等。由于地理位置邻近,有较多的见面和沟通交流机会,容易形成良好的人际关系。一般来说,地理位置越近,心理路程越短,人际关系越密切。

(二) 护理人际关系

人际关系是人们社会关系的一部分,是在

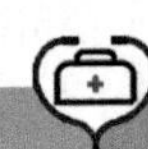

广泛的社会活动中，人与人相互交往，相互联系而形成的。护理工作中的人际关系则指护理人员在从事护理工作过程中与病人、病人家属、医生、护士、上级领导之间的人际关系，还包括护士群体与其他群体间的关系等。实践证明，人际关系融洽，相互间就能产生一种协调和谐的心理气氛，能互相帮助、支持、鼓励，有利于人们的学习和工作，反之，则会出现紧张的心理气氛，彼此间则会相互对立、相互排斥，不仅不利于工作、学习，而且对自身健康亦会有一定影响。在护理工作中如能建立起良好和谐的人际关系，则有利于护理工作的顺利进行，有利于护理质量的提高，有利于病人获得身心两方面的护理。

（三）护理人际关系的特点

专业性：由护士的专业职能所定——有特定的专业目的性。

时限性：由护士的专业任务所定——有时间跨度限制。

多面性：由护士的多角色功能所定。

复杂性：由服务对象的特殊性所定——有流动性和多样性。

协同性：由医护工作的整体性所定——有严密的组织性和系统性。

公众性：由健康服务工作的社会性所定——有公共关系的性质。

（四）护理人际关系最基本和最一般的伦理原则

1. 关注 是一种体现认真、重视和负责精神的态度表现。沟通时体现关注可以立即博得对方的好感。

沟通中关注的一般表现：聚精会神地倾听，目光保持正视，及时给对方以反馈如点头、适当微笑、耐心地提出问题和回答问题。

案例 4-1

当一位患者向护士诉说自己的痛苦时，护士一边听，一边仍看着一本厚厚的护理书，直到患者停止诉说时，护士才抬起头来对患者说：“你得了这种病，肯定是会有这些痛苦的，你忍耐几天吧！过几天就会好的。”

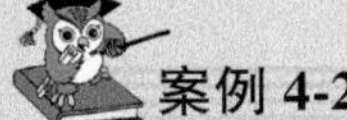

案例 4-2

一位护士在办公室写护理文书时，看见外面休息室坐着一位老太太似乎很悲伤的样子，她走过去坐在老太太的身边问她有什么需要帮助的，老太太说她老伴得癌症已扩散到全身……说着便流下了眼泪。这位护士用理解的目光注视着老太太，并轻轻地抚摸着她的手，两人默默地坐了几分钟后有人叫这位护士，老太太感激地说：“你去忙吧！我已经好多了！真谢谢你！”

2. 真诚 指真实诚恳和真心诚意、与人为善。如果关注是信任的前提，那么真诚是信任的基础。

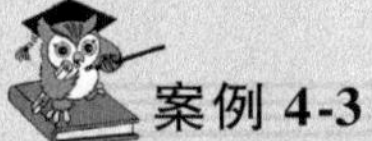

案例 4-3

一位护士对患者说：“某先生，有什么事需要我帮忙的尽管说，我一定尽力。”但事后该患者向这位护士提出一个要求时，她却说：“哦，我马上就要下班了，这件事你找别人做吧！”这种明显的言行不一会立即使患者感受到护士语言的虚假性。

表达真诚时应注意：讲话亲切自然，不矫揉造作，能设身处地为患者着想，语言表达和表情举止等非语言表达应一致，真实地表达自己的情感和想法。

3. 尊重 建立成功和相互信任关系的基本要素。当一个人受到尊重时，就意味着他受到了平等对待，他的存在和价值得到了别人的承认和肯定。

案例 4-4

（一位瘫痪患者）：一天，我正在上厕所，一个护士带着一群参观者经过。护士一把拉开了厕所的门的帘子，将我和我的轮椅暴露在光天化日之下，护士向参观者介绍“这是病房里的一位瘫痪患者”。当时，我感到我好像什么都不是，就像动物园里的一只猴子。为了证实我还是一个人，我骂了一些粗话。护士带着参观者一边走开，一边说我是个“粗鲁的、可怜的人”。至少“粗鲁的”和“可怜的”还是个人，比那种毫无个性的东西要好。

案例 4-5

某护士对一位糖尿病患者说:“糖尿病患者不能吃甜食,你必须停止一切甜食,否则你的病就无法控制。”

关注、真诚、尊重,三者在沟通中是互为依存的。表现了关注,才能体现真诚,有了关注和真诚,才能体现尊重。反过来,具有尊重对方的沟通态度,才会有关注和真诚的态度表现。

四、护理实务中的人际关系

人际关系又名“个性心理关系”,它属于心理学的范畴,是研究个体的心理在群体及其直接接触环境中的相互关系。护士的人际关系直接或间接影响护理工作质量,尤其在护理管理工作中,如果管理者能建立和谐的人际关系则有利于护理工作的顺利进行和护理质量的提高。护理人员的人际关系主要包括护患关系、护士与病人家属的关系、医护关系、护际关系、护士与医院其他各部门各类人员的关系、护士与社会群体的关系、护士与社会环境的关系等。现就上述几方面人际关系解释如下。

1. 护患关系 护患关系是做好护理工作的基础。在医院中,护理人员约占卫生技术人员的一半。从病人就诊、住院直至痊愈出院,各项工作均需护理人员参与。护士在临床工作中,与病人接触最多,关系最为密切。处理好护患关系,护理人员处于主导地位,因此,必须加强护理人员素质教育,从自身做起。

(1) 树立高尚的医德:护理人员要自觉遵守护德原则和道德规范,以强烈的同情心与高度的责任感对待病人。要尊重病人,理解病人,以病人需要为主,改善服务态度,因为良好的服务态度是融洽护患关系的关键。

(2) 心理护理是改善护患关系的手段之一:不要把病人看作是简单的医疗对象,而应视为具有复杂心理活动的生物整体,要有感情地从心理上与病人进行沟通。要深入病房,多与病人接触交流,从语言及神态上了解其心理状态及心理变化,帮助他们尽快进入病人角色,有的放矢地给予心理援助。在药物治疗的同时,进行心理治疗即精神支持治疗,解除病人紧张、焦虑、恐惧及悲观的心理状态。

(3) 护士的自身素质是影响护患关系的重要因素:在临床实践中,护士要不断加强自身修养,提高自身素质。通过神态表情、言谈举止、仪态行为等给病人以安慰、鼓励、疏导及暗示,以达到良好的心理治疗效果,从而改善护患关系。

(4) 努力提高业务能力及技术操作水平,不断更新知识:护士只有掌握丰富的医学知识及娴熟的技术操作,才能取得病人的信赖和尊重。

2. 护士与病人家属的关系 是处理好护患关系的先决条件。在护理过程中要特别重视病人家属的作用,因为他们与病人的关系最密切,他们的言行比护理人员更能影响病人心理。取得他们的配合是促进病人康复的重要条件。病人住院时,其家属多表现为焦虑、恐惧、急躁、痛苦等,护士应理解他们的心情,宽容其过激言行。对医院的规章制度,如探视时间、陪住制度、卫生要求等应耐心解释,具体指导,以取得他们的理解和支持,对某些医疗和护理措施应向家属耐心说明,取得他们的配合。

3. 医护关系 在病房管理工作中,科主任和护士长要带头搞好医护关系。对医与护要同等对待不偏一方。早期的护理学认为护士是医生的助手和工具,形成了护士机械性地执行医嘱、护理常规和技术操作的模式。现代护理学强调护理学已是一门独立的实用学科,有其完整的理论体系,不再是从属于医疗的技术性职业,它与医疗的关系不是指导与被指导的从属关系,而是彼此不可分离、相互依存、相互协作的平等关系。他们共同的目标是为病人的健康服务。工作中的医护关系是合作的互补,是相互尊重和信任、团结和谅解、制约和监督的关系。护士应密切观察病情,要理解执行医嘱的目的,正确执行医嘱,主动收集病人有关资料,及时反馈医嘱执行过程中的信息和效应,对治疗提出合理化的建议。

4. 护际关系 是护理人员之间的关系。要处理好此关系,首先要具有为病人服务第一的思想和理解他人为重的原则。护士长与护士之间,要理解和掌握职能与职责的尺度,上级分配下级的工作是职能,下级按上级布置的

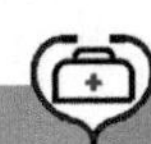

工作去做则是应尽职责。青年护士应尊重老年护士，老年护士要为人师表，言传身教，爱护和培养下级护士。各护理单元之间，应一切为病人着想，相互学习、相互促进，取人之长补己之短，只有这样才能使护理工作保证质量。

5. 护理人员与医院各部门的各类人员的关系　护理人员常与医院各部门的各类人员密切接触。如护士与医技科室之间，为给病人得出正确诊断及时治疗，要互相配合各尽其责。处理不好常出现矛盾，使工作难以进行。

随着医学模式的转变，将由医疗为中心转向以保健为中心。护理工作有广泛的社会服务性，除做好专科护理及专业技术工作外，应重视医学伦理学、社会心理学、人际关系学的学习，护士的职责范围在今后还将进一步扩大，护士与社会的关系也将更加紧密。因此，护士与社会环境的关系，护士与社会群体的关系等将有待进一步探讨。

第2节　人际沟通的因素是护士人文素养的交往基础

护士人文素养的交往基础是由人际沟通的因素决定的。人类社会的人际关系至关重要。

在社会生活中，每个人都处在多层次、多层面、多类型的人际关系网络内。特别是现代社会里，人际关系状况已成为影响人的重要因素。美国著名人际关系专家戴尔·卡耐基说过，一个成功的企业家只有15%是靠他的专业知识，而85%则靠他的人际关系与领导能力。因此，掌握和应用人际关系的理论，更好地适应现代生活的需要，对我们每个人来讲都是非常重要的。

一、人际关系的作用

人际关系的客观重要性引发了人们想要搞好人际关系的心理渴求，人际关系的复杂多样性又造成了人们寻求搞好人际关系的心理需要。

1. 正确评价自己　良好的人际关系可以起到正确评价自己，防止“夜郎自大”的作用。现实生活中，每个人对自己的评价都可能因个人所处的环境、接受的教育、内在的因素而产生差异，当自我评价同时得到他人的认可和支持时，这种评价就能够得到强化。

2. 取长补短　人们常说“金无足赤，人无完人”。在人们的交往过程中，通过情感上相互交流、性格上相互影响、行为上相互帮助等，都可能发现他人的优点，找出自己的不足，取人之长，补己之短，达到智能互补的作用。

3. 提高效率　协调和谐的人际关系可有效地提高护士的工作效率；有利于形成积极向上的工作情绪；营造和谐、融洽、友爱、团结的工作氛围；增进群体间的团结协作精神。

4. 身心保健　良好协调的人际关系，可以使人心情舒畅，自信心增强，工作热情增加，产生安全感。正如人们所说“人逢喜事精神爽”，说的就是人际关系对身心健康所产生的巨大而积极的影响。而长期处在关系紧张、心理压抑的工作环境中，则可能导致原发性高血压、溃疡病、神经衰弱等心身疾病。

5. 信息交流　信息交流的基本形式是人际交往。在人们的交往过程中，可以迅速、准确、广泛、直接地获取更多的知识和信息。如护士与患者交流，可以准确地收集资料、评估病情、制定护理措施等。

二、人际沟通的影响因素

1. 亲和因素　所谓亲和指一种“协调一致”或亲近的关系，它是人际关系中的重要影响因素。如果人际间缺乏亲和感，就像生命中没有血液一样。每个人在交往中都希望他人承认自己、支持自己、接纳自己。心理学家阿龙森与林得曾做过试验：他们安排互不认识的被试者参加一系列交往试验，每次交往后，都让一名被试者（由研究者的助理担任）向研究者评价另一名被试者（真正参与试验的被试者），并偶尔（有意）让真正的被试者听到对方对自己的评价（夸奖或抱怨）。结果，在进行下一次试验选择合作伙伴时，听到对方夸奖自己的被试者，倾向于选择原来的合作伙伴，而听到对方抱怨的被试者，则倾向于拒绝原来的合作伙伴。由此表明，人与人之间亲近或疏远、合作或竞争、友好或仇视，都是亲和心理的反映，带有较强的感情色彩。人们喜欢夸奖自己的人，讨厌抱怨自己的

人,即人们倾向于亲和奖赏的关系,排斥抱怨处罚的关系。

2. 相容因素 人们在工作中常说的一句话是“理解万岁”。只有相互理解,才能相互支持。相容原则是建立良好人际关系的重要原则。只有能相容他人的人,才能够有“海纳百川,有容乃大”的气魄;才能够严于律己,宽以待人;才能够“己所不欲,勿施于人”;才能够大事清楚,小事糊涂;才能够理解他人,体谅部属,广交朋友,事业成功。

3. 情感因素 人际关系的内涵是交往双方的心理距离,也是亲近与攻击、爱慕与猜疑的对立统一关系。如感情甚笃的双方,他们的关系可能天长地久、终生不渝;抱怨仇恨的双方,他们的关系就会出现僵局,难以维持。如果交往双方相互喜欢,双方都会心情舒畅,乐意交往;如果交往双方相互厌恶,双方就会相互猜疑、勾心斗角。也就是说如果交往双方缺乏感情,就意味着关系终止。

4. 控制因素 人际关系中的控制问题一直被认为是支配与服从的对立统一体。支配与服从是一个问题的两个方面,交往双方在相互作用的过程中处于一种互惠互利的关系之中。如下级对上级的服从、学生对教师的服从、患者对医生的服从等。但心理学家的研究也提出:任何一种关系,无论其在社会意义上有多么紧密的联系,只要是联系双方在控制问题上出现不均衡,这种关系就不可能深入,感情的发展就缺乏基础,即使是亲子关系、夫妻关系也不例外。因此,在人际交往中应采用平等、求同、交友、谈心的方式来寻求建立良好的人际关系。

5. 时空因素

(1) 时间因素:交往双方在年龄、入学、毕业、工作经历等时间相近时容易产生共同语言,有利于增进感情交流。但在生活中,有时相处时间越长,沟通机会越多,关系却越复杂。这是因为人们初次见面是互不了解,往往采用“点点头,笑一笑,问声好”等简单的沟通行为进行交往,随着关系的继续进展,双方了解不断增多、沟通内容逐渐丰富时,人与人之间的关系也就变得越来越复杂。

(2) 空间因素:人际关系是在某个特定的空间环境中发生的。人们生活的空间越小,则彼此间越容易接近。常言道:远亲不如近邻,说明了空间距离是形成友谊的重要因素,也是影响人与人之间产生好感、相互喜欢的先决条件。空间上的接近为人际交往提供了机会,增加了交往的频率,使人们相互间有了更多的了解和体验,可以很快满足自己多方面的愿望。

三、人际交往的原则

1. 平等的原则 社会主义社会人际交往,首先要坚持平等的原则,无论是公务还是私交,都没有高低贵贱之分,要以朋友的身份进行交往,才能深交。切忌因工作时间短、经验不足、经济条件差而自卑,也不要因为自己是大学毕业生、年轻、美貌而趾高气扬。这些心态都影响人际关系的顺利发展。

2. 相容的原则 主要是心理相容,即人与人之间关系的融洽,与人相处时的容纳、包含以及宽容、忍让。主动与人交往,广交朋友,交好朋友,不但交往与自己性格相似的人,还要交往与自己性格相反的人,求同存异、互学互补、处理好竞争与相容的关系,更好地完善自己。

3. 互利的原则 指交往双方的互惠互利。人际交往是一种双向行为,故有“来而不往非礼也”之说。只有单方获得好处的人际交往是不能长久的。要双方都受益,不仅是物质的,还有精神的,所以交往双方都要讲付出和奉献。

4. 信用的原则 交往离不开信用。信用指一个人诚实、不欺、信守诺言。古人有“一言既出,驷马难追”的格言。现在有“诚信为本”的原则,不要轻易许诺,一旦许诺,要设法实现,以免失信于人。朋友之间,言必信、行必果,不卑不亢、端庄而不过于矜持,谦虚而不矫饰虚伪,不俯仰讨好位尊者,不藐视位卑者,显示自己的自信心,取得别人的信赖。

四、交往策略的注意事项

(1) 记住别人的姓或名,主动与人打招呼,称呼要得当,让别人觉得礼貌相待、备受重视,给人以平易近人的印象。

(2) 举止大方、坦然自若,使别人感到轻松、自在,激发交往动机。

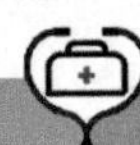

(3) 培养开朗、活泼的个性,让对方觉得和你在一起是愉快的。

(4) 培养幽默风趣的言行,幽默而不失分寸,风趣而不显轻浮,给人以美的享受。与人交往要谦虚,待人要和气,尊重他人,否则事与愿违。

(5) 做到心平气和、不乱发牢骚,这样不仅自己快乐、涵养性高,别人也会心情愉悦。

(6) 要注意语言的魅力:安慰受创伤的人,鼓励失败的人,恭维真正取得成就的人,帮助有困难的人。

(7) 处事果断、富有主见、精神饱满、充满自信的人容易激发别人的交往动机,博得别人的信任,产生使人乐意交往的魅力。

第3节 沟通技巧是护士人文素养交流艺术的主要内容

护士人文素养交流艺术的主要内容就是沟通技巧,它包括听话、交谈、演讲、说服等方面技巧,是护理人际沟通中必须掌握的基本技巧,具有护士人文素养的交流艺术性。我们平时所讲的“会说话”、“会做思想工作”、“好言一句三冬暖”等都体现在沟通技巧上面。因此,在学习与实践中,要用心去体会。

一、听话技巧

(一) 专注

善于倾听无形中起到了褒奖对方的作用,仔细认真地倾听对方的谈话,是尊重对方的前提,能够专注、耐心地听说话者诉说,就等于告诉对方“你说的东西很有价值”、“你是一个值得我结交的人”。无形中,说者的自尊心得到了满足。于是,说者对听者就会产生一个感情上的飞跃,认为“听话”者能理解自己,并欣慰自己终于找到了一个可以倾诉的机会。这样,彼此心灵间的交流就使得双方的情感距离缩短了,同时也便于为进一步了解收集资料。

(二) 跟随

跟随指保持与沟通对象情感的同步。情感上保持同步是达到思维同步的前提,要使护患沟通和谐,情感的同步不容忽视。

案例 4-6

李老师5个月大的孩子患了重症肺炎,医生说要住进重症监护室。看着孩子急促的呼吸,轻度发绀的小嘴,李老师没了主意,忐忑不安地交了住院费,匆匆忙忙地来到了住院部ICU病房的门口按了门铃。护士小张走到李老师跟前,摸摸孩子的头并亲切地问:“是住院吗?”

李老师说:“是的,孩子病得好重。”

小张说:“别着急,快进来吧!把孩子交给我,我们已接到急诊室的通知,准备了氧气,马上给她吸氧。您坐这里稍等一下,医生马上过来问病史。”

孩子低声呻吟着,李老师不情愿地将孩子交给了小张。小张见状边接过孩子边说:“宝宝好可爱,有四五个月了吧,长得好乖,阿姨抱抱。”小张轻轻地接过宝宝,哄个不停,宝宝也不哭不闹了,李老师顿时觉得放心了。

找准感情的共同点,有效沟通就有了良好的开端。

(三) 保持公正

作为双方沟通的发起者,一定要保持自己的公正、平和形象,不能感情用事,或夹杂个人的观点。

(四) 倾听障碍及其克服

1. 常见的倾听障碍

(1) 先入为主的印象妨碍了我们耐心地倾听对方的讲话,如对病人有嫌恶之心。

(2) 急于反驳对方的观点。

(3) 在对方尚未讲完之前,轻易地做出结论。

(4) 急于记住每一件事情,结果主要的事情反而没注意到。

(5) 常常主动地认定谈话没有实际内容或没有兴趣,不注意倾听。

(6) 因一些其他事情而分心。

(7) 忽略某些重要的叙述,因为它是由我们认为不重要的人说出来的。

(8) 有的人喜欢定式思维,不论别人讲什么,他都马上跟自己的经验套在一起,用自己的方式去理解。这种思维方式使人难以接受新的消息,不善于认真听别人说什么。

2. 克服方法

（1）安排一定的时间、环境去倾听患者说话。

（2）在沟通过程中全神贯注，不因患者说话的异常发音或语气等分散自己的注意力。

（3）进行适时、适度的提问，不随意打断患者的谈话，将患者的谈话听完整，不要急于判断。

（4）仔细体会患者的"弦外之音"，了解并确认沟通过程中患者要表达的真正意思。

（5）注意患者所表达的非语言性信息，同时要采用面部表情和身体姿势等非语言信息给予响应，表明自己在认真倾听。

二、交谈技巧

（一）准备技巧

实践证明，成功的交谈是交谈者运用灵活多样、娴熟恰当的谈话技巧来实现的。因此，要想学会交谈，认真学习、研究和掌握交谈的基本技巧是必不可少的一个关键环节。交谈是临床护士收集资料、建立关系、解决问题的最主要方式，交谈前，护士应充分准备，明确交谈目的，确定初步的问题，选择适当地点，同时了解患者的基本背景资料。交谈前的充分准备有助于护士控制交谈过程，避免漫无边际的闲谈。

（二）表达技巧

1. 提问

（1）提问的含义及作用：提问是交谈中的一门学问，也是人们开启思路，激发兴趣，增强信任，获取信息的一个法宝。它对于推动深入交谈，维持有效沟通，收集准确信息，建立双方友谊，具有重要的作用。具体表现：①促进、鼓励交谈双方多谈、长谈，尽可能扩大信息交流范围；②借助提问，尊重对方，有利于交谈双方建立和谐关系；③启迪思维，活跃气氛，拓宽视野，加深理解，自觉地在交谈主题和内容不变的前提下，进行更多的相关信息沟通。所以，在现实生活中，医护人员须接受严格的问诊训练，以便熟练地掌握向患者收集病史材料的技能，教师则须接受如何进行课堂提问的系统培训等。

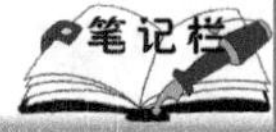

（2）提问的原则

1）主题性原则：强调提问必须紧扣主题进行，要依据信息沟通的目的，确定提问的主题和主导线索，了解情况的主要情节，并针对最需询问的内容，考虑被问者的实际应答能力与业务范围，有目的地进行提问。既不能杂乱无章问得过多，令被问者应答困难，无所适从，又不能粗略笼统，问得太少，使提问者了解不全，难遂心愿。如对一位消化道溃疡的患者，医护人员的提问，应以患者上腹部疼痛的性质以及与进食的关系为突破口逐步进行。

2）开放性原则：所提问题必须是开放的，有足够宽阔的拓展空间和思维领域，可使被问者根据问题的提示和实际情况积极思考，自由回答，而不受任何诱导、限制和压抑。切不可对所提问题"封顶"、定调，使获取的信息片面局限，缺乏真实性。如在门诊部询问糖尿病患者时，医护人员切不能张口就问："你的血糖高不高？"因为这种提问相当专业、局限，患者一定会因缺乏判断血糖水平高低的能力而无法回答。二是回答受到限制，只能选择"高"与"不高"，患者可借多种原因回答"不高"，使之丧失真实性。若改为："你最近化验了血糖吗？结果怎么样？"这样的调查式提问就可给患者相当大的应答空间，患者可回答化验了血糖及有关结果；也可回答没有化验，有利于医护人员获得可靠的诊断信息。

3）关怀性原则：要求提问者始终关怀交谈对象，学会察言观色，及时掌握对方的心情、个性和心理活动。从体现人性关怀的角度，针对其各自的心境巧妙提问，尽可能使之感到友情、温暖、轻松，以此产生亲和力，愿意回答问题和深入交谈。如护士在询问患者时，若问"这种药服过后感觉好些吗？"或"别紧张，这位医生治您这种病很有经验，手术后您很快就会好的。"就会让患者因听到这种关怀性的问话而感到温暖和舒服。若变为"你按时服了这种药吗？效果怎么样？"或"得了这种病，紧张是没有用的，抓紧时间治疗吧！"显然，听到这类冰冷、生硬的问话，患者产生厌恶和反感的情绪是完全可以理解的。

4）艺术性原则：成功的提问，与提问者所采取的提问技巧息息相关。因此，学习运用和掌握多种多样提问技巧（如提问时机、方式、速度、重述等），是每个提问者务必扎实练就的一项交谈基本功。因为只有这样，才能使提问成

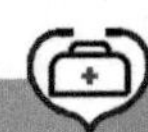

为一门富有艺术特色的学问,能真正帮助交谈双方互通信息,各有所获。

(3) 提问的类型:同样,提问也有多种类型,概括起来,主要有两类。

1) 按提问的方法分类

A. 协商型提问:提问者主要以商量的口吻向被问者询问,力求使对方同意自己的观点、意见或议题。如护士给患者洗头时问:“你看这样洗好吗?”这种提问,体现了对患者的关怀,易被患者接受,就是患者不同意这种洗法,护患关系仍相当融洽,可改变方法接着再洗。

B. 婉转型提问:提问者运用婉转的询问方法,在适宜的场所询问被问者。这种提问需先经“虚”问来“投石问路”了解对方的虚实,进而既可避免在对方拒谈时难堪、尴尬,又可探明对方的心意,实现提问的目的。如某医生向其同事推广一种白血病新疗法时,试探地问:“这种疗法效果还好吧?你说说看呢?”显然该问法婉转、适宜,既不担心同事拒用而令自己难堪,又可让同事采用新疗法。

C. 限制型提问:提问者怀着很强的目的性限制被问者的回答范围,力求获得较为理想的答案。该问法通过有意识、有目的地使对方在所限制的范围内进行回答,可直截了当地得到所需的信息,进而提高询问的效率。如某外科医生向某老年患者及其家属介绍一种新的疝修补术时问道:“要不要采用无张力疝修补术?”就是医生将患者及其家属的回答限制在“要不要”的范围内,因而为一种典型的限制性提问。

D. 启迪型提问:提问者运用启发方式(先虚后实、借古喻今、欲正故误、声东击西等)提问,激发被问者的回答兴趣,以求获得所需的信息。如春秋战国时期,思想家墨子正是采用这种提问来劝阻楚惠王放弃攻打宋国计划的。当时,墨子问楚惠王,一个不坐自己华美车子,却坐偷来的破车;一个不穿绫罗绸缎,却穿偷来的破衣裳;一个不吃鸡鸭鱼肉,却吃偷来的烂菜的人,是一种什么人。楚惠王则认为这种人有偷窃的癖好。墨子立即以此为据,做出楚惠王攻打宋国,与上述偷窃者的癖好差不多的结论,使楚惠王理屈词穷,不得不听从劝阻放弃攻打宋国。

E. 攻击型提问:提问者以干练、准确、紧扣要害的提问,力求直接达到击败对手之目的,在日常的辩论或争论中较为常用。如里根在竞选美国总统时,就以一连串有关经济衰退的提问“你的生活是不是比4年前改善了?”“你到商店购物是不是比4年前更方便了?”“美国的失业人数是不是比4年前减少了?”“美国在国际上是不是比4年前更受尊重了?”等将竞争对手卡特问倒,一举获得高达67%的支持率。

2) 按提问的方式分类

A. 证实性提问:要求提问者紧紧围绕被问者交谈中的一些内容,有目的地进行巧妙、恰当的提问,以证实这些谈话内容的准确性、可靠性和适用性。如护士小王听完陈医生对某肺炎患者提出的护理要求后,问道“有必要给这个患者安装床旁心电监护仪吗?”,即为这种提问。

B. 激励性提问:此时,提问者运用这种提问方式的目的在于激励对方或给予对方勇气,因而在现实生活中得以广泛应用。如护理部苏主任问:“刚才,外科病室的杨护士长表示一定要加强管理,努力提高全科室的整体护理质量。那么,李护士长,你们内科病室,打算怎么办?”

C. 明确性提问:明确性提问方式十分常见,它要求提问者以明确的问话,促使被问者作出清晰、肯定的解释或回答。如某副主任护师向一护士问道:“这台心电图机如何使用?请你作一下说明。”

D. 征求意见性提问:提问者以询问方式了解自己提问后的被问者由此产生的意见、观点或建议。如马护士长问实习护士关秀兰:“你觉得这样做皮试行不行?”就是这种提问方式。

(4) 提问的技巧

1) 善于理解、学会理解、尊重对方、注意倾听,准确提问是护士必须具备的一项基本素质。因此,以加强培养护士理解能力为主线,注重优化提问的素质教育,对于进行有效沟通是非常必要的。

2) 把握时机:在倾听时准确把握提问的时机,使所提问题能被对方接受,防止出现早问、打断对方思路或晚问造成对方误解等现象。

3）选择内容具体要求做到：①内容少而精，有助于双方沟通；②易使对方理解；③紧扣交谈主题，控制不相关内容；④保持问话性质的单一性，突出目的性。

4）调控环节：注意灵活机动地调控提问的基本环节，使问话的速度适中，语气平和，语调平缓，句式协调，让对方感到舒适诚服。

5）讲究重述：根据提问的需要，重述几遍所提的问题，吸引对方重视，并争取获得必需的信息。

6）避免诱导提问：务必防止诱导对方，要以诚恳的态度直率地提问。对不合时宜的不妥提法或明显诱导等问题，应严加控制或及时处理。

2. 倾听与反映

（1）倾听

1）倾听的含义：倾听指人们依靠视觉、听觉、媒介接收、内化和理解对方信息的一种交谈技巧。它在人际沟通中所占的比例最大（约为53%），并贯穿交谈的全过程。通常，倾听包括倾听的态度、技巧和对倾听的反应，需要沟通双方的主动参与意识，通过交谈活动，认真倾听对方的言谈，注重其说话的音调、用词、流畅程度，面部表情、身体姿势与动作等行为，并做出相应的反应。因而，有人统计，在参与人际沟通的人中，只有10%左右注意倾听，表明要真正重视、学会倾听并不那么容易。

2）倾听的目的：在交谈过程中，倾听是以收集、处理和掌握有关信息为主要目的的。主要体现在：获取与被问者交流的信息（如数据、事实等），理解其思想、情感和信仰，肯定对方的价值，并对所听到的信息进行分析、整合及选择，使被问者能有效地与其周围的人沟通、接触、共事和生活。

3）倾听的态度：倾听人的态度，对倾听的效果直接产生着影响。一般而言，尊重讲话人，承认其潜在的价值，是倾听者应当持有的态度。因此，当与人交谈时，倾听者应以专注的态度观察其言行，倾听其讲话，跟随其思路，时时反馈信息，随时向他提供必不可少的鼓励。这样，才能真正赢得讲话人的信任，进而有效地达到倾听的目的。

4）倾听的技巧主要包括

A. 保持良好的心态：由于倾听涉及交谈者生理、心理、情感和智力等多种因素，具有明显的情绪化特点。通常，心境平和则倾听投入，富有成效。若心境烦乱，往往话难入耳，效果颇差。可见，保持良好的精神状态是倾听者务必具备的心理素质和情感基础，也是交谈双方需要通过长期刻苦磨炼，才能切实掌握的一项有效倾听技巧。

B. 建立互信关系：很明显，在交谈双方之间建立相互尊重、彼此信任的沟通关系，是有效倾听的基本前提。反之，心存猜疑，满腹怨气，紧张对峙或高度戒备等不良动机和言行，不仅是交谈的大忌、沟通的障碍，而且也难以达到有效倾听的要求。

C. 明确倾听目的：在交谈过程中，为何而倾听、怎样听好同样是交谈双方须事先熟悉、掌握的一项倾听技巧。事实上，经过周密思考确定的倾听目的越明确，就越能激励、督促交谈者排除外界各种干扰，紧紧围绕所定的目标去倾听和思索。从而实现有效沟通，获取大量所需的信息。

D. 摆好倾听姿势：由于交谈者的姿势往往反映着他对倾听的态度，因而交谈时倾听者应摆出自然开放姿势（如距对方1～2m，以一种轻松、舒适的姿势坐着或站着，注视着对方），朝对方传送着尊重、信任、静候、聆听的态度信息，可使对方明显感到亲切、温暖和备受尊重。为此，激发对方的兴趣，认真畅谈，进而收到事半功倍的效果。

E. 及时响应反馈：注意动态地根据交谈者的谈话内容，灵活运用各种有利于对方理解的神态和动作（如点头、微笑、神情专注、皱眉摇头、迷惑不解等），反馈自己的兴趣感情和理解程度，以利双方交谈的维持和调整。但切不可心不在焉，左顾右盼，时时流露出不耐烦的情绪，以免影响交谈，妨碍倾听。这一点在护患交谈过程中，作为倾听者的护士在听取患者讲述时，尤其要加以注意。

F. 恰当适度提问：倾听者应结合自己对所听内容的理解程度，不失时机地巧妙提问，一方面有利于讲话者进一步陈述观点，表达思想，扩大信息传送量；另一方面帮助自己加大信息收集、整理的范围和力度，尽可能地使自己所听到的信息真实、完整、准确。

（2）反映：指交谈中的倾听者将所听到的内容（部分或全部）反馈给讲话者，使之利用这

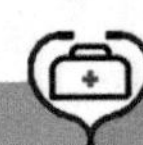

样的反馈重新评估和澄清自己讲话与表现的一种常见的交谈技巧。它以专心倾听和密切观察为基础，针对讲话者所谈内容及流露的情感，仔细选择最能代表该内容和情感含义的引导性词句，如“你似乎有些不够……”；“您刚才说的意思是不是可以这样理解……”；“看起来，你好像……”等，并将其整合于欲反馈的内容中，再直接向说话者反述、解释，使之对自己所沟通的信息有一个清楚的自我评价和认识。

通常，反映广泛应用于医患交谈或护患交谈中，其主要目的在指导、帮助患者认识和领悟自己所表露的不良情感，并按医护人员的要求对这些情感进行有效的控制。它要求使用者必须认真学习、掌握大量有关情感的词汇，深刻领会情感词汇之间的差异，逐步增强患者情感经历的感受能力，因而是医护人员务必练好的一项交谈基本功。以下事例就清楚地展示了护患交谈在实际中的应用。

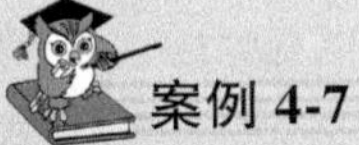

案例 4-7

交谈双方：肖平（患者）、小王（护士）。

肖平：小王，你们科室实在令人难以忍受，上午小陈给我抽了一针血，下午小吴又给我打了一针药，这样下去到底还有完没完。

小王：肖平，你就为这个感到烦躁、着急呀？

肖平：是呀！你看我住院都有4天了，病情究竟怎样我又不知道，每天打针、吃药，在治什么病你们又不告诉我，我能不急吗？

小王：别急嘛！看来你心烦意乱，主要是因为你的病尚未确诊，你觉得六神无主，无能为力，是吗？

肖平：也许是这样吧。但愿过几天我的这个病在你们的努力下弄清楚了，我的心情会好些。

从以上护患交谈来看，护士小王运用反映技巧，将患者肖平表面对治疗有意见（已表达），实质因病未确诊闹情绪（未表达）等情感问题摆上了桌面，帮助她感悟、确定了自己真实的情感（即病情未明所致的烦恼），从而增强了肖平对小王的信任感。

3. 重复

（1）重复的含义：重复指交谈中的倾听者对讲话者的话语进行复述、核对和义释的一种交谈技巧。它既可重复讲话者的确切词句，又可用略微不同的词句来移情化地复述讲话者的话语。因而也同样被医护人员广泛用于与患者的交谈中，成为他们长期同患者沟通的常用工具之一。

（2）重复的应用：作为一种常用的交谈技巧，重复的应用相当广泛。由于篇幅有限，本节只举例说明重复在临床医学领域中的应用。

案例 4-8

交谈双方：老彭（患者）、孟医生。

老彭：孟医生，真对不起，我的哮喘病又发作了，看来只得麻烦您啦！我很担心这次发病又会影响我所教班级学生的学习。的确，我不愿看到他们因我反复住院而得不到正常的辅导和帮助。

孟医生：是的，老彭，这次住院，您又要为耽误了给学生正常上课而焦虑不安啦。

老彭：这是我的一块“心病”啊！我真不想因病妨碍学生的学习，正在为这件事坐卧不安。

孟医生：您不愧为一名好教师，时时为学生的学业着想，您太爱你的学生了。

老彭：学生是我事业的重要组成部分，只要他们不受连累，我就心满意足了。

显然，在以上医患交谈过程中，孟医生主要针对患者老彭的话语进行复述和释义，而很少加入个人的情感因素。实践证明，恰当的重复可引起患者积极思维，形成反响，对维系有效的交谈具有重要的价值。此外，运用重复技巧时，医护人员还可巧妙地将自己的意见，融入患者的话语前，形成一系列如“看起来，你这病得……”；“据我所知，这种治疗方法……”；“我听到你刚才说……”等开头语，以助自己移情入境，并通过表达自己的重复意向来引导、帮助患者。

（3）重复与反映的比较

1）两者的相似处：由于都同属于交谈沟通工具，重复与反映的共同点在于：①均为帮助患者、确定自己思想与情感的一种交谈技巧；②均需要对患者的倾诉表现出共鸣和反响；③均应在患者表述时保持冷静、关注和热情，不流露自己的观点和意见。

2）两者的区别：①重复以患者所说的内容为核心，而反映以患者表达的情感（含“言

外之意，弦外之音”）为焦点；②重复不必过分强调移情地倾听患者的情绪及情感，而反映则需要对患者这方面的情况进行移情性倾听；③重复较少对倾听后的患者进行情绪确定的指导，而反映需要强化对倾听后的患者情绪确定指导。

4. 阐明

（1）阐明的含义：阐明指交谈的一方对另一方所表达的思想情感进行解释的一种交谈技巧。它实质上是促使交谈双方对所形成的互动焦点进行相互转移的过程。在临床医学领域中，阐明的目的在于通过提供新观点和新方法，帮助患者正确地认识和理解自己的患病经历，因而在非正式的沟通信息场合中很少应用。

（2）阐明使用的指导原则：本指导原则由布拉默依据实际情况提出，主要用于指导交谈者学会应用阐明技巧。

1）寻找基本信息资源：以被问者所供出的基本信息为主要资源，全方位寻找所需的各种信息。

2）认真解释所获信息：向被问者解释收集到的有关信息，必要时，须结合你的理解，运用所学理论知识（含对动机、心理、需要等认知）进行透彻、深刻地解释。

3）注重保持语言朴素：在语言表达时，不准使用神秘词语，努力使交谈双方的语言水平接近或相一致。

4）恰当引入自己观点：应客观地依据被问者的实际情况，稳妥、恰当地对其言行提出合理建议。如“我不知道这个建议是否……”；“对这类问题，我选择的方法是……”；“先别争论，照这种方法做一下看看”等。

5）征求对方反馈意见：主动了解被问者对自己的阐述所做出的反应，从中及时收集反馈意见，以利于今后改进工作。

6）避免强加意见于人：要善于把握施教分寸，紧扣如何教会被问者自己去阐明主要目标，积极出主意、提建议、谈看法，并给对方做出接收或拒绝反应的机会，绝不允许把自己的意见强加于他人。

（3）阐明的实际应用：实践证明，在临床医疗过程中，医护人员运用阐明技巧可帮助患者从不同角度，以不同观点看待自己所处的状况。

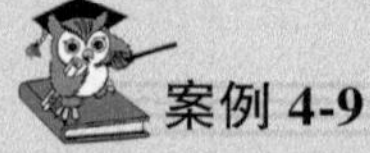
案例 4-9

交谈双方：金大爷（离休干部患者），陈芸新（护士长）。

地点：在某医院高干病房。

金大爷：陈护士长，一看到我现在这种境况，就想起以前我工作时的情景。那时候，真是太忙了，从早到晚有开不完的会，会见不尽的人，审阅不完的文件，但我从不感到累，浑身充满了干劲。嘿！你看现在，往事已成过眼烟云，我只能在这里养病闲住，一点劲都用不上了，还中什么用哟！

陈芸新：金大爷，您老此时的心情我很理解。您是我市一位德高望重的领导，您用毕生的心血和才智，辛勤工作，帮助别人，造福社会，为我市的经济发展做出了很大的贡献，人们是不会忘记您的。如今，您离休了，脱离了一线领导的岗位，可能会因无具体事情可做而感到空虚无助，但这只是暂时的，逐步适应后就好了。

金大爷：这样说来，你也许是对的。我工作前后的境况，的确差异很大，即使要想适应，也得有一个过程。我来这里治病休养，每天吃药、读书、回忆往事，还是蛮好的。尽管我还是经常怀念过去，但这种心情的转变，或许正是适应的结果吧。

从上例可见，护士长陈芸新根据患者金大爷流露的情绪，通过适当的阐明，提出告别过去、适应现在的新观点，帮助金大爷克服了烦恼，稳定了情绪，愿意从现实的角度来重新看待自己，以便更好地适应现在和未来的生活。

5. 澄清

（1）澄清的含义：澄清指交谈者运用多种方法，力图将交谈中的一些含糊不清、模棱两可的陈述弄清楚的一种交谈技巧。它通常以“你的意思是不是……”；“我还不完全明白你所说的意思，能否……”；“你说的是咳嗽时胸痛，对吗？”等提问，向对方要求澄清所说的事情，因而在交谈中同样有广泛的应用领域。

（2）澄清的方法：现以护理实践为例来说明澄清的方法。护士在应用澄清方法时，要事先学会一系列有关澄清的用词，如有些、一些、少许、许多、一般、通常、基本等，然后才能灵活运用。

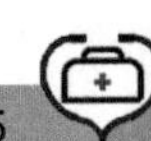

1) 举例法:运用该方法要求对思维模糊的患者,将其表达含糊或抽象的意思,与一个具体的事例相联系,以便把患者表达的含意弄清楚。

2) 比较法:该方法应用时医护人员应针对患者表达的不同疑点,以比较这些可疑处异同点的办法,加以现场筛选,消除疑虑,达到澄清事实之目的。

3) 补充法:这种方法指依据与患者交谈的内容,找出其前后矛盾或可能遗漏的部分,要求患者以详细描述的方式予以补充(即详述事情发生的时间、地点和涉及的人与事等),直到有关内容澄清为止。

4) 直问法:这种方法指医护人员采取直接提问方法,运用简洁、明了、易懂的语言,向患者澄清有关疑问。此时,要求患者的答复必须简单、明确,不允许含糊。

5) 讨论法:该方法应用要求医护人员客观依据患者所陈述的几个问题,在详细询问清楚患者自己最担忧的问题是什么的基础上,认真对这些问题进行讨论、排查,直到找出对患者健康影响最大的问题(可与患者自定的一致,也可不相同)。

(3) 澄清的应用:下例是某医生运用澄清技巧帮助一名患者弄清问题的症结。

案例 4-10

交谈双方:吴老师(患者)、石医生。

石医生:吴老师,你近来心情不好吧?

吴老师 :是的,我不知怎样才能与他相处。

石医生:你跟谁呀? 怎么这样难处呀?

吴老师:我的教研室主任。这几年我尽了很大努力与他搞好关系,但至今成效不大。

石医生:你似乎感到灰心丧气了。最近是不是又出了为难的事。

吴老师:还不是因我生病住院,可能会给他增加较大的工作压力,对此我不知道如何处理……

显而易见,通过医患交谈,石医生帮助吴老师找到了近来心情不好的原因,是担心以后与其教研室主任的关系怎么处理的问题。

6. 沉默

(1) 沉默的含义与技巧:沉默指交谈时倾听者对讲话者的沟通在一定时间内不作语言回应的一种交谈技巧。由于它代表着不同的含义,对沟通质量可产生不同的影响,因而可被对方理解为①不感兴趣。此时倾听者长时间沉默,且神情不定,目光游移,往往会被讲话者认为对他的谈话缺乏兴趣,而终止交谈和妨碍今后的沟通。②支持与信任。要使讲话者获得这种反馈感觉,则倾听者务必在沉默中与讲话者保持目光接触、点头、微笑等回应。③受到感染、打动。这种反应的出现,大多见于倾听者长时间沉默,且目光良久固定,面部表情与讲话者欲表达的情感相符合的情形。

沉默的技巧关键在于把握时机,适当运用。因为只有这样,才能让讲话者产生兴趣,形成"可接着讲"的感觉,使交谈有效地进行下去。否则,就会适得其反,出现消极的负面影响。

(2) 沉默的应用:如在一次护患交谈中,患者杨怀佳和护士长就如何照顾老人的问题,进行了以下谈话。

案例 4-11

杨怀佳:护士长,最近有一件事我不知道如何处理。我父亲已瘫痪 2 个月了,我是把他接到我家来照顾呢;还是给他请一个保姆,就在他原单位宿舍照看呢? (叹气皱眉)

护士长:噢……(注视着杨,点头)

杨怀佳:说实在话,我很想把父亲接来自己照顾,这样既可尽儿女孝心,又可细致周到,令人放心一些。但我目前的住房较小,儿子正在读高三,我与我爱人工作相当繁忙,加上我父亲生活不能自理,还时常犯糊涂,需要照看的时间长,任务重,我真是进退两难,不知所措,要是……(停顿)

护士长:……(沉默地注意着杨, 等待下文)

杨怀佳:……要是他老人家不生病瘫痪就好了,住到我家皆大欢喜。但目前这种情况,我的确无能为力,深感内疚,只能托交保姆暂时异地照看了。

不难看出,护士长利用沉默技巧,不断激发杨怀佳和盘谈出了自己准备怎样照看瘫痪父亲的思想和情感。由此可见,短时间沉默不仅是有效交谈的重要组成部分,而且是交谈双方汇集、梳理和调整思绪的有用工具,应当被所有护士真正掌握。

三、演讲技巧

(一) 准备技巧

1. 演讲自信心 自信是演讲者必备的心理素质。运用自信暗示法、提纲记忆法、预讲练习法、呼吸调节法、目光回避法减轻怯场心理。

2. 了解听众 对演讲效果的评判标准只能是听众对演讲的接受程度。因此,演讲者必须了解在演讲接受过程中起重要作用的听众心理特征和听众构成成分。

3. 选择话题 选择一个听众乐于接受的演讲主题,或者为已确定的演讲主题选择演讲材料,是演讲者应该具备的基本技能之一。我们把选择主题和材料的准备工作统称为选择话题。

4. 演讲主题的明确性 萌发了演讲的意识,就基本上确定了演讲的最初目的;根据这个最初目的,必须选择议题,确定中心。这个环节非常重要,直接决定着演讲的主题和价值,影响着演讲的成败。

所谓议题,就是演讲的内容。选题就是选择话题,确定谈哪方面的内容。演讲者总是通过阐述、分析、论证议题来表情达意的。

(二) 表达技巧

1. 生动语言的表达技巧

(1) 口语的基本要素:语音。它包括语调、语气、音量、音长,如语气词“啊”,我们赋予它不同的情感、音量、音长、语调,它所表达的就是不同的意思。

(2) 口语表达基本要求

1) 清晰:要人知道你说的是什么东西,当然,有时要说得幽默一点,或是生活的玩笑,或是说相声,一般的情况一定要说得清晰,让人听得懂。

2) 流畅:不要有口头禅,有的人作报告开头喜欢用“这个、这个”,有的人喜欢每句后面用“啊、啊”,让人听起来很不是滋味。

3) 响亮:说话是说给大家听的,除非是悄悄话,有隐私。一般说话要把音送到人家耳朵里,让人听得清楚,所以要响亮。

4) 口语化:口头语与书面语是有区别的,当我们写好一个书面的东西,不是读是说出去的时候,就要口语化,比如:发言稿是要说给大家听而不是念给大家听,就要口语化;演讲稿要说给大家听也要口语化。

口语化有三个途径:①书面语中的单音节词在口语里都要变双音节词。比如,书面语“此时”,口语表述就要用“这个时候”。②文言词变白话词。例如有这么一篇演讲稿:“教育历来被视为一片未加污染的绿洲”,如果说出去就有两个地方要变动一下:“教育历来被人认为是一片没有受到污染的绿洲”,显然第二句效果好些,这就是说,第一要把单音词变多音词,第二要把文言变白话,有的书面语“良久”,口语就只能说“很久”。③书面语停顿靠标点,口语靠情感的处理、靠语气的变化。把书面的停顿变成口语的停顿,书面的停顿靠标点符号,口语的停顿靠词与词(组)之间、句子与句子之间间歇的时间来表现,而且,远远多于书面语停顿的时间。

(3) 口语表达特点

1) 同步性:即外部语言表达与内部语言思维是同步进行的,口语只是将思维外化了。

2) 简散性:即常使用的是一些短句、散句,有时可使用体态语都能表达的,它的结构是松散的。

3) 暂留性:我们讲话是通过声波传播的,而声波瞬间即逝,有心理学家作过一次测试:我们听话的过程中能够精确留在记忆中的大概不超过7~8秒。既然是短暂的,怎么去评价一个人的口才呢?是从整体上把握、从语速上把握。语速给我们的启示一,就是想好了再说,启示二,是说话速度不可太快。一般的发言200字/分钟,最快不能超过280字/分钟。每次发言(座谈会、讨论会)最好不超过2分10秒,否则,被吸收的信息大大削弱。

4) 临场性:①时空是特定的,说话必须符合时间和空间并受其制约,比如,我今天来讲课,我不是来演讲的、也不是来讲故事的,我要受到这时空的约束。②表达的对象是特定的,听众是特定的。③现场的氛围是特定的。了解这点给我们两点启示,第一,由于是特定的,说出去的话想收回来是不可能的,这就要求想好了再说;第二,说话要受现场氛围的影响,要考虑“现场反映”,要适时调整语言,这要求提高本身的素质。

5) 综合性:①系统的综合。说话时,语言、声调、态势语要综合考虑。如果语调没有

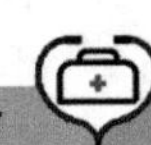

变化，语言是枯燥的；如果没有加一点体态语，语言是不生动的。系统的综合要求在说话时要调动各部门的积极性来完成说话内容，且各部门、各系统要有整体感、协调感。②调动的综合。口语表达有一个过程，就是从生活到思维，再由思维外化成口语，在这个过程中，每个人所说的话，包含了这个人的生活体验、文化素质、道德水准，听其言可了解这个人。同样的稿件各人说出来的效果不一样，就是因为各人的生活阅历不同，对生活的理解不同。所以要调动知识素养、能力素养、生活积累。③手段的综合。口语表达是传声的、有感情的，同时手段是多样的。传声包括声音的高、低、快、慢，强弱长短；表情包括面目、眼神、手足。

（4）基本原则：①话由旨谴；②话贵慎真；③话因人异，看人的心理需要，或是说话前预测一下人家会有什么打算；④话随境迁，“境”指社会环境、自然环境、说话现场。

2. 体态语言的表达技巧　体态语言无声胜有声，在演讲中正确把握体态语言的运用能起到锦上添花的作用，具有更强的感染力。体态语言一般指手势、身势、面部表情、眼色、人际空间位置等一系列能够揭示内在意义的动作。

体态语具有揭示内在素质的功能。体态语研究结果表明，体态语具有交流思想、传达感情、昭示心理、强调指代、表示社会联结关系的各种功能，具有一定的社会性与规定性。因此，体态语对内在素质的揭示具有确定性。

体态语对内在素质的揭示还具有直观性。语言对内在素质的揭示具有某种抽象性与间接性，而体态语对内在素质的揭示是以形象、实在的动作直接流露与表现。有些行为是下意识的。假如一个人一边回答上级说“完成某种任务毫无问题”一边下意识地用手抓后脑勺，并流露了一丝疑虑的目光，那么这无疑表明这个人的回答并无绝对把握，可能具有胆大、好强、虚浮等品德特征，需要结合其他测评信息进行综合判断。此外，此举无声胜有声地说明了体态语揭示内在素质的直观性特点。

四、说服技巧

（一）说服的准备

沟通时得体的称谓是保证说服有效的前提，如对老年人道声“大爷”或“大娘”，年轻人叫声“小伙子”，对上班族称之“先生”，对管理者称职务说一句“经理”等不同称谓，再附之“您好”的问候，以消除病人的陌生感和畏惧感，这是建立有效沟通的良好开端。说服时不要只顾自己说话，甚至长篇大论，要不时观察病人反应，留给病人说话的机会，病人有时用语言，有时用暗示，如点头、手势、目光，表情表示，要根据情况判断病人的身心状况。交谈时要让病人保持松弛、舒适的体位和姿势。比如在给病人做治疗时，病人在走廊中散步或坐在病人床上与其面对面等方式进行交流沟通，以缓解心理压力，减少消极情绪。说话时要保持一些耐心，切勿中途打断谈话或转换话题。有些病人文化层次低，说话唠叨，甚至把“伤口感染”，说成“伤口烂了”。不应打断谈话，更不能转换话题，以免影响谈话的深入，应耐心倾听，要不失尊重地表明自己的看法。

（二）说服的技巧

1. 说服他人的技巧　在临床护理中，护理人员会经常碰到患者对检查、治疗、护理、饮食、休息等问题不理解、不合作或难以接受的情况，常常需要护理人员耐心地解释和说服。怎样说服他人呢？不妨从以下几方面入手。

（1）从对方的利益出发，达到说服目的。肿瘤患者放疗时，每周测一次血常规，有的患者拒绝检查，主要是因为他们没意识到这种监测的目的是保护自己。

案例 4-12

一次，护士小刘走进4号房间，说：“王大嫂，我来帮您抽血！”

患者拒绝：“不抽，我太瘦了，没有血，不抽了！”

小刘耐心地解释：“抽血是因为要检查骨髓的造血功能，例如，白细胞、红细胞、血小板等等，血象太低了，就不能继续做放疗，人会很难受，治疗也会中断！”

患者好奇：“降低了，又怎样呢？”

小刘说：“降低了医生就会用药物使它上升，仍然可以放疗！您看，别的病友都抽了！一点点血，对您不会有什么影响的。”

患者被说服了：“好吧！”

(2) 让对方理解你。在沟通交流时,说出自己的想法,让对方理解你的行为,达到说服的目的。

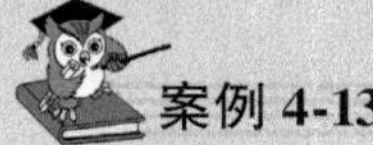
案例 4-13

患者的姐姐来到办公室,要求特许妹妹使用自备的微波炉:"护士长,我妹妹好可怜,有时想吃点热饭热菜,我把微波炉带来了,请您准许使用!"

护士长说:"我也很同情你妹妹,但病房是不允许使用电器的!你看,我办公室用的微波炉也需用电许可证才能使用,这样吧,你妹妹的饭菜拿到我办公室来热,可以吗?"

患者的姐姐:"我已经带来了,你就允许吧!"

护士长:"不好意思,我不能违反原则!"

患者的姐姐:"那就要麻烦你们了!"

护士长:"没关系!应该的!"

护士长通过和患者家属交流,既说服对方遵守规章制度,又解决了患者的实际困难。

(3) 说服时要考虑对方的自尊心,不要随意批评。因为考虑问题的角度不同,人们会选择不同的行为来维护自己的权益。在说服过程中,一定要注意考虑对方的自尊心,不要随意批评。如"那你不能这样做!""你怎么能这样做呢?""你怎么又不抽血呢?就你主意多!"……这些批评人的话,容易引起对方反感,反而达不到目的。

2. 催款的语言艺术　催款在临床工作中是一件令人头痛的事情。患者对这类问题非常敏感,话没说好,常常遭到患者的冷眼冷语,请比较护士甲乙的催款方式。

案例 4-14

护士甲问:"老李,要拿药了,什么时候去交钱?"

老李烦躁地回答:"又要我交钱,前几天才交的!"

护士乙问:"老李,今天要用消炎药,需要200元钱就可以把药拿回来了,您什么时候去交钱呢?我可等着米下锅啊!"

老李配合地说:"哦,好吧,我这就去交!"

虽然催款令人感到不愉快,但如果在语气、语调上下点工夫,效果相比之下会好些,护士乙的话患者更能理解和配合。

五、非语言沟通技巧

通过前几章的学习,我们知道,作为社会的人,是无时不在自觉或不自觉、乐意或不乐意地与他人进行沟通的。所谓人心是船,沟通是帆,船行靠张帆的说法,就是说满张之帆是人心之船的动力源泉,正是在它的不断驱动下,人心之船才能在人际关系的浩瀚汪洋中破浪远航,从而生动比喻了人类社会的生存和发展与人际沟通之间那种船与帆式的密切关系。

实际上,剖析人与人之间的沟通,可清楚地发现人际沟通的实施,除了依靠语言载体外,还在相当大的程度上依赖非语言载体(如表情、手势、穿着、与他人的空间距离等),这种沟通形式,就是人们常说的非语言沟通,它与语言沟通一样,在人际交往中有重要地位,是本章将要讨论的主要内容。

(一) 非语言沟通的基本知识

非语言沟通的含义与方式　迄今为止,有关非语言沟通的含义仍然众说纷纭,各述所是,并无大家公认的确切定义。笼统地说,非语言沟通是不使用语言的人际沟通。此时,沟通双方所依赖的工具,是除语言(如汉语、英语、葡萄牙语等)之外,所有来自人类和环境中的具有潜在信息价值的刺激因素(如姿势、动作、面部表情、人际距离、身体接触等)。它们以独特的方式,在沟通者之间起着交流思想,传递感情,增进理解,加强联系的作用。将大多发自内心,却难以用语言表达的信息表达出来,从而确保沟通的成功。如快乐时,眉开眼笑;悲痛时,号啕大哭;愤怒时,横眉冷对;焦虑时,坐立不安等。通过表情、动作等清楚、准确地反映沟通者的内心活动信息,完全不用语言,就可让对方心领神会。因此,可以这样认为,所谓非语言沟通,实际上是沟通者运用所有的非语言符号进行复杂多变的信息交流活动。

(二) 非语言沟通的主要方式

1. 标记语言　是一类可用来代替文字语言的特殊标记系统(含手势、头语、代号等),它们产生于人们长期、广泛的人际沟通之中,

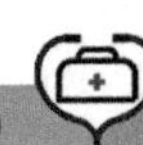

其特指的含义有的家喻户晓，人人皆知。如点头表示同意，招手表示过来，医院门诊楼的"+"标志、美元的"$"符号等。有的为行业通用，特征鲜明，如篮球裁判的判球手势、军舰水兵所用的旗语、城市交通管理的灯光信号等。其中最有代表性的：

（1）头语：是人们常用于代表某种信号的头部动作，对沟通者意图与反应的表达简洁、明快、清晰。如点头、摇头等。此外，据迪·摩里斯研究表明，人类触摸头部动作约有50种可传递丰富的信息。如用于遮眼，表示光线太强；双手抓头，表示情绪混乱；以掌托腮，表示正在思考等。

（2）手势：是标记语言的一种主要形式，具有应用广，形式多，表现力强，能充分反映沟通者思想感情等特点。有关手势的主要内容将在下一节讨论。

2. 动作语言　指沟通者所有不特意用于代表某种信号的身体运动。如跺脚、鼓掌、拍桌子、刮脸皮、接吻、挥手等，这些动作均需身体部分或全部的位移来完成，并分别代表着与其相关的各种信息。沟通时，常需与眼神、面部表情等紧密配合，才能将隐含在动作中的信息充分传递出来，以便获得满意的沟通效果。

3. 物体语言　指沟通者通过有意无意地将所用物体摆设成若干特定形态，用以明确表达相关信息。如发型梳理、衣着打扮、房间布置、用品摆设、展厅设计、病床铺设、器械整理等，它们均可将其中暗示的信息传递给对方，进而达到沟通的目的。

（三）非语言沟通的类型

非语言沟通的分类甚多，几乎涵盖了各方面与其相关的复杂现象。如人体语，时间、空间语，颜色、图画语，艺术语，环境语等。一般来说它们各有其基本含义：

1. 人体语　指由人体传达的各种非语言信息符号。它以内涵丰富，亚分类最多而成为人类非语言领域的典型代表。其中面部表情语、眼神语、手势语、体态语等与临床护理工作紧密相关。如一些患者的不良体语（像烦躁、迟钝、淡漠、四肢抽搐、目光呆滞等），往往是向医护人员传递的病情变化信息，务必高度重视并及早处理。同时，护士的人体语，又常常是患者据此判断自己病情的窗口。如护士的目光平静、待人热情，患者则认为病情轻；若护士表情严肃、神态紧张，患者则感到病情重。因此，注重体语训练，保持良好体语是提高整体护理质量的一个关键。

2. 时间、空间语　所谓时间语指沟通者用时间表达出来的信息符号。主要反映人们对准时、及时、延时以及过去、现在、将来等时间概念的理解和执行状况。所谓空间语指沟通者用空间表达出来的信息符号，它主要传递沟通者之间的距离、位置及其安排的有关信息，有利于提高沟通的实际效益。

3. 颜色、图画语　实际上，颜色语乃是沟通者运用不同的颜色表达出来的信息符号，而图画语指沟通者应用图画表达出来的信息符号。两者均有较强的直观性和感染力。

4. 艺术语　指沟通者以各种艺术形式（含音乐、舞蹈、雕塑等）所表达的信息符号，主要作用在于有效沟通人们的思想感情。如音乐符号来源于一种高度抽象、复杂的听觉符号系统，由它们组合而成的旋律有强大的表现功能，可在人们的思想沟通和情感交流中发挥重要的作用。

5. 环境语　指沟通者利用环境表达出的信息符号，所传送的信息主要是温度、光线、场合、室内装饰、大气粉尘、紫外线、X线辐射等。

（四）非语言沟通的作用及特点

1. 非语言沟通的作用　作为一种重要的人际沟通方式，非语言沟通发挥着重要的作用。

（1）情感表达作用：研究表明，客观表现沟通者的情感状况，乃是非语言沟通的首要功能。亚历山大·洛温博士认为，"没有任何语言比人体语言更能表达人的个性，关键在于正确识破这一人体语言。"这就说明一个人的思想情感由于深藏于心中，必须借助非语言沟通的独特表达方式，才能将其复杂、丰富的感情（如快乐、忧愁、兴奋、软弱、愤怒等）表达出来。因此，充分利用非语言沟通在情感表达方面的优势，对及时、合理地处理护患关系中的有关问题是非常必要的。护士应自觉加强敏锐识别和正确理解来自患者内心的非语言信息能力，时时留意自己的工作态度和职业言

行,不断以亲和力拉近与患者(患儿)的人际距离,使之愿意倾诉心声,暴露矛盾,从而为护士提供宝贵的非语言信息,真正赢得防治疾病的主动权。

(2) 调节互动作用:在人际沟通实践中,依靠调节动作来维持和调控双方继续沟通的作用,即为调节互动作用。一般调节动作主要涉及眼、面部及头的运动,其次是手与臂的运动及体位的转换。具体表现为点头、摇头、注视、转看别处、皱眉、降低声音、改变体位等。它们从不同侧面调节着信息的交流,动态地帮助交谈者控制着沟通的进行。如传染病科丁护士长与某乙肝患者交谈,询问他为何不配合治疗时,则不时地向他点头,示意他将理由讲完。陈医生向某腺瘤性甲状腺肿患者作手术前谈话,在临近结束前有意地多看几次手表,则示意对方交谈可到此终止。显然,这些动作均可暗示沟通对方是否需要交谈、何时谈、想谈多久、怎样结束等一系列要求,从而灵活机动地对人际沟通进行有效调节,以达到预定的目标。

(3) 语言信息验证作用:即以相关的动作来表达语言难以达意的内容,使这些内容能充分、完善地显示出来。非语言信息沟通可对语言信息产生以下两种验证作用:

1) 辅助语言表达的作用:主要用于人们在语言沟通过程中,所遇到的词不达意或词难尽意等情况。此时,需应用非语言信息来弥补言语的局限性,或强化有关言辞的含义,从而通过所谓的验证作用,使语言信息欲表达的意图更加全面、完整地表达出来,以达到最有效沟通的目标。如指导某街道的一些慢性病患者做运动保健操时,社区护士一边示范,一边讲解,可克服单用语言讲授动作的缺陷,向患者不断传递完整的保健操动作信息,帮助他们领会要领,模仿动作,尽快达到能熟练、准确地做保健操的目的。又如某医学院护理系在庆祝“5·12”国际护士节10周年的演讲活动中,2001级护理3班的魏丽,巧妙地通过艺术的着装、深情的目光、恰当的手势等非语言行为,极大地强化了语言表达的魅力和感染力,深深打动了观众的心,以满分获得第一名。

2) 替代语言表达的作用:非语言行为经过人类社会的长期历史演变,以约定俗成、特定情境规定等方式,形成的可替代部分语言行为的独特作用。它不仅可代替部分语言,如用伸开的食指和中指构成掌心向外的“V”形,表示“胜利”及“和平”;以一只手托在胸前表示“我们”或“由衷感谢”;以食指刮自己的脸,表示对方不害羞;将大拇指上翘表示称赞或表示“五”(在英国、澳大利亚)等,而且可成为聋哑人或丧失语言能力患者进行沟通的常用工具,以及在哑剧、舞蹈中能准确反映剧情内容的艺术表现手段。

(4) 自我情况展示作用:这种作用指人们通过非语言沟通,可在他人面前恰当地展现自我形象的作用。它可有效地帮助沟通者从非语言行为中获得对方有关年龄、职业、地位、兴趣、情感、态度、性格等一系列个人信息,为有效沟通进行充足的信息储备。如现代医学诊断实际,仍然离不开应用“望、触、叩、听、嗅”五大基本诊断技术来收集患者的病史资料,为下一阶段正确地诊治患者奠定可靠的认知基础。

(5) 人际关系状态确定作用:由于非语言暗示可客观反映沟通者之间的人际关系状态,传递人际关系信息,为人们提供有利于理解这些特殊信息内涵的线索,并且这种暗示涵盖在非语言沟通的构成要素(内容与关系)之中,因此,这就决定了非语言沟通对人际关系状态的确定作用。实际上,人们在社会交往中,经常需发挥非语言沟通的作用,来表示沟通者之间的人际关系状态。如护士触摸患者的额头了解体温情况,表示一种职业关怀;好友相见紧握双手,表示激动之情溢于言表;父母抚摸小孩表示浓浓爱意;拍桌怒骂表示人际关系紧张等,均属这种作用之列。

2. 非语言沟通的特点

(1) 双向沟通性:研究表明,非语言沟通自始至终贯穿于人际沟通的全过程,只要沟通存在,参与沟通的双方就无时不在传递、交流着特定的非语言信息(如对方的表情、发型、穿着、姿势、距离、方位、携带物品、行为举止等)与语言信息,推动着沟通的发展。因此,这就决定了非语言沟通鲜明的双向沟通性,它有利于沟通者相互形成印象,加深了解,促进信任,巩固关系,为今后的有效沟通铺垫道路。

（2）特定情境性：非语言信息符号的产生及含义界定，同样需要一个与之相适应的特定环境。因为在不同的语境，可使用相同的非语言符号，可产生截然不同的含义。如同是拇指和食指构成的“O”形手势，因所处的语境和国情不同，则所表示的意思完全不同。如在中国和法国，表示是“零”；在讲英语的国家表示为“OK”；在日本则可表示为“钱”；而在地中海国家常暗示一个男同性恋者。上例说明解读非语言信息符号，切忌不可将其与当时所处的情境割裂开来，以免产生明显的误解和错判。

（3）整体组合性：事实上，人的非语言行为大多是身体诸器官系统协同运动的结果，因而它们常在空间形态上以整体组合方式出现，所以具有整体组合的特点。例如护理查房时，护士要一手持病历，将其轻放于同侧胸，稍微外展。另一手则自然下垂或轻抚病历卡下方。显然，护士持病历卡的一套动作是身体不同部位协同完成的，体现了明显的整体组合特性。本例提示我们在认识、解读非语言行为时，努力完整、准确地把握其涵盖的全部信息是大有必要的。

（4）真实可信性：弗洛伊德认为，没有人可以隐藏秘密。假如他不用嘴唇说话，则会用指尖说话。可见，非语言信息具有很强的真实性和可信性。为什么非语言行为会形成这种特性呢？目前的研究发现：①它大多来源于内心深处，是对外界刺激的直接反应，极难掩饰；②所反映的是沟通者的人格特性和性格，难以相应改变；③较少受理性意识的控制，不像语言信息那样容易作假。所以，当非语言信息与语言信息不相符合时，相信非语言信息应当成为首选。如治疗一位爱吃苹果的糖尿病患者时，不能光听患者本人说没有吃苹果，而要密切观察他是否找机会不遵医嘱乱吃。此时，“观其行”要比“听其言”重要得多。

（5）暗示隐喻性：强调无声语言所显示的含义比有声语言深刻得多，是美国心理学家艾德华·霍尔一直主张的观点。由于这是经大脑理性加工后表达的语言信息，大多属于理性层面，难以率直地表露沟通者的内心世界。而非语言行为在特定的沟通情境中，含义较为明确，有明显的暗示隐喻性，故在人际沟通实践中，要注意加以区别和应用。

（五）非语言沟通的主要形式

非语言沟通的形式甚多，归纳起来主要有下列数种。

1. 表情

（1）表情的含义：表情指表现在人们面部的思想感情。它是身体语言一种重要的特殊表现形式，通过面部眼、眉、嘴及颜面肌肉的复杂变化而产生。它作为一个心灵的窗口，常常变幻莫测地将沟通者深奥、丰富、细微、奇妙的情感世界有意无意地展现出来。据德惠斯特估计：光是人的脸，就能做出大约25万种不同的表情。心理学家 艾伯特·梅瑞宾提出了一个著名的公式：

交谈双方的相互理解=表情（占55%）+语调（占38%）+语言（占7%）

他将面部表情在人际沟通过程中的地位摆上了非常重要的位置。

（2）表情的作用

1）生动地反映沟通者的特性：由于表情是一个人内心世界活动轨迹在面部的真实反映，因此，他的各种心态（如喜悦、愤怒、爱慕、憎恨、嘲笑、哭泣等），性格气质（如懦弱与坚强、急躁与平和、深沉与直爽、内向与外向等），态度（如肯定或否定）等，均可通过表情生动、客观地反映出来，有利于进行思想情感交流。

2）具有人们认知的趋同性：在非语言沟通中，面部表情作为可一目了然的最显眼神态，是人们认识最趋一致的非语言信息符号。正是脸面上的颜色、光泽、纹路和肌肉的舒缩活动所构成的喜怒哀乐愁等万般复杂表情，将人们的认知目光吸引、趋同于自身，使之逐步成为人际沟通最重要的信息符号载体。

3）发挥心灵屏幕效应促进语言沟通：表情可真实、同步地再现一个人的情感变化轨迹，的确像一幅心灵的屏幕，在语言沟通者面前传送丰富的信息资源，辅助、强化口语的表达能力，建立彼此理解、信任、合作的沟通互动关系，推动人际沟通的顺利开展。

（3）表情的控制与组合：表情控制是指沟通者通过有意识地控制一些不利于良好沟通的面部表情，逐步使自己形成正常表情（即轻松友好、诚恳坦率、大方自然、出自真心等）的

过程，具体表现为：①借助皱眉表达不愉快或迷惑的心情。②上扬眉毛表示怀疑、不信任或嫉妒的态度。③眉毛下垂、眉头深皱、嘴唇紧绷，且与对方怒目相视，则表示冲突、敌对态度等，这些均需要及时加以调控和处理。

表情的组合主要是指脸与眼的相互结合，它们通常以笑和哭两种最常见的组合方式，来充分表达沟通者的思想与情感。研究表明，笑的种类繁多，现实生活中的微笑、欢笑、哈哈大笑、讥笑、嘲笑、苦笑、奸笑、傻笑、皮笑肉不笑等均属此列。其中真诚的微笑，被认为来自热情主动、善解人意和富有同情心的人，凡是坚持这种微笑的人，大多与人友好，受人尊重。

2. 目光 目光是人际沟通中的一个重要载体，它是非语言沟通的一种特殊形式，能充分表达沟通者微妙而复杂的思想情感，因而历来是沟通研究领域中的重要课题之一。

（1）目光的功能

1）表明爱憎情感：眼睛作为反映心灵深处变化的平台，能准确、真实地传递沟通者爱憎的情感，如男女之间凝视的目光，表示爱恋对方之情；沟通者之间深切地注视目光，表示崇敬对方之意；怒目圆睁的目光，表示仇恨对方之切；回避闪烁的目光，表示惧怕对方之心等，这均说明目光在交流一个人的爱憎情感过程中，具有不可替代的作用。

2）传递补偿信息：交谈双方在语言沟通中，一般讲话者因要集中精力进行语言表达，而注意对方的次数则少于听话者，以致形成彼此间目光接触的几率不平衡。此时，讲话者可通过目光多注视听话者的方式，向其传递可讲话的补偿信息，进而调节双向语言沟通的状况。

3）注视威慑效用：通常，沟通者可运用长时间注视对方的方式，向其传递震慑威吓信息，使之迫于所形成的无形压力而产生惧怕的心理。如检察官长久注视贪污嫌疑人，就可较好地表达威慑作用，有利于完成破案任务。

4）显示社会地位：目光的这种功能往往可在社会地位悬殊较大的沟通者之间产生。由于交谈人士的社会地位不等，以致地位高的人观看、注视对方的时间较长，从而显示出这个人社会地位和在人际关系中的影响。

（2）目光的实际应用：研究发现加强目光的自我调控，依据各种不同的情况和沟通目的，娴熟自如地运用与之相适应的目光，可有效地提高实际应用效果。

1）专注：指沟通者将目光注视对方。其沟通作用在于：①使沟通双方目光对视，能双向传送情感信息，加深相互了解；②借助专注的目光，向对方传送表示对其尊重和重视其说话内容的信息。显然，专注是有效沟通的一个基本要求。凡是交谈时左顾右盼、东瞧西望、频频看表等，均可视为沟通者对谈话缺乏兴趣或敷衍了事，需尽快结束这样的沟通。

2）环顾：是指沟通者有意识地将目光转视四周，观察全场，进而了解现场情况，与沟通群体相互理解，增进友谊，加快信息交流，推动工作开展。

3）虚视：是指沟通者的目光似视非视，常适用于与较多听众交谈的场合。主要对象大多为中、后部的听众群，有利于讲话者消除紧张心理，能集中精力讲好话。从而为促进人际沟通创造条件。

3. 仪表 仪表是一种常见的非语言行为，主要包括个人相貌、身材、衣着、打扮等。与生俱来的相貌、身材等要求，决定了一个人的身体特征。而在后天中形成的衣着、打扮等，反映了人们自己的审美观和对他人的态度，展现了人们按审美标准刻意追求的外在美效果（仪表是否端庄、衣着服饰是否大方美观等），既表现了自己，又影响了别人，为沟通的运作提供了能否继续的先决条件。如某医生不修边幅，蓬头垢面，口叼香烟，未穿工作服，一般与之接触的患者，均会心生疑虑，远远回避，不会轻易接受他的询问和体格检查。说明该医生因衣着打扮不当，而丧失了与患者继续沟通合作的机会。若某医院的护士制服整洁、高雅大方、稳重端庄、和蔼亲切，就会使患者顿生好感，陡增信任，愿意配合护理，接受治疗，从而为今后的沟通创造了机会。所以在现代护理实践中，强调优化护士的仪表，杜绝穿金戴银，浓妆艳抹、袒胸露背、妖媚娇气等不良打扮，对树立白衣天使优美形象，提高整体护理质量是至关重要的。

4. 手势

（1）手势的含义：手势指沟通者用于传递信息时所做的一系列动作态势（即手势语符号）。它是身体语言的一个重要组成部分，主

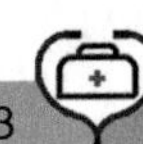

要以手和手指动作来传情达意，是日常沟通中一种应用频度甚高的信息交流方式。一般根据手势的功能及特点，可将其分为①情意手势：用以表达沟通者的情感，可增强语言的感染力。如频挥拳头表示“义愤”，拍拍脑门表示“悔恨”，跺脚捶胸表示“悲痛”，不停地搓手表示“为难”等。②指示手势：用以指明人或物体及其所处的位置，可增强真实或亲切感。③象形手势：用以模拟人或物体的外部形状、大小、高度等，常略带夸张，只求神似。④象征手势：用以表现某些抽象概念，常常与语言描述共同使用，以求形成易于理解的一种环境。

（2）手势的要求

1）明确精练，烘托补充：要求沟通者有机地结合交谈的内容，有的放矢地做手势，使这种信息符号在语言沟通中，不仅根据充足，用意清楚，有效辅助、强化语言表达；而且，能突出关键，衬托主题，直接增强语言沟通的效率和准确度。

2）和谐自如，内外呼应：强调手势与言语应紧密联系、和谐匹配，情发于内，手动于外，内外结合，交流信息。并要求注意既防止主观臆造、无中生有的人为弊端，又克服机械死板、呆滞笨拙的粗劣运作。

3）突出特色，体现个性：要求沟通者依据各自的个性、气质、风格，结合有关的语言表达，巧妙恰当地应用可体现自己个性和风格的手势进行补充与强化，逐步形成具有明显自我特色的信息沟通。

（3）手势的作用

1）替代语言作用：在长期的人际沟通实践中，人们常按一些约定俗成的规定，以手势来代替部分语言。如聋哑人运用手势进行交谈。使用汉语的人常以伸出小拇指表示鄙视，翘起大拇指表示赞扬；拦车时挥手示停；否定某事时摆手示意等均发挥了替代语言的作用。

2）描述语言作用：沟通者将手势作为一种专用语言来从事某些社会工作。如足球裁判员以手势评判、指挥足球赛；交通警察凭手势调控南来北往的车辆；舞蹈演员用手势造型进行精彩表演等。

3）反映情绪作用：手势与一个人的内心世界密切关联，可以说它是沟通过程中讲话者情绪状态的具体象征。所以，运用手势，可客观反映讲话者的心情状况。如有的糖尿病患者倾听医生解释饮食疗法时，有时双手紧握，坐立不安，反映他们对这种病的治疗焦虑、缺乏信心的情绪，又如一些护士因担心护理技能考试而反复徒手演练，有时休息期间也无意识地做动作。

5. 姿势 姿势指人们经常使用的姿态动作，它同样是身体语言的一种基本构成。可作为常见符号载体参与非语言沟通。概括地说人的姿势可分为以下两种状态。

（1）行走姿势：目前，人的正确行走姿势应为：

1）站立姿势：直立，胸向前上方外挺，两臂放松，自然下垂，手心向里，中指微贴裤缝，腹部平坦，体现挺、直、高的特点。那么，以此为基准，结合临床护理实际，护士的站立姿势衍变为，头正，颈直，两肩外展放松，挺胸收腹，立腰提臀，两腿并拢，两脚前后错步或成微“丁”字步，双手轻握于腹部或下腹部。

2）行走姿势：挺胸抬头，以胸带动肩轴摆动，提髋关节、膝关节，迈小腿，脚跟落地，脚掌接趾推送、防止颠仆摇摆，重心后倒，体现轻、灵、巧的特点。而由此衍变的护士行走姿势应为以站立姿势为基础，行走时以胸带步，弹足有力，迈步轻捷无声，两臂小幅摆动（摆幅$<30°$），双脚沿直线两旁小步前行。

（2）坐态姿势：正确的坐姿特点是端正、舒适、自然大方。入坐时上身端正挺直，不垂双肩。两腿并拢或稍微分开，两手不乱放或不用于托腮。这样，可显得精神、平和、自信，有利于参与沟通。而在此基础上衍变发展的护士坐姿应为以站立姿势为基础，单手或双手向后将衣裙下端持平、在椅面的2/3～3/4处轻轻落座，两腿并拢，小腿小交叉或稍微后收，两手轻握置于腹部或腿上。

6. 空间控制 空间因素也是人际沟通的一个重要组成部分。它主要通过显示沟通双方彼此间的关系来影响沟通的效果。下面从三个方面进行讨论。

（1）空间距离的分类与必要：美国学者E.T.霍尔发现，人与人之间交往所产生的远近亲疏关系，完全可用空间领域的距离来表示。按照这种标准，空间距离可分为

1）亲密距离：指处于亲密区的人相互之间的空间距离0～0.46m。表示人际关系亲

密、大多为自己的亲属和朋友。所谓零距离如握手、抚摸、拥抱、接吻等均属于此类型。

2）私人距离：指处于个人区内的人相互之间的空间距离0.46～1.2m。由于该区人员大多为陌生、老同事、要好近邻等，故相互间的人际关系较亲密。

3）社交距离：指处于社会区的人相互之间的空间距离1.2～3.6m，因这些人彼此不够熟悉、故人际关系一般。

4）公众距离：指处于公众区的人相互之间的空间距离，亦称正式公开讲话的距离，3.66～4.57m，常见于教师的授课、专家的演讲、领导的报告等等。

研究表明，空间界域观念是人类为满足自身"防卫"的潜在需求而产生的一种以自己身体支配周围空间的潜在欲望。不管与他人如何亲密、拥挤，人都会在这种潜意识的驱动下，本能地需要一个与他人之间的物理距离。因此，尊重人们这种对物理隐私(距离)的需求，是缓解其心理压力，提高生活质量的重要举措，这一点在医院诊治患者时尤为必要。

(2)空间距离在人际沟通中的作用：实际上，人们不同的情感关系和情感表达，不仅可通过不同的空间方位和沟通距离来显示，而且受到它们的直接影响。研究证实，在近距离的沟通中，信息的传递通常以各种感觉密码(如视觉、嗅觉、噪声及热量密码等)为载体进行，以致产生情感压力，促进情感沟通，给对方强烈的情感刺激，继而形成一种近体效应(需要以一定的情感关系和恰当的情境等要素为基础)，使沟通双方的情感激发伴随身体的接近而逐步增强。空间距离对沟通的这种作用机制，主要与上述感觉密码密切相关。如视觉密码作为一种通过沟通双方近距离直视，在更清楚看到对方容貌、表情的基础上而形成的新视觉感受，可激发双方的情感交流。嗅觉密码则是沟通双方近距离相互嗅到对方身上气味所产生的嗅觉感受，促进双方感情同化。

第4节 沟通的正确运用是护士人文素养的基本要求

与人相处，离不开沟通，因此沟通对任何人来说，既是人文素养在社会生活中的个性表现又是生活中十分重要的内容，对于从事护理专业的人员更是如此。随着人们对健康的追求越来越高，对护理服务的要求也就越来越高，因此，赋予了护理工作者更多的角色和任务。要扮演多种角色与护理服务对象和其他医务工作者建立良好的人际关系，提高护理服务质量，需要护士具有良好的人文素养，在临床护理工作中善于沟通，正确地运用沟通方式。

一、沟通过程中语言的运用

(一) 护士的语言要求

语言是护患沟通的载体。护士的语言在护理活动中具有非常重要的作用。良好的语言将对患者的身心护理产生意想不到的积极作用，反之，不当的语言将会给患者带来伤害。护理实践活动护士语言的基本要求：

1. 护士语言的文明和礼貌性 护士作为有知识、有文化的专业技术人员，在使用语言时应随时注意维护自己的职业形象，在与患者或周围工作人员交谈时一定注意使用文明优雅的语言，并在职业活动中坚持使用表示谦虚恭敬的礼貌用语。表示问候时用"您好"；要求他人做事或要求患者配合时用"请"；获得他人理解、帮助、关照、接受服务、受到礼遇等用"谢谢"；给别人造成不便、打扰或影响别人等用"对不起"告别之际用"再见"，以表达惜别之意。

2. 护士语言的规范性

(1)语汇要通俗易懂：护理人员在与病人交谈时，应选用病人易懂的语言和文字，用词要朴实、准确、明晰、口语化，忌用医学术语或医院常用的省略语。

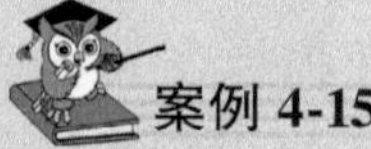

案例 4-15

护理人员："你有无尿路刺激症状？"

病人："什么叫尿路刺激症状？"

护理人员："就是次数多。"

病人："多少次算次数多？"(仍然不解)

(2)语义要准确：语义的基本功能在于表达人们的思维活动，词能达意。人们用语言表达某一事物时，含义要准确，才能正确传达信息。

(3)语言要清晰：语言本身是声音的组合，说话是让他人听的，因此，要让人听得清、

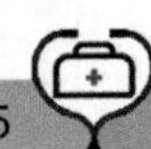

听得懂，才能交流信息，沟通思想感情。护理人员应讲普通话，要注意训练自己的语音，同时也要尽可能地掌握当地方言。

（4）语法要规范：语言要符合语法要求，不能任意省略颠倒，还要特别注意语法的系统性和逻辑性，不论是向病人或家属交待事情，还是报告工作，反映病情都应该把一件事的开始、经过、变化、结构说明白，不能颠三倒四、东扯葫芦西扯瓢。

（5）语调要适宜：我们说话内容的表达在一定程度上借助于说话的方式，即语调的强弱、轻重、高低。这些语言中的声和调统称为“副语言”。同一句话，采用不同的副语言，就可以有不同的含义。如“你好”采用不同的副语言，可以是一种真诚的问候，也可以是挖苦或讽刺。由此可见，即使是一个简单问题的陈述，凭借不同的语调可以表达热情关心和愤怒等复杂情感。如轻声细语“该吃药了”与高声重喝“该吃药了”！效果截然不同。

（6）语速要适当：谈话的速度可以影响护患间沟通交流的满意程度。

护理人员与病人交谈时，说话不能太快，太快会影响语言的清晰度和有效性，如同老师上课讲述速度过快则学生反应跟不上一样。但也不宜过慢或使用过长的停顿。如病人怀疑自己的病情被隐瞒，问“护士小姐，你知道检查结果出来了吧！”护士停顿半晌，然后低声说：“可能没出来吧。”病人会怎样想？因此，护理人员如能以适当的语速与病人谈话，会使护患间的沟通交流更容易成功。

3. 护士语言的情感性　语言是沟通护患之间感情的“桥梁”，护士一进入工作环境，就进入了护士角色。前苏联戏剧大师斯坦尼斯拉夫斯基对演员的自制力，曾作过形象的比喻：“当一个人回到家的时候，他得把套鞋脱下留在室外过道里；当演员来到剧院的时候，他也应当把自己个人的一切不快留在剧院之外，在这里，在剧院里，他整个的人是属于艺术的”。护士也应当这样。当她来到病房、手术室时，她整个的人是属于病人的。护士应满腔热忱地面对病人，将对病人的爱心、同情心和真诚相助的情感融化在言语中。如晨间护理时，护士带着微笑进病房，向病人说声：“早上好！今天天气真好！我打开窗户，对流一下空气，好吗？”可以针对不同对象谈及不同情况。如“您晚上睡得好吗？”“您伤口还痛吗？”这些并不是简单的寒暄，这是护患之间一种情感的交流，良好的语言能给病人带来精神上的安慰，语言的情感性要在高尚的医德修养指导下不断完善。

4. 语言的保密性　护患关系应建立在真诚的基础上。一般情况下，护士要实事求是地向病人解释病情和治疗情况，因为病人有权利知道。由于病人对有关问题比正常人敏感，护士可视不同对象给予不同对待，有的可直言，有的必须委婉、含蓄。对重危病人要尽量减少他们的精神压力。特别要注意，护士必须尊重病人的隐私权利，对病人的隐私如生理缺陷、精神病、性病等要保密，病人不愿意陈述的内容不要追问。

（二）护理沟通过程中语言的应用

1. 护理接待语言

（1）门诊接待：医院门诊是医院的窗口，门诊护士承担着导医、咨询、分诊、接诊任务。门诊护士是医院的形象使者，必须要有良好的语言交际沟通能力，才能促进和谐、融洽的护患关系良好发展，展示医院的良好形象。当病人来就诊时，护士应热情，诚恳地作自我介绍“先生/女士（同志、首长、大娘、大爷），我是导诊护士，请问：我能帮您做些什么吗？”或“请问，有什么需要吗？”在语言使用过程中，注意配合体态语言和空间语言，使语言、内容与情感协调一致。

（2）入院接待：病人因病住进病房，护士是第一位与之交流沟通的医务人员，病人对护理人员的第一印象将深深地影响护患关系及护患交流沟通的结果。因此，护理人员在与病人开始交谈时应注意提供支持性的语言，建立起信任和理解的氛围，这样才能使病人释放自己并坦率地表达自己的思想情感，护患交流沟通才能顺利进行。首先，护理人员应有礼貌地称呼对方，并介绍自己：“××先生（女士）您好！我叫李芳，是办公室护士，今天由我来接待您，请您先把病历交给我。”同时双手接过病历，以示尊重。在语言表达时要注意配合适宜的态势语言，神态要自然、亲切、眼手协调，切不可显得心不在焉。

2. 护理电话语言 在我们的生活与工作中,电话已成为现代人不可缺少的交际工具。护理人员要正确地利用电话,不只是要熟练地掌握使用电话的技巧,更重要的是如何使用电话语言来与对方进行良好的交流沟通,给对方以及在场的人留下美好深刻的印象。通话时,发话人绝不能使用不文明的语言,必须使用的三句话:其一,首先向受话人问一声"您好!"其二,问候对方后须自报"家门";其三,在准备终止通话时应先说一声"再见"。通话时,由于电话语言受到时间、空间、电流、环境、噪音等因素的影响,为防止信息的传递误差,恰当地运用语言的冗余性,把重要的话重说一遍或是用不同的方式把同样的内容再说一遍。

在接听电话时,受话人虽然处于被动位置,但受话人的语言应答却十分重要,要尽量尊重以下原则:

(1) 语言应对要谦和。

(2) 当发话人说话时,受话人给以必要的语言反馈信息,恰当运用语气词,从而使发话人感到受话人在聚精会神接听。

(3) 通话结束时,说一声"再见"。

3. 护理操作语言 在临床实践中,护士为病人进行任何护理技术操作如注射、导尿、灌肠时,都应委婉地、清楚地向病人解释。因为病人有权利知道护士将为他们进行的是什么护理操作,为什么要采取该项操作,护士有责任向病人进行有关方面指导,要鼓励病人提问题,并作出承诺。要确认,通过护士的讲解,病人理解了和满意了。有效的讲解,对于成功的护理是十分重要的。

护理操作用语一般分三大部分,即操作前解释、操作中指导和操作后嘱咐。

(1) 操作前解释:①问候患者;②介绍本次操作使用的主要器械;③介绍本次操作的部位与目的;④介绍本次操作中的感觉;⑤介绍本次操作对身体的影响;⑥介绍本次操作患者应该配合的内容。

(2) 操作中指导:①预先告知将要出现的感觉;②患者该怎样配合;③使用安慰性语言,转移其注意力;④使用鼓励性语言,增强其信心。

(3) 操作后嘱咐:①询问患者感觉;②是否达到预期效果;③交待有关注意事项;④感谢患者的配合。

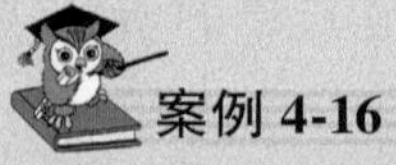

案例 4-16

护理操作用语——鼻饲法

王某,50岁,某公司董事长,因口腔手术后禁食,现需插入胃管行鼻饲法,以供应营养。

1. 护士操作前解释

护士:王总,您好,因为您做了口腔手术,不能进食,现在我为您插一根胃管,就是把这根胃管(边讲边让患者看胃管),从鼻腔插至胃内(说明操作部位),然后从胃管末端灌入流质饮食和水分,给您补充营养和水分,使伤口早日愈合(说明操作目的)。插管过程不痛,但有恶心、呕吐现象(说明操作中的感觉),这项操作还需要您配合做吞咽动作,就像您平时吃饭、喝水一样,大口大口地往下咽,来,您做一下。

患者做吞咽动作。

护士:对,就这样,到时我会提醒您这样做(说明患者应该配合的动作)。

2. 操作中指导

护士:王总,我现在开始插管,管子进入鼻腔的时候,会不舒适,有时会引起恶心、呕吐,我会暂停操作,请您张口呼吸,不要起来。

护士:请您做吞食动作,对,您配合得很好(边操作边鼓励患者,并观察反应)。

护士:请您张口,我检查一下口腔。

3. 操作后嘱咐

护士:王总,现在您感觉舒适吗?您配合得很好,谢谢,我会经常来看您的,请您放心,安心休息。

4. 安慰性语言 医务人员对病人在病痛之中的安慰,其温暖是沁人肺腑的,所以护士应当学会讲安慰性语言,并要针对不同的病人,寻找不同的安慰语言。对牵挂丈夫、孩子的女病人,可安慰她:"要安心养病,他们会照顾好自己的。有不少孩子,当大人不在的时候更懂事。"对事业心很强的中年人或青年人,可对他们说:"留得青山在,不怕没柴烧。"对病程较长的病人,可对他们说:"既来之,则安之,吃好,睡好,心宽,病会慢慢好起来的。"对于较长时间无人来看望的病人,一方面通知家属亲友来看望,一方面对病人说:"您住进医院,亲人们放心了,他们工作很忙,过两天会来看您的。"

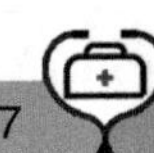

案例 4-17

安慰用语

王某,男,55岁,中学教师,因贫血原因待查入院。

病人:……(猛抽烟,低头一言不发)。

护士:王老师,您在抽烟,心情不好,是吗?

病人:没什么。(大笑——以笑代替忧伤是一种反向行为,表示无望。)早上查房时医生告诉我,肠镜报告出来了,我得了结肠癌。

护士:我很难过。(沉默片刻)医生还说了些什么?

病人:他认为目前还未转移,应立即开刀,切除肿瘤。

护士:您的想法呢?(鼓励病人作出决定)

病人:手术会不会有危险?(哭泣……)

护士:(伸出手,放在病人手背上,表达关怀与支持)我能理解,如果这件事发生在我身上,我也会如此的。

病人:谢谢您,我和您讲了这几句心里话,现在感觉好多了。

护士:结肠癌手术风险性一般不大,切除一小段有肿瘤的肠子,手术有治愈的希望。

病人:我有点担心,但只要有治愈希望,我不会放弃的。

护士:很高兴能听到您这么说。隔壁房间302床李师傅也是结肠癌,手术很顺利,今天拆线,明天要出院了,我想请他和您谈谈好吗?

病人:太好了,谢谢您,您帮了我很大的忙。

护士:别这么说,我很高兴能为您做些事。

5. 鼓励性语言　护理人员对病人的鼓励,实际上是对病人的心理支持。它对调动病人的积极性与疾病做斗争是非常重要的。所以,护士应当学会对不同的病人说不同的鼓励性的话。比如,对新入院的病人说:"我们这里经常治您这种病,比您重得多的都治好了,您这病一定能很快治好!"对病程中期的病人则说:"治病总得有个过程,贵在坚持!"对即将出院的可说:"出院后要稍加休息,您肯定能做好原来的工作!"曾有一名23岁的男青年,因公负伤,从昏迷中苏醒过来时,发现自己半身活动困难,疑为偏瘫,极为悲痛,屡次寻机自杀。护士为此不仅加强监护,而且一再耐心劝慰,对他说:"你身强力壮,新陈代谢旺盛,只要积极配合治疗,将来再加强功能锻炼,是绝对不会残废的。"热情的鼓励,使这名青年增强了生活的勇气,结果恢复良好。

6. 积极的暗示性语言　积极的暗示性语言可以使病人有意无意地在心理活动中受到良好的刺激。比如,看到病人精神比较好,就暗示说:"看来您气色越来越好,这说明治疗很有疗效",对挑选医生治病的病人说:"别看某某医生年轻,可他治您这药病还真有经验。"给病人送药时说:"大家都说这药效果很好,您吃了肯定见效。"

7. 护理健康教育的语言　健康教育是需要护患双方参与,需要语言沟通,需要得有效反馈的护理活动。在这个活动中语言交谈是沟通的重要手段和基本功,沟通是否成功,除取决于护理人员与病人之间的良好关系之外,还取决于恰当地运用语言。健康教育的语言应用包括开场语言、交谈语言、提问语言。

(1) 开场语言:第一印象非常重要,如果护理人员在进行健康教育之初即建立起一个温馨的气氛以及表示友好、接受和帮助的态度,这样才会让病人开放自己参与合作,健康教育才能顺利进行。在开场之初,应有礼貌地称呼病人,介绍自己,说明健康教育目的,大约需要的时间。

(2) 交流语言:在护理健康教育活动中,护理人员的语言应注意以下几个方面:

1) 双向沟通:不能只是单向的"一言堂",如总让病人处于被动地位而不利于沟通。

2) 相互包容:不仅自己谈,也要让对方说,以动态了解病人对健康知识的掌握程度。

3) 句式灵活同义反复:因护患双方共同处于同一时境,可以省略掉某些句子成分,可以随时插说和补充,在同义反复时需注意变换句式。

4) 真实自然:与病人的语言交流应当言之有物,言之有据,表达应当合乎情理。绝对不能为了单方面追求效果而言而无信,过度做作。

(3) 提问语言:提问是健康教育中收集病人信息和核实信息的手段,而且可以引导交谈围绕主题展开,可以说提问是交谈的基本工具。健康教育中护理人员提问的有效性将决定收集资料的有效性。提问的方式有封闭式提问和开放式提问,如果有一病人告诉护士说:"我头痛。"护士回答说:"吃片'去痛片'

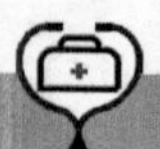

吧。”这样，就头痛问题的谈话，则无法继续了。这种谈话就是“封闭式”的谈话。如果护士这样说：“哦，怎么痛法，什么时候开始的？”或问“痛得很严重吗？”这种谈话，病人不能用“是”或“否”的答案结束提问，护士可以从病人的回答中继续提问，这种谈话就是“开放式”的谈话，两种提问方式在健康教育中应根据提问的内容、需要而交替使用。提问应遵循两个原则：

1）中心性原则：即提问要围绕健康教育的主要目的来进行，如对一个胃肠道疾病的病人，护理人员应围绕饮食、疼痛的情况及相关的社会心理因素来提问，避免询问太多，杂乱无章，病人难以回答。

2）温暖性原则：提问也可以说是询问，不应是生硬的、冷冰冰的、突如其来的。在健康教育活动中提问要注意使用婉言法以减少对病人的刺激，形成良好的护患互动关系，达到健康教育的目的。

二、沟通过程中非语言沟通的运用

人与人之间的交往，约有65%是运用非语言沟通技巧的，如倾听、皮肤接触和沉默等。

（一）倾听

护士倾听病人的诉说，意味着病人被接纳，标志着护理的开始，通过倾听，能从病人的言行、表情中得到许多信息，为诊断和治疗提供依据，倾听时要善于听人讲话，要注意讲话者声音、声调、流畅程度及所选的词句，他的面部表情、身体姿势及动作，尽量理解他所表达的内在含义。

在倾听的过程中，要全神贯注、集中精力、注意听讲。“眼睛是心灵的窗户。”谈话时，要保持眼神的接触，双方保持的距离以必须能看清对方表情、说话不费力但能听得清楚为度（大约1m）；距离也可随说话内容而调整，以自然为好。双方位置平持，稍向病人倾斜，切勿使病人处于仰视位。要使用能表达信息的举动，如点头、微笑等。用心倾听，不仅表达了对病人的关心，还表达了对谈话的兴趣，以鼓励病人继续说下去。

（二）专业性皮肤接触

皮肤接触与心理状态有着密切的关系，皮肤接触可作用于神经系统。如经常为卧床病人按摩、翻身、擦身等，不仅可使病人感到舒适、放松，还能促进血液循环、预防褥疮等。根据临床观察，皮肤接触可以治疗和预防婴儿某些疾病。怀抱婴儿可给予婴儿最好的情感温暖，如果满足不了，则可出现被称为“皮肤饥饿”的状况，如食欲不振、发育不良、智力衰退、性格缺陷等现象。这种特殊需要，是不能仅仅以食物满足来代替的。因此，在病情允许下，护士应常常抱抱病孩，抚摸其背、头、肢体等部位。怀抱与爱抚，不仅对婴儿，即使对儿童、成人的身心健康，也能起到无法估量的作用。抚摸对一般病人来讲，是一种无声的安慰。当病人痛苦时，轻轻地抚摸他的手或拍拍他的肩；病人高热时，摸摸他的额部；产妇分娩时，按摩她的腹部，可促使顺利分娩，从而降低剖宫产率，阵痛时紧握她的手，还可以稳定产妇的情绪，护士在护理视觉或听觉方面有障碍的病人时，触摸还可传递关怀之情。但触摸行为应明智地使用，接触不当也可产生消极效果，护士应审时度势地进行。

（三）沉默

沉默指交谈时倾听者对讲话者的沟通，在一定时间内不作语言回应的一种交谈技巧。不适当和多余的话，往往引起不良后果。善于使用沉默，有时能收到比交谈更好的效应。温暖合适的沉默，可以使病人感到亲切，感到护士在分担他的忧愁，感到护士与他的感情在相互交融；恰当的沉默可使烦躁不安、情绪激动的病人冷静下来，沉默还可给病人以思考的时间，使之有利于理清思绪。沉默的技巧关键在于把握时机，适当运用，因为只有这样，才能让讲话者产生兴趣，形成可接着讲的感觉，使交谈有效进行下去。否则，就会适得其反，出现消极的、负面的影响。在下列情况下，恰当地使用沉默有利于促进与病人的交往。

（1）在病人十分悲痛的情况下，此时护士默默无语地陪伴在病人身边，无声胜有声，能给病人以莫大的安慰。

（2）在病人过分激励或愤怒的情况下，此时除必要的提醒或制止外，最好的办法就是沉默，使其冷静下来。

（3）在病人感到孤独、失望的情况下，此

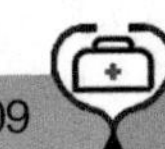

时护士的默默陪伴，能给病人以温暖和力量。

(4) 在病人的提问难于回答或不应回答的情况下，此时护士的沉默，可以避免不必要的麻烦或不良后果。

三、特殊情况的沟通运用

(一) 与特殊年龄段的患者沟通运用

特殊年龄段主要是指儿童和老人，他们在沟通方面具有一定的特点，如不了解他们的特点，将不能进行有效的沟通，甚至会导致沟通的失败。

1. 儿童与青少年的特点及沟通要求 不同年龄段的儿童有不同的沟通特点，护士只有了解这些特殊年龄段患者的特点，才能与他们进行有效的沟通。

(1) 婴儿的特点和沟通要点：婴儿阶段的患者不具备用语言进行沟通和表达个体感受的能力，常以哭、笑动作等非语言形式表达自己的舒适与否、好恶等。护士在与婴儿沟通时应避免过大和刺耳的声音，不要突然移动，动作应轻缓，轻柔的抚摸有助于使婴儿安静下来。沟通时，护士应面带微笑，在婴儿的视野范围内。多与婴儿接触，特别是将他们抱在胸前，让他们熟悉护士，使他们感到安全和温暖。

(2) 幼儿或学龄前儿童的特点和沟通要点：这年龄段的幼儿能用语言和非语言的形式简单表达自己的意见和感受，他们自我中心意识较强，说话是具体的，不抽象。与这个年龄段的儿童沟通，重点是关注孩子的个人需要和兴趣。告诉孩子他应该怎么做，怎样去感受，允许孩子自己去探索周围环境(如玩听诊器、压舌板等，但须注意安全)。在与孩子谈话时注意用简单的短句，熟悉的词汇和具体形象的解释。

(3) 学龄期儿童的特点和沟通要点：学龄期儿童能使用语言进行沟通。他们有较强的求知欲，对周围世界感兴趣，关心自己身体的完整性。在与学龄期儿童交往时，护士应对其感兴趣的事物给予简单的说明和解释，必要时给他们示范怎样操作一些仪器和设备，如给洋娃娃打针，以帮助他们克服对打针的恐惧；鼓励他们表达自己的兴趣、爱好、恐惧等，便于护士针对性地进行护理。

(4) 少年的特点和沟通要点：少年人群的抽象思维、逻辑判断能力和行为界于成人和儿童之间，喜欢独立行事。护士应允许他们有自己的想法，不要强迫他们；认真倾听他们的诉说，了解他们的想法。在这个阶段的孩子可能有他们年龄段的一些独特的词汇，所以护士应熟悉并且能运用这些独特的词汇，以利于更好地与孩子进行沟通。

2. 老人的特点及沟通要求 老人是社会中一个特殊的群体，随着社会的老龄化，老年人口会越来越多。老年人患病率和住院率也高于其他人群，所以与老年人的沟通是做好老年患者护理服务的关键。

(1) 一般老年人的共同特点

1) 视力差：老年人视力减退的程度和持续时间各异，但都不同程度地影响与他人沟通的能力，特别是患者对他人身体语言的感受。人从外界环境接受各种信息时，约有80%以上的信息是从视觉通道输入。由于视力受损，患者接受信息的能力减弱和变慢，所以老年患者对护士所给信息的反应速度不及正常人或年轻人快。

2) 反应变慢：老年人对外界事物的灵敏性和反应速度下降，会不同程度影响老人与他人的沟通。

3) 记忆力下降：会直接影响老人对某些信息的记忆和回忆，从而影响沟通效果。

4) 听力下降：也会直接影响沟通双方口头语言信息的传递和理解。

(2) 与老年人沟通时的注意事项

1) 选择适当的沟通方式：通过评估老人的沟通能力，选择适当的方式与老人进行沟通，如交谈、表情与手势、书写、卡片等，强化沟通效果。

2) 语速要慢：因为老人的反应速度减慢，在与老人进行沟通时，要适当减缓语言速度，说完一句话后应给一定的时间让老人反应，切忌催促。

3) 创造一个适宜沟通的环境：如患者舒适的体位，安静的环境，没有人打断，时间充裕。

4) 简短、重复：在与老人沟通时，注意语言简短，一次交代一件事情，以免引起老人的混淆。对重要的事情，有必要重复交代，直到

老人理解，记住为止，必要时可用书面记录提示或告知其家属协助老人完成。

(二) 与特殊患者的沟通运用

在临床护理工作中，不是每一个患者都容易与护士沟通，会常出现一些特殊的情况：如患者出现愤怒、抑郁、悲哀、抱怨等不良情绪；也可因患者病情严重，感知能力下降而影响沟通，护士应掌握与这些特殊患者的沟通技巧。

1. 与情绪愤怒的患者进行沟通 在临床护理工作中，难免会遇到情绪愤怒的患者。他们大声喊叫，无端地指责护士和医生，甚至摔东西。对待这类患者，有的护士采取不理解、回避的态度，这样态度有时可能会缓和患者的情绪，但有时会更加激化患者的愤怒情绪。对待这类患者，护士需要注意的沟通要点：①认真倾听患者的诉说；②了解和分析患者愤怒的原因；③安抚患者；④尽量满足他们的要求。有时患者愤怒的原因是因为他们被诊断患了严重的疾病，他们一时难以接受，而以愤怒来发泄他们的情绪，这时护士应尽量给患者提供适当的环境，让患者发泄。

2. 与抑郁的患者进行沟通 抑郁患者具有反应慢、说话慢、动作慢和注意力不集中的特点。护士应注意的沟通要点：①关心患者，让其感到温暖和被关注；②沟通时应注意语速要慢，句子要简短，必需时可多重复几次；③对患者的反应及时给予回应。

3. 与悲哀的患者进行沟通 与悲哀的患者沟通时护士应注意：①允许患者哭泣，有时是一种有效的、有利于健康的反应。在患者哭泣时，可静静地陪伴在患者身边，递上一条毛巾、一杯水或轻轻触摸患者的肩部，握住患者的手；②鼓励患者倾诉悲哀的原因；③如果患者想独自安静地呆一会儿，应给他们提供适当的环境。

4. 与不断抱怨的患者进行沟通 对抱怨的患者护士应该：①允许他们抱怨；②认真倾听患者的意见；③对患者合理的要求应及时给予满足，若不能满足时，应转达给有关部门或人员，对不合理的要求不能满足的，应耐心地给予解释，取得患者的理解和合作。

5. 与病情严重者进行沟通 护士在与病情严重的患者交谈时应注意：①话语要简短；②谈话时注意观察患者的病情变化，体力是否可以支撑；③对意识不清的患者，可以用同样一句话反复地与之交谈，强化刺激；④对昏迷患者，触摸是一种较好的沟通方法，无论他是否能感知到，是否有反应，都应该反复地、不断地试图与其沟通。

6. 与感知觉有障碍的患者进行沟通

(1) 与视力受损患者的沟通：进行沟通时要注意①告诉患者你来了或你离开了病房，这一点对患者非常重要。由于患者视力差，不能看见你的到来或离去。突然出现在患者面前或突然地开口说话，有时会使患者出现惊恐感，而有时又会出现护士已经离开，但患者不知道，可能仍然不停地说话，这样对患者极不礼貌。所以当护士进入或离开病房时，应告诉患者，并通报自己的姓名；②给予患者足够的时间反应；由于患者视力差、年老或病重，对护士所传递的信息反应较慢，护士应给予足够的时间，让患者理解和回答，切忌催促患者、出现不耐烦情绪，同时要注意说话时语速要慢，语调要平稳；③鼓励患者表达自己的感受；④选择合适的沟通环境和时间；⑤与尚有残余视力的患者交谈，应面对患者，与患者保持较近的距离，便于患者观察非语言沟通的意思；⑥其他：给患者做任何操作或行动前，都应向患者做较详尽的解释；对周围的声响，护士应加以说明。

(2) 与听力受损患者的沟通：①在与听力受损仅具有残余听力的患者进行沟通时，应面对患者，让他看到护士的面部和口型时，才开始说话，增加身体语言的表达比例，以弥补由于听力受损引起的沟通障碍；②在与患者进行正式交谈时，要注意选择安静的环境避开探视时间；③交谈时适当大声，但避免吼叫，造成患者误解；④听力下障的患者，同样也感知不到旁人的到来，故护士应轻轻触摸患者，让他知道你已经来到；⑤交谈时应与患者距离靠近，必要时贴近患者外耳；⑥运用其他沟通方式弥补口语沟通的不足，如卡片、书写等。对由于手术原因引起的语言沟通障碍，如全喉切除的患者，可在术前与患者约定，如竖拇指表示“好、舒适”、伸示指表示喝水、伸小指表示解便等。如患者视力尚好，可用写字板、卡片写字或画一些图画、符号、标识传递信息，辅助以身体语言，如手势、面部表情等。

第5章 护士人文素养的表现形态——护士礼仪

具有人文素养的护士，其思想、情感、知识、素质等内在潜质在护理工作中表现出来的一种行为和习惯，就是在提高护士人文素养的护理实践中形成的，遵守护理交往中应该自觉遵守的行为规范与准则。

第1节 礼仪概述

礼仪是文化的象征，是人文素养的重要内容。它既为人立世之本，也是治国安民之策。

中国作为东方文明古国和东方文化的发源地，素有“礼仪之邦”的美誉。五千年的历史，形成了丰富多彩的东方文化。以儒家为主流的中国传统文化中，“礼”占有中心位置。儒家学派的创始人孔子教导他的弟子：“不学礼，无以立。”意为一个人欲想自立，必先要有“礼”的修养与功夫。又如荀子说：“古人无礼则不生，事无礼则不成，国无礼则不宁。”礼既是个人立身之本，又是国家治理之策。正如著名的思想家颜元所说：“国尚礼则国昌，家尚礼则家大，身尚礼则身正，心尚礼则心泰”。

现代，礼仪对整个社会而言，是社会文明的标尺，是社会主义精神文明建设的重要内容之一。对个人来说，礼仪作为人们人文素养的外在表现，通过人们的言谈举止，直接反映出一个人的整体素质和涵养的高低，在处理各种人际关系和事务中，直接影响人们事业的成败。只有懂礼仪的人才具有绅士风度、淑女风范，只有懂礼仪的人才总是温文尔雅、彬彬有礼，才能受到社交界的欢迎。礼仪在形式上看起来很简单，只不过是一个微笑、一声谢谢、一次举手之劳，但它是人们立身处世的无价之宝。在充满礼仪的氛围中生活，能使人感受到如阳光般温暖。

一名新时代的护士，学习基本的人际交往礼仪，不仅是提高人文素养的需要，也是适应护理工作的需要。在护理服务行业中，面对广大的护理服务对象，良好的护士礼仪与素养无疑是一剂疗效至佳的良药，对提高护理质量起着举足轻重的作用。

一、礼仪的溯源

（一）礼的起源

自从有了人，有了人与自然的关系，有了人与人之间的交往，“礼”便产生和发展起来。

礼的起源可一直追溯到原始社会。原始时代人们的心目中，天地鬼神是在冥冥之中主宰万物，干预人类意志的，所以必须先敬鬼神。据考证，甲骨文中的，就是现在的“礼”字。将进行解体，可分为“丰”、“山”、“豆”几个部分，传说“丰”是一条条的玉石，“山”是盛玉石的器皿，“豆”表示支器皿的架子。把在人们心中十分宝贵的玉石条按一定的规则摆在器皿中，并放在架子上供奉神灵就是礼。由此可见，礼的最初含义就是供神的形式。以后，逐步成为表示敬意或某种隆重仪式的通称。原始社会生产力落后，人们生活不能满足，安全没有保障。为了生存人们常常会有意无意地用一些象征性动作向同类表示自己的意向和情感，比如当不同部落的人相遇时，如果双方都怀着善意，便伸出一只手，手心朝前，向对方表示自己没有武器，并让对方抚摸掌心以表示亲近、问候之意，这些动作从偶然地表示某种意向到成为习惯，为社会认可，而自然地成为人们的行为规范。比如中国古代的“冠礼”，古代民族中的男子在年满20岁时，便为他举行隆重的加冠庆典活动，宣布并祝贺他长大成人。“冠礼”既是成人的标志，也是对他赋予成人责任的开始，要求他好好为人子、为人臣，这些风俗习惯则是“礼仪”的雏形，久之则形成了一定的程序、仪式，也形成了一种观念。

当然，礼还可特指奴隶社会或封建社会中贵族等级制的社会规范和道德规范，并成为中国伦理学的核心内容。

所以，《辞海》对礼的解释是：“①本谓敬神，引申为表示敬意的通称；②为表敬意或隆重而举行的仪式；③泛指奴隶社会或封建社会贵族等级制的社会规范和道德规范”。

（二）礼仪的发展

“礼”作为一种意识形态的具体表现形式，也在为适应人类文明的步伐而不断更新自己的内涵。“礼”在不同的历史发展阶段，所包含的阶级成分是不同的。原始社会，“礼”是一种意向情感的表达，是一种行为、一种习惯。因为当时物质文明还不够丰富，人们仅仅依靠精神力量管理社会，改造世界。到了奴隶社会和封建社会，统治阶级逐渐意识到用精神的力量约束人们的重要性，“礼”就成为了统治阶级的工具。虽然人们改造自然的能力有一定的提高，但在提高的过程中，等级制度也日益森严，执政者为了维护自己的统治，保持自己的地位，就借助“礼”来约束人们，管理社会。资本主义社会经济飞速发展，人们征服自然的能力有了很大的提高，开始依靠自己的力量，不信天地和鬼神，他们高喊“平等博爱”的口号，尽管这种“平等”是虚伪的，但“礼”的阶级成分也随着这种变化而不断减少，一步一步地脱去等级外衣开始向平民化发展，成为人们日常生活中不可缺少的润滑剂，并且渗透到社会生活的各个方面，它包括社会道德、习俗、宗教等，如跪拜礼的范围逐渐减少，一般在宗教仪式中，它已不是等级的表现形式。近代中国，随着西方侵略者的坚船利炮，及其政治、经济、文化、思想、道德的礼仪一同进入，一方面导致了中国传统文化秩序的破坏和瓦解；另一方面，资本主义的礼仪规范，在中国得以推广和实施，给中国的传统礼仪注入了生机。

在社会主义社会，劳动人民成为国家的主人，礼仪不再具有阶级性，人与人是平等的。“礼”成为避免冲突、维持社会秩序的行为规范，成为精神文明的重要组成部分。

在中国社会主义革命和建设时期，礼仪既继承和弘扬中华民族的传统美德，又学习和吸收其他国家和民族的一些礼仪，如人们之间的诚挚相处、互谅互让、舍己为人、助人为乐、尊敬老人、爱护幼小、路不拾遗、夜不闭户等。

改革开放后，随着东西方文化交流增多，西方的一些礼仪规范以更快的速度传入我国，如礼炮、交际舞会、名片等都是从欧洲传入我国的，使我国的礼仪规范又增加了许多新的符合国际惯例的因素。

各种礼仪并存，使我国礼仪呈现出一种勃勃生机，现代礼仪去掉繁文缛节、复杂琐碎的内容，吸收许多反映时代风貌、适应现代生活节奏的新形式。由于中国几千年的封建社会历史，传统礼仪中的一些糟粕仍在一些地方存在和盛行，影响和阻碍社会交往的进行。因此，目前我们要做的工作，一方面要继承、发扬中华民族在礼仪方面的优良传统，确定具有时代特色的社会主义礼仪规范；另一方面要在一个新的高度上与国际礼仪接轨，使我们的行为举止符合国际通用的礼仪规范。

二、礼仪的概念

礼仪是人们在社会交往中形成的并应自觉遵守的行为规范与准则；是对仪式、礼节的统称，它既可以指在较大、较正规的场合隆重举行的各种仪式，也可以泛指人们在社交活动中的礼貌礼节；是人们长期共同生活和相互交往中逐步形成，并以风俗习惯固定下来，其主要内容为礼貌、礼节、仪表、仪式等。

从不同的角度出发对礼仪有不同的理解。从个人修养角度，礼仪是一个人内在修养的外在表现；从道德角度，礼仪是为人处世的行为规范；从交际角度，礼仪是一种交际方式；从民俗角度，礼仪是一种待人接物的惯例；从传播角度，礼仪是一种相互沟通的技巧；从审美角度，礼仪则是内心美的必然外化。

礼貌指人们在日常交往中的相互尊重和良好的品质和行为。在待人接物时，礼貌通过仪表、仪容、仪态及言谈举止来体现。礼貌体现时代的风尚和道德的规范，体现人们的文化层次和文明修养。在日常生活中，人们难免发生这样或那样的矛盾，如果能够讲究礼貌，相互谅解，互相尊重，矛盾就会容易化解，生活就会充满友好和温馨。

礼节指人们在社会交往过程中表示敬意、问候、祝愿等惯用的规则和形式。尊敬师长，通过见到长辈或教师时问安和行礼等礼节来体现；欢迎他人的到来，通过见到客人时起立、握手等礼节表示。礼貌、礼节的关系：没有礼貌，就无所谓礼节；有礼貌，就必然伴有礼节。有礼貌而不懂礼节，容易失礼；懂礼节而无诚意，同样会失礼。

仪表指人的外表，包括容貌、姿态、风度、服饰等内容，是礼节的第一形象。仪，指人的外表，即体形和服饰的总和；表，即动作的形态，外表之美与优雅动作之美的总和构成了仪表美。为适应人类文明要求的礼节应讲究仪表美。

仪式指在一定场合举行的具有专门规定的程序化的规范活动，如开学典礼仪式、升旗仪式、开幕式、宣誓仪式、护士授帽仪式等。

三、礼仪的特征、原则和功能

（一）礼仪的特征

1. 共同性 礼仪是人类在共同生活的基础上形成的，同一社会中全体成员调节相互关系的行为规范。这种规范约束着人们在一切交际场合中的言谈举止；是人们在正规场合必须采取的“通用语言”；是衡量和判断他人是否自律、敬人的一种尺度；是一种约定俗成的自尊、敬人的惯用形式。因此，人们要想彬彬有礼、风度翩翩，就必须无条件地遵守礼仪。

2. 继承性 礼仪规范指人们通过长期的交往表现出来的礼仪以准则的形式固定下来且被人们所认可的，这种固定下来的准则沿袭下来形成了礼仪的继承性特点。礼仪规范不是一成不变，它随着人类社会的进步和发展而不断丰富。社会主义条件下的礼仪规范，是对以往人类文明行为准则中积极进步因素的继承和发展，它表现为人们之间的平等、团结、友爱、互助的新型关系。

3. 差异性 礼仪规范往往因时间、空间、对象的不同而有所不同。古代的某些礼仪在今天就不一定适用；外国的某些礼仪在中国也可能并不适用；对男人和对女人的礼仪有不同之处。

4. 时代性 礼仪随着社会发展而不断更新。主要体现在：第一，礼仪规范的发展受时间、地点、对象的约束；第二，随着改革开放的深入，东西方的政治、文化交流日益增多，相互渗透，我国的礼仪在传统的基础上被赋予新的内容。现代礼仪简明、实用、新颖、灵活，体现了高效率、快节奏的时代旋律。

5. 可操作性 规则简明、易学易会、实用可行，是礼仪的一大特征。礼仪既有总体上的原则、规范，又有一系列细节上的方式、方法和行为要求，对礼仪原则、礼仪规范加以具体的贯彻和实施，使之“言之有物”、“行之有礼”正说明这一点。礼仪的易行易记，能够为其广觅知音，被人们广泛地用于交际实践并认可。

6. 公德约束性 公德即社会公共道德，它是在一定社会范围内长期以来逐渐形成的一种被社会认可的行为规范。礼仪的公德约束性也就是礼仪与公共道德不违背的特征。礼仪虽然没有法律的强制力，但在人们生活中具有一种无形的约束力，通过家族、邻里、亲友、社会的舆论监督，往往迫使人们自觉地遵守它。

（二）礼仪的原则

在人际交往中，必须掌握一些具有普遍性、共同性、指导性的礼仪规律，即礼仪的原则。掌握了这些原则，将有助于更好地学习礼仪、运用礼仪。

1. 尊重原则 尊重是礼仪的情感基础，是建立友好关系的纽带和处理人际关系的准则。所谓尊重的原则，就是要求人们在交际活动中，对交往对象既要互谦互让，互尊互重，友好相待，和睦相处，更要将对交往对象的重视、恭敬、友好放在第一位，并且要做到敬人之心常存，不伤害他人的尊严，更不能侮辱对方的人格。掌握了这一点，就等于掌握了礼仪的灵魂。

2. 遵守原则 礼仪规范是为了维系正常的社会生活而形成并存在的，当它被人们认可并以某种形式固定下来时，社会上每个成员不论职位高低、财富多少、文化厚薄都应从一言一行、一举一动上自觉遵守执行。

3. 自律原则 学习应用礼仪，最重要的是要自我约束、自我控制、自我反省、自我对照、自我检点，这就是礼仪的自律原则。严于律己，就是要树立一种道德信念，规范行为准则，不断提高自我约束、自我克制的能力，自觉按礼仪规范去做。如不能慎独与克己，遵守礼仪则无从谈起，就是一种蒙骗他人的假话、空话。

4. 真诚原则 真诚就是要求在人际交往中以诚待人，言行一致，表里如一。只有心中充满真诚，具有自尊自重和尊敬他人的品格，才能表现出礼仪的精髓，做到“诚于中，形于外”。缺乏真诚，口是心非，弄虚作假，投机取巧，则有悖于礼仪的基本宗旨。

5. 适度原则 适度是要求人际交往中，为了保证取得成效，必须注意技巧，合乎规范，特别要注意把握分寸，认真得体。做到不越轨，不过度，不偏不倚，雅而不俗，淡而不腻；既要彬彬有礼，又不卑躬屈膝；既要热情大方，又不轻浮谄谀。运用礼仪时，假如做得过了头或不到位，都不能恰到好处地表现自己的自律、敬人之意。

6. 从俗原则 由于地域、民族、文化背景的不同，人际交往中存在着“十里不同风，百里不同俗”的现象，因此，交往中不应惟我独尊，以我为准，随意批评或否定他人的习惯做法，必要时应做到入乡随俗。遵守这一原则，会使人对礼仪的应用更加得心应手，更有助于人际交往。

（三）礼仪的功能

人际关系影响着一个人生活的诸多方面，如人与人之间的情感联络、信息沟通、问题的解决等，都离不开礼仪的沟通和协调。2000年12月12日香港《公正报》在《社会有礼祥和》一文中说：“富者有礼高质，贫者有礼免辱，父子有礼慈孝，兄弟有礼和睦，夫妻有礼情长，朋友有礼义笃，社会有礼祥和”。这是对礼仪作用的精彩诠释。那么礼仪有哪些作用呢？

1. 协调、改善人际关系 由于礼仪的基本原则是敬人律己，真诚友善，因而它能联络人们相互之间的感情，架设友谊的桥梁，协调各种人际关系，营造一个和谐友善的社会氛围，有助于建立和发展人与人之间相互尊重和友好合作的新型关系。通过礼仪规范彼此的交际活动，可以更好地向交往对方表达自己的尊重、敬佩、友好与善意，增进彼此的了解与信任。

2. 加强自身修养、促进社会文明 社交礼仪是社会文明的重要组成部分，又是促进社会文明和提升个人素质的好形式。人际交往中，礼仪往往是衡量一个人文明程度的准绳。礼仪不仅可表现一个人的交际技巧，还可反映其气质风度，道德情操，阅历见识，精神风貌，更能展示一个人的教养如何。因此，古往今来的中外有识之士非常重视礼仪教育，并且将它作为“修身、齐家、治国、平天下”之本。中国自古有“亲师友、习礼仪”的优良传统，在当代中国，礼仪教育更成为社会主义精神文明建设的重要内容和推动精神文明建设的好形式。礼仪教育受到这样的重视，就是因为礼仪有利于促进社会文明。

3. 美化生活、净化社会风气 形象可反映教养，教养可反映素质，而素质又体现于细节之中，这些细节不仅是个人形象的展现，而且是人类文明的标志之一。一个人的仪容、表情、举止、服饰、谈吐，虽表现的是个人形象，但实质上反映的是一个社会群体的整体素质、整体教养。因此，学习运用礼仪，更规范地设计和维护个人的形象，展现个人风度，不仅可充分美化自身，更有助于净化社会风气，提高个人乃至全社会的精神品位。

4. 塑造良好个人、组织形象 歌德说：“一个人的礼貌，就是一面照出他的肖像的镜子”。现代社交礼仪，就是研究塑造和维护人们社交形象的学问，学习、应用社交礼仪，使自己仪表堂堂，风度翩翩，应对进退，表现不俗，自然会塑造出良好的个人形象。

四、护理礼仪的重要性及培养

在社会交际生活中，每个人都是一个角色，每个人在不同的场合扮演不同的角色与人交往。以个人身份去待人接物，表现的纯粹是个人形象；以个人代表组织或单位去与人或单位交往，表现的是组织或单位的形象；一个人的言谈举止则被外界视为一个民族、一个国家的形象。为了让我们的个人形象、单位形象和国家的形象更美好，我们每个人都应学习、应用现代社交礼仪。

（一）护理礼仪

护理礼仪属职业礼仪的范畴，是护理工作者在进行医疗护理和健康服务过程中，为了塑造个人和组织的良好形象，所应当遵循的尊重病人、尊重病人亲属及其他工作人员的礼节和注重仪表、仪态、仪容等方面的规范或程序。

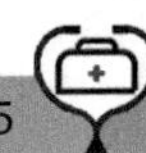

护理礼仪既是护理工作者修养素质的外在表现，也是护理人员职业道德的具体表现。

（二）护理礼仪的重要性

随着科技水平的不断提高和发展，人们对健康标准的重新认识，医学模式已从过去的生物医学模式转变到今天的生物—心理—社会—医学模式，护理模式也由原来“以疾病为中心”的功能制护理转向今天的“以人的健康为中心”的整理护理。护理服务的范围已由院内延伸到院外（家庭、社区等）。时代的进步、社会的发展、人们文化层次的提高，对医疗护理的要求也随之提高，已不仅仅满足于“诊断明、护理好”就行了，而是在“诊断明、护理好”的基础上，又有了合理地享受舒适服务的需求。改革开放的进一步深化，医院护理服务和国际标准愈发接近，21世纪的护理是文化的护理，这就对护理人员提出了更高层次的要求，不仅要具备扎实的专业理论知识，还要有丰富的人文学科相关知识，同时应不断提高和完善自己的接待服务水平。这种接待服务中，有很大一部分是服务礼仪的问题。

医学模式的转变，使卫生服务的范围已扩大到整个社会，护理内涵的重新界定，也使护理服务对象从“病人”扩大到“人”。护理工作者的言谈举止，一颦一笑都会给服务对象的心理和健康产生很大的影响，所以护理人员得体的举止、恰当的言谈等良好的礼仪行为对服务对象的身心健康将起到非医药所能及的效果。从某种意义上说护理人员学好礼仪、养成良好的职业修养，同样是我国卫生事业发展的需要，是为人类的健康事业作贡献。

（三）护理礼仪修养的培养

礼仪在很大程度上可反映出一个人的风度和修养。这种风度和修养不是天生的，也不一定完全是自发形成的，而主要是在后天不断学习、摄取各方面知识的过程中，在各种人际交往的过程中自觉修养而成的；不是一蹴而就的，而是在实践中逐渐学习、积累而成的。护理人员礼仪修养的养成需要长期的知识积累、情操陶冶和实际锻炼，应当从道德修养、个性修养、心理素质、文化知识等方面进行全面的素质培养。

1. 加强道德修养 道德修养对一个人的行为有着十分重要的影响，礼仪是社会道德的一种载体，礼仪修养与道德修养是密不可分的。一个人礼仪修养水平的高低，是受其道德修养水平制约的，优良的道德品质本身就是一种魅力。有德才会有礼，无德必定无礼，修礼必先修德，大力加强道德修养对于提高礼仪修养水平是十分重要的。

护理人员高尚的职业道德、良好的礼仪修养对于改善护患关系，塑造良好职业形象，纠正行业不正之风，实现医疗卫生服务行风的根本好转起着重要的作用。因此，每位护理工作人员都应当严格遵守护理职业道德规范，注重礼仪，自觉维护“白衣天使”的崇高声望。

2. 注重个性修养 个性指一个人在他的行为中表现出来的内心活动和精神面貌，反映出一个人的涵养。加强礼仪修养，必须注重个性的自我完善，礼仪修养应建立在健康、良好的个性的基础上。个性主要包括个人的气质、性格和能力。

（1）气质：一个人真正魅力之所在，它的美会在一个人的言谈话语、举手投足、待人接物中表现出来。这种美是自然而然地流露，不是刻意生硬地模仿，没有良好的气质，礼仪也就无从谈起。因此，加强礼仪修养必须从培养良好的气质做起。

（2）性格：在待人接物时要做到大方得体，礼仪有加，必须要有健康的性格，健康的性格是完美个性形成的基础。护士健康的性格应表现为高洁、敏锐、勤勉、认真、诚实、果断、耐心、公正、大度。青年期是性格的塑造期，进入青年期的护士，入校前可能有明显的个性差异，但因为正处在性格塑造期，这就为适应护理需要而培养良好性格提供了有利条件。因此，护士入校开始，就应重视职业性格的塑造和养成教育。

（3）能力：交往的成功与否，关键在于人的能力。能力主要包括协调能力、观察能力、应变能力、自控能力、沟通交流能力等。在与人交往中发生意想不到的事情时，要做到不失礼，就需要有较强的应变能力；讲究礼仪，就必须能够有效地调整和控制自己的情绪，具有较好的自控能力；注重礼仪，就应注意多用敬语，

委婉地去表达自己的观点，做到忠言也能“顺耳”，具备较好的沟通交流能力等。

个性修养需经过长期的努力，是一个逐步熏陶、潜移默化的过程。护理职业的特殊性，要求护理工作者必须培养出一种富有爱心、耐心、细心和责任心的完美个性。

3. 提高心理素质 现代礼仪的施行要求人们具备良好的心理素质，保持积极的心态。没有健康积极的心态，就很难在待人接物时表现出主动热情，也不可能做到彬彬有礼、自尊自信。

现代护理学是研究如何诊断和处理人类对存在的或潜在的健康问题作出反应的一门科学。强调“人的行为反应”，表现在人们对一件事从生理、心理、社会、文化和精神诸方面的行为反应。如心肌梗死病人的行为反应可以表现为：①生理表现：疼痛、胸闷、气急；②心理表现：害怕、恐惧；③社会表现：亲属、单位的关心；④文化表现：对疾病有关知识的认识和理解；⑤精神表现，是否被护士和医生重视与尊重。

从这一“人的行为反应”过程可以看出，护理服务的对象在心理上对护理人员的依赖性。要想帮助“病人”在心理上战胜疾病，护理人员自身没有一种良好的心理素质和健康的心理状态，就很难为病人提供优质礼貌的服务。

4. 丰富科学文化知识 在社交活动中，具有较高文化修养的人才懂礼貌、讲礼节，才思考问题周到、处理问题妥当，往往受人欢迎。

护理是现代文明社会不能缺少的职业，它是在社会科学、自然科学理论指导下的一门综合性应用科学。如今整体护理体系的建立，对护士提出了更高的要求。首先，护理专业工作者必须具备丰厚的专业基础知识；其次，在现代护理中，对病人的护理不仅强调“护病”，更强调“护人”。而人是既具有生物属性，又具有社会属性的高级动物，由于其各自的出生背景、成长经历、所受教育、所处环境、经济地位、社会地位、职业特点的不同，有着十分复杂的心理现象，在患病期间表现尤其突出。所以，护士除具备医学护理专业知识外，还应具备心理学、伦理学、社会学、人际沟通学等人文科学知识，以全面提高个人文化素养，才能真正做到“知书识礼”。

总之，学习礼仪，不是单纯的动作表演、姿态训练及语言的规范化，礼仪必须以良好的素质为基础。慧于中才能秀于外，一个人无论具备多么优越的先天条件，无论经过多么精心的打扮，或受过再多严格的训练，如果不努力提高自己的内在素质，那么礼仪也只是一种缺乏内涵的机械模仿。所以，加强礼仪修养必须把重点放在提高内在素质上。

第2节 日常生活礼仪是护士礼仪的常识

护士是一个多功能的角色。护士工作的对象是人，护士在生活、工作中要与各种各样的人交往，在护士人际交往中同样不可避免地要遵从大多数人认同的交际准则和规范。护士在日常生活中学习必要的交往礼仪常识，有助于护理人员的社会交往，也有助于在护理工作中建立良好的人际关系。

一、握手礼仪

(一) 握手的含义

聚散忧喜皆握手，此时无声胜有声。握手，是世界上最通用的礼节，也是人们日常交际的基本礼节。有一首顺口溜说道“相逢点头笑，握手问个好，笑容挂眉梢，心儿甜透了。”握手是社交活动中一个神秘的使者。对陌生的人，握手是结成友谊的桥梁；对远方的来客，握手能表达深厚的感情；对爱恋的人，握手是心灵的交流；对住院病人来说，握手是信心、力量和鼓励。

(二) 握手的场合

什么时候宜握手？它通常取决于双方的关系、现场的气氛以及当事人个人的心情等多种因素，一般有下面几种情况：在你被介绍与人相识时；与友人久别重逢时；社交场合突然遇熟人时；客人到来与送别时；拜托别人时；与客户交易成功时；别人为自己提供帮助时；向人表示祝贺、感激、鼓励时；劝慰友人时。握手应本着“礼貌待人，自然得体”的原则，并灵活地掌握与运用握手礼的时机，以显示自己的修养与对对方的尊重。

(三)握手的要求

握手虽然简单,但握手动作的主动与被动、力量的大小、时间的长短、身体的姿势、面部的表情及视线的方向等,往往表现握手人对对方的不同礼遇和态度,也能窥视对方的心理奥秘。因此,握手是大有讲究的。

1. 掌握握手的先后顺序 在比较正式的场合,行握手礼是最重要的礼仪问题,关键是握手双方应当由谁先伸出手来,“发起”握手。倘若在与他人握手时,轻率地抢先伸出手去而得不到对方的回应,将会造成令人非常尴尬的局面。因此,握手礼的先后顺序,应根据握手双方的社会地位、年龄、性别和宾主身份来确定,应遵循“尊者决定”的原则,即尊者先伸手才能相握。在上级与下级之间、长辈与晚辈之间,应是前者先伸手,后者先问候,待前者伸手后才能相握;在男士与女士之间,女士伸手后,男士才能相握,如女士无握手之意,男士可点头或鞠躬致意即可,若男方已是祖辈年龄,则男方先伸手也是适宜的;在宾主之间,客人抵达时应由主人先伸手表示欢迎,客人告辞时,应由客人先伸手表示辞行,主人才能相握,否则便有逐客之嫌。

某些特殊情况下,若是一个人需要与多人握手;则握手时亦应讲究先后次序,由尊而卑,即先年长者后年幼者,先长辈后晚辈,先老师后学生,先女士后男士,先已婚者后未婚者,先上级后下级,先职位、身份高者,后职位、身份低者。在社交场合,当别人忽视握手礼的先后顺序而已经伸出手时,都应毫不迟疑地立即回握,拒绝他人的握手是不礼貌的。在公共场合,握手的先后顺序主要取决于职位、身份,而在社交、休闲场合,则主要取决于年龄、性别与婚否。

2. 注意握手时的神态 与人握手时,神态应专注、热情、友好、自然。在通常情况下,为了表示尊敬握手时上身略微前倾,头略低一些,面含笑意,目视对方双眼,并且口道问候。切勿显得三心二意,敷衍了事,漫不经心,傲慢冷淡。如果在此时迟迟不握他人早已伸出的手,或是一边伸手,一边东张西望,目中无人,甚至忙于跟其他人打招呼,都是极不礼貌的。

3. 把握握手的时间 在通常情况下,握手的时间长短,可因人、因地、因情况而异。初次见面者,握手后上下摇一两下即可,一般控制在三四秒之内。如果握手时间过短,两手相触即分开,好似走过场,又像是对对方怀有戒意;而时间过久,尤其是拉住异性或初次见面者的手长久不放,则显得有些虚情假意,甚至会被对方怀疑为“想占便宜”;在多人相聚的场合,不宜只与某一人长时间握手,以免引起他人误会。

4. 掌握握手的力度 握手时,为了向交往对象表示热情友好,应当稍许用力,与亲朋故友握手时,所用的力量可以稍微大一些;与异性以及初次见面相识者握手时,则千万不可用力过猛。总之,在与人握手时不可毫不用力,不然就会使对方感到缺乏热忱,敷衍了事,但也不宜拼命用力,否则会使对方感到尴尬难堪,甚至怀疑有示威挑衅之嫌。

握手时应遵循以下规则:①握手者应心存真诚,面带微笑的表情。②握手应热情有力,避免“钓鱼式”(手指刚与别人相握,就急如像钓鱼一样抽回自己的手,这意味着对对方的轻视);“死鱼式”(指将手像死鱼一样伸出,没有热情和诚意,任凭对方如何相握,一般常见于缺乏社交经验的人);抓指尖式(指握手时不待手掌相贴就草草完事的方式,表示对对方的冷淡或距离)握手。③作为主人、上级或女性,应主动伸手与人相握。④不应戴手套与人握手。⑤男性一般不抢先与女性握手。⑥握手时应保持适当的目光接触。⑦对德高望重的前辈应握双手,并同时鞠躬以示尊敬。

二、介绍礼仪

介绍是社交和接待活动中普遍的礼节,是见面相识和发生联系的最初方式。介绍可以在许多场合进行,如宴会、舞会、亲友聚会、寿庆、婚礼、会议、商店,甚至是路上相遇等,介绍有自我介绍、他人介绍、集体介绍,无论哪种介绍,都必须遵守一定的礼仪规范。在社交场合,正确地利用介绍礼仪,不仅可以扩大自己的交际圈,广交朋友,而且有助于展示自我、宣传自我,并且替自己在人际交往中消除误会,

减少麻烦。

(一) 自我介绍的礼仪要求

自我介绍就是在必要的社交场合,将自己介绍给其他人,以使对方认识自己。

1. 基本程序 自我介绍时,先向对方点头致意,得到回应后再向对方介绍自己的姓名、单位和身份;介绍时,可掌心向内,轻按左胸,但不能用拇指指向自己;介绍时,表情要自然、亲切,注视对方,举止庄重、大方,态度镇定而充满自信,表现出渴望认识对方的热情。如果担负一定的领导职务,不要一见面就自我夸示,只能说我在某单位工作。

2. 选择时机 自我介绍一般选择在初次见面或对方有兴趣的时机,一般以半分钟为宜,特殊情况也不宜超过1分钟。自我介绍的内容应繁简适度,态度谦虚,注意礼节,在进行自我介绍时,应实事求是,既不能把自己抬得过高,也不要自卑、贬低自己。

3. 名片介绍 自我介绍除用语言之外,还可借助名片、介绍信、工作证等信物证明自己的身份,以增强对方对自己的信任。现在的名片是一种经过设计,能表示自己身份、便于交往和执行任务的卡片,是当代社会人际交往中一种最经济实用的介绍性媒介。

(1) 递交名片的礼仪:递交名片时,应郑重其事,最好是起身站立,走上前去,用双手或右手持名片,将名片正面对向对方,上身呈现15°鞠躬状递给对方。如果对方是少数民族或外宾,最好将名片上印有对方认识文字的一面呈与对方。与他人交换名片时,应讲究先后次序,或由近到远,或由尊而卑。双方交换名片时,正规的做法是,位卑者首先把名片递给位尊者。将名片递给对方时,口头上最好有所表示,可以说:“请多多关照”、“以后保持联系”等等。

交换名片时注意不可用左手递交名片,不可将名片举得高于胸部,不可以用手指提夹着名片给人。

(2) 接受名片的礼仪:当他人表示要递名片给自己或交换名片时,应立即停止手中所做的一切事情,起身站立,面含微笑,目视对方,双手或右手接过名片。同时,应口头道谢,或重复对方说过的谦词、敬语,不可一言不发。接过名片后要从头至尾认真看一遍,若有疑问,则可当场向对方请教,此举意在表示重视对方。若接过他人名片后看也不看,或弃之桌上,或马上装进口袋,或拿在手里折叠,都是失礼的行为。若需当场将自己的名片递过去时,最好在收好对方的名片后再递,不要一来一往同时进行。

(3) 索要名片的礼仪:需要向对方索取名片时,可主动递上自己的名片说“我们可以交换一下名片吗?”并询问对方:“今后如何向您请教?”此法适用于向尊者索要名片;或者说“以后怎样与您联系?”此法适用于向平辈或晚辈索要名片。

如果没有必要,最好不要强索他人名片。当他人索取本人名片,而自己又不想给对方时,应以委婉的方式拒绝,可以说:“对不起,我忘了带名片”,或者说“抱歉,我的名片用完了”等。

(二) 他人介绍的礼仪要求

他人介绍是经第三者为彼此不相识的双方引见、介绍的一种方式。第三者介绍通常都是双向的,是将被介绍双方均作一番介绍。有时,也可进行单向的介绍,即只将被介绍人一方介绍给另一方。其前提是前者了解后者,而后者不了解前者。

1. 介绍的顺序 在较为正式、郑重的场合进行的介绍要先后有序。介绍中,先提到某人的名字是对某人的尊重,即为尊者,而后一个人则是被介绍对象。介绍中要遵守“尊者优先”这一国际公认的规则,应将职位低者介绍给职位高者,将年轻者介绍给年长者,将年龄和职务相当的男士介绍给女士,将客人介绍给主人,将未婚者介绍给已婚者,将个人介绍给团体,将晚到者介绍给早到者。

2. 介绍人的神态与手态 当他人做介绍时,态度要热情友好,语言要清晰明快。站在被介绍双方之间,面带微笑,手的正确姿势应抬起前臂,五指并拢伸直,手掌向上倾斜指向被介绍者,但介绍人不能用手拍被介绍人的肩、胳膊和背等部位,更不能用示指指向被介绍的任何一方。

3. 介绍人的陈述 介绍人作介绍时应先向双方打招呼,使其有思想准备。介绍语宜

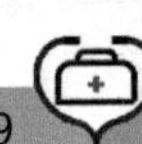

简明扼要，分寸恰当，使用敬辞。一般不介绍私人生活方面的情况，如居住地址、婚姻之类。在较为正式的场合可以说："尊敬的××先生，请允许我向您介绍一下……"或说："××，这就是我向您常提起的××"。在介绍中一般不介绍私人生活方面的情况，并且要避免过分赞扬某个人，给人留下厚此薄彼的感觉。

4. 对介绍的应答 一旦被介绍，你就成了大家注意的中心。除长者、尊者可就座微笑或略欠身致意外，一般均应起立，微笑致意并伴有"认识您很高兴"，"幸会、幸会"之类的话语，并走向对方握手，表示信任和尊重。在宴会桌、会议桌前也可不起立，被介绍者只需略欠身微笑、点头有所表示即可。

(三) 集体介绍时的礼节要求

集体介绍分"单向介绍"和"多向介绍"两种。集体介绍的顺序比照"他人介绍"的顺序，并考虑"单向介绍"和"多向介绍"的特点。

单向介绍，如演讲、报告时，只介绍主角；如为两个团体进行介绍，应先介绍东道主或人少的一方，并注重身份、地位，对尊者最后介绍。多向介绍则由尊而卑，或由近而远，其排列方法：或以负责人身份为准，或以单位规模为准，或以抵达的时间为准，或以座次为准，或以距介绍者的远近为准。集体介绍的内容与他人介绍相同。

(四) 介绍后的礼节

刚认识的双方要互致问候，寒暄，行礼（握手礼、鞠躬礼等）。介绍过后，如有名片则互相交换名片，如属应酬式的介绍则可不必。一般情况下，介绍别人认识后，介绍者不宜抽身便走，特别是男女间相识，应稍停片刻，以引导双方交谈，待他们能够交谈后，再托词离开。

三、电话礼仪

(一) 电话

电话已成为现代人重要的、不可缺少的联系交际工具之一。在社会交往中，人们普遍使用电话来进行联络工作和沟通情感。虽然电话联系不是面对面的交往，但同样在电话中也能反映出通话人的素质与礼仪修养。因此，在使用电话时务必要自觉地维护自己的"电话形象"。

1. 拨打电话的礼仪 使用电话时，发起者一方为发话人，通常居于主动、支配的地位。发话人在打电话时，要注意以下几个方面。

(1) 时间适宜

1)通话时间的选择：最好是双方预约的时间，或是对方方便的时间。除有要事必须立即通告外，不要在他人休息的时间之内打电话。如早晨7点以前、晚22点以后和用餐及午休时间。

给海外人士打电话，要先了解一下时差，不要不分昼夜，否则会骚扰他人。打公务电话尽量要公事公办，不要在对方私人时间，尤其是节假日去打扰别人。若有意识地避开对方通话高峰时间、业务繁忙时间、生理厌倦时间，打电话的效果会更好。

2)通话长度：一般情况下，每一次通话时间应有所控制，以短为佳，宁短勿长。打电话尽量遵守"3分钟原则"，即发话人应当自觉、有意识地将每次通话的长度限定在3分钟内。

(2) 内容简练

1)事先准备，简明扼要：通话前最好把受话人的姓名、电话号码、通话要点等，一一列清。发话人讲话必须务实，问候完毕，即应开宗明义，直言主题，不讲废话，更不要吞吞吐吐，含糊不清。

2)适可而止：作为发话人，应自觉控制讲话长度。要讲的话说完后，即应当机立断，终止通话。由发话人终止通话，是电话礼仪的惯例，也是发话人的一项义务。使用公用电话，而身后有人排队时，一定要自觉主动地尽快终止通话。

3)语言文明：在通话时，发话人不能使用"脏、乱、差"的语言，而必须使用三句"电话基本文明用语"：①首先恭恭敬敬问候一句"您好！"然后再言其他，切勿一上来就"喂"，或是开口便道自己的事情；②问候对方后须自报家门，以便对方明确"来者何人"；③在准备终止通话时，应先说一声"再见"，使自己待人以礼的形象显得有始有终。

4)态度文明：发话人除语言要规范外，在态度上也应该温文尔雅。对于受话人，不可厉

声呵斥、粗暴无礼，也不要低三下四、阿谀奉承。

电话若需要总机接转，勿忘对话务员问上一声"您好"，结束时表示"谢谢"。另外，也可使用"请"、"劳驾"、"麻烦"之类的词。若要找的人不在，需要接听电话的人代找，或代为转告、留言时，态度更应文明礼貌。

通话时电话突然中断，依礼需由发话人立即再拨，并说明原因。若拨错了电话，应对接听者表示歉意，不要一言不发，挂断了事。

5）举止文明：打电话时不要把话筒夹在脖子下，抱着电话机随意走动，或是趴着、仰着，或是高架双腿与人通话。拨号时，以笔代手也为失礼。

通话时，声音宁小勿大，话筒与口部保持3cm左右的距离。终止通话时应轻放话筒。

2. 接听电话的礼仪 在整个通话过程中，受话人虽然处于被动地位，但也必须遵守一定的礼仪规范。

（1）受话时的礼仪

1）接听及时：在电话礼仪中有一条"铃响不过三"的原则，即接听电话以铃响3次左右拿起电话最为适宜。因特殊原因，铃响过久才接的电话，必须在通话前向发话人表示歉意。正常情况下，不应该不接听事先约定的电话。要尽可能亲自接听电话，不要随便让别人代劳。

2）应对谦和：拿起话筒后首先向发话人问好并自报家门。在私人寓所接听电话时，为了自我保护，有时可以用电话号码作为自报家门的内容，或者不报家门。若接到误打进来的电话，要耐心向对方说明，如有可能，应向对方提供帮助。

通话时，不论何种情况都应聚精会神地接听，对发话人的态度要谦恭友好。当对方身份较低或有求于自己时，更应表现得不卑不亢。

通话终止时，不要忘记向发话人道"再见"。当通话因故中断后，要等候对方再次拨入。

3）主次分明：接听电话时，不要做与此无关的事情，不要对发话人表示"电话来得不是时候"。在不宜接听电话的时候有人来电话，应向对方说明原因，表示歉意，并另约时间，届时由自己主动打过去；约好下次通话时间后，即应遵守，在下次通话开始时，勿忘再次致歉。通话时，适逢另一个电话打了进来，切忌置之不理，可先向通话对象说明原因，要其勿挂断电话，稍等片刻，然后立即去接另一个电话，分清两个电话的轻重缓急，再做妥善处理。

（2）代接电话的礼仪

1）礼尚往来：在日常生活中，经常会为他人代接、代转电话。接电话时，若对方所找的人不是自己，不要口出不快，拒绝对方的请求，或托辞不找，尤其是不要对对方所找之人口有微辞。

2）尊重隐私：代接、代转电话时，不要向发话者询问对方与其所找之人的关系。当别人通话时，不要在旁倾听，更不要插嘴。

3）记录准确：若发话人要找的人不在，可在向其说明后，问一下对方是否需要代为转达，如对方有此要求时，应相助于人。对发话人要求转达的内容最好认真做好笔录，在对方讲完后，还应重复一遍，以验证自己的记录是否正确。

4）传达及时：代接听电话后，要尽快设法找到本人传达电话内容，以免误事。

（二）移动通讯

手机、寻呼机等移动通讯工具是现代化的无线通讯工具，具有使用方便快捷的特点，它加快现代人的生活节奏，也提高人们的生活质量。然而，人们在享用现代物质文明的同时，更应注意现代精神文明的建设。现代通讯工具使用的礼仪规范是精神文明的具体体现，因此，在使用手机等移动通讯工具时也必需遵守必要的礼仪要求。

1. 放置到位 携带手机、寻呼机者，应将其放在不易察觉之处，一般放在随身携带的提包内、衣袋内。有些时候，可挂在腰部，或暂交秘书、会务人员代管。

2. 遵守公德 在一些寂静、严肃的场合，应关掉手机、寻呼机，以免其鸣叫声影响别人，干扰秩序。在正式场合，不宜当众使用手机。若确实需要使用手机时，应暂时告退，另找一个僻静地方通话。如若在公共场合使用手机，应侧身并轻声讲话。无论场合是否适宜，旁若无人地大声讲话，会让周围的人觉得是在有意张扬，同时也是一种对他人的妨碍。

3. 注意安全　使用移动通讯工具时，必须牢记安全至上的原则。在驾驶车辆时，不宜使用手机或查看寻呼机号码，以免导致交通事故；乘坐飞机时，必须自觉地关闭手机，以免干扰电子讯号，影响飞机安全；不要在医院特殊病房内使用手机，以免妨碍治疗等。

4. 保证畅通　看到未接电话，要及时回复电话，无特殊的原因，与对方联络的时间不要超过5分钟。拨打他人电话后，应等候对方10分钟左右，在此期间，不宜再同其他人联络，以防电话占线。应及时交费，以免因欠费停机而影响与外界的联系。更换了手机或寻呼机号码时，应尽快告知自己的主要交往对象，以保证彼此联络通畅，也不失礼于人。

5. 尊重隐私　手机的号码属个人专有，如主人不愿意可不告诉他人，也不应当随便打探他人的手机号码，更不应当不负责任地将别人的手机号码转告他人。同样，也不要随便借用别人的手机。

四、进餐礼仪

餐饮，自古以来是人们进行友好交往、团聚欢庆、联络感情、畅叙友谊的重要社交方式。餐饮礼仪不仅可以表达不同国家、不同民族、不同地区的饮食习俗，还可以折射出一个人深层次的文化内涵，同时也是人们社会心理和文化修养的不自觉表露。进餐时总的要求是自然、从容，举止文雅。

（一）入席礼节

入席就座要服从主人安排，并对其他宾客表示礼让。一般是主人陪同主宾率先在主桌落座，其他宾客接着按主人的安排，在领位员引导下，在安排的桌次和位次上“对号入座”。入席一般是身份高者、年长者、女士先入席，其他人员随后依次入席。

（二）坐姿

（1）入席后坐姿要端正，上身保持挺直，双腿靠拢，两足平放，不能将两腿交叠或抖动、摇晃腿部。

（2）用餐时，身体与餐桌的距离以便于用餐为度，一般保持一个半拳头的宽度为宜。手臂不要张开，双手腕放在桌缘或相握放在自己的膝前，以免妨碍别人。忌讳边吃边挪动身子。

（三）进餐

古语说：“主不请，客不尝”。当主人提示客人用餐后，方可进餐。主人或其他宾客敬酒、介绍菜肴时，应停止进食，正坐恭听，不可和旁人交头接耳。主人向客人敬酒，应起立回应。吃东西时，应一小口一小口地吃，咀嚼要闭嘴不要发出声来，也不要一边嚼食一边说话。席间，对筷子的使用也有讲究，请注意如下五忌：①半途筷：夹住菜肴又放下，再夹另一种；②游动筷：在菜盘里挑拣，或上下翻动；③窥筷：手握筷子，目光在餐桌各盘碗上瞄来瞄去；④签筷：以筷当牙签，挑捅牙缝；⑤吮筷：用嘴吮吸筷头上汤汁。正确夹菜也是进餐过程中必须掌握的礼仪规则。通常情况下，应等主人、主宾、长者先夹后再夹。夹菜一般应等转台旋转到自己面前时，在菜盘靠自己的一侧时夹菜。不要把筷子伸到离自己太远的菜盘里，更不要站起来夹菜或在盘内乱翻动，寻找自己喜爱吃的食物。为别人夹菜应使用公用筷子。进餐中，嘴里的骨头和鱼刺应用筷子夹放在垫盘上，吃剩的菜、用过的勺也应放在垫盘内。

（四）交谈

宴会上，每个人都会与同桌的人交谈，尤其是左邻右座，静坐不语是失礼的行为。交谈时既要注意谈话的内容，又要讲究谈话的艺术，宜选择轻松、愉快的话题并遵守交谈礼仪。交谈的忌讳：只与几个熟悉的人交谈而不理睬其他人；高声谈笑，喧宾夺主；说话时与人交头接耳；别人谈话时随便插话；话题涉及对方禁忌或隐私。与人交谈时尽量不用手势，以免碰到别人身上或打翻杯碟。交谈时务必用餐巾拭嘴，以免食物残留唇边，影响雅观。

（五）禁忌

进餐时禁忌打嗝、打喷嚏、咳嗽、擤鼻涕、剔牙等动作。如忍不住打了嗝，要立即向周围的人道歉；若控制不住要打喷嚏或咳嗽时，应用手帕捂住口鼻；有鼻涕流出时可用手帕擦拭，也可去洗手间解决；必须剔牙时，也得用餐

巾或一只手捂在嘴边剔。除此之外，女士席间不能当众补妆、抽烟，男士不要戴着帽子进餐。

五、馈赠礼仪

馈赠，也叫礼品赠送，是人际交往中一种表达友情、敬重和感激的常用形式，它能在赠受双方架起一座心心相通的桥梁。中国人一向将礼尚往来作为人之常情，作为社交应酬、拜访的需要。馈赠礼仪是礼品的选择、赠送和受赠过程必须遵守的惯例和规范。

(一) 馈赠的原则

互赠礼物是情感的物化，通过这样一种馈赠活动，使交往双方情感得到交流，友谊得到发展。当然并不是馈赠礼物都能达到相应的目的，如礼物太轻或礼物不当而陷入难堪境地，礼物太重则商业味太浓，显得庸俗。因此，要达到馈赠的目的，必须熟知送给谁(WHO)，为什么送(WHY)，送什么(WHAT)，如何送(HOW)，何时送(WHEN)，在什么场合送(WHERE)。即馈赠的六要素，又叫“六W原则”。

1. 馈赠的对象是谁(WHO) 馈赠的关键不在礼品的轻重，而在礼品对于馈赠者来说能否以礼传情、寓于真情。馈赠礼品给谁是馈赠者馈赠礼品时首先要考虑到的因素，应注意受赠者的兴趣、性格、年龄、职务、知识、品位等，所以因人而异、投其所好、注重实用、把握适度，乃是馈赠的要诀。

2. 馈赠的目的是什么(WHY) 馈赠礼品有各种各样的目的，如探望患者、庆贺生日、恭贺新禧、亲友远行、拜访做客等。如果馈赠的目的不明确，就很难使对方满意。恭贺新禧宜馈赠具有装饰和利用价值的礼品；探望患者馈赠礼品和水果，都能使对方感到亲切和愉快，如果将这两种情况颠倒一下，效果就截然不同。在亲友交际中，以薄礼淳朴为本，是中华民族的优良传统之一。

3. 馈赠什么礼品(WHAT) 馈赠什么样的礼品要根据馈赠对象的需要、馈赠目的精心选择，投其所好，避其所讳。一般来说，出乎受赠者意料而且是他向往已久的礼品，才是最受欢迎的礼品。

4. 怎么送达(HOW) 馈赠的方式有亲自赠送、托人传达和委托邮局、快递公司、礼仪公司代赠三种方式，当然前者更显得郑重其事。

5. 什么时候送达(WHEN) 馈赠要把握时机。选择恰当的时机，可以使赠礼自然亲切。如节假良辰、婚丧喜庆、临别远行、看望老人、病灾慰问、谢客酬宾等，在这些时候馈赠一些适合受礼者需要的礼品，会使对方备感亲情和厚意。馈赠贵在及时、准确，宜在喜日、生日、节日前夕送达。

6. 在何地或什么场合送达(WHERE) 在公务交往中，馈赠礼品应当在工作或交往地点；在私人交往中，馈赠礼品应当在家里。

(二) 择礼的标准

在人际交往中，受到欢迎的礼品通常要符合以下四条标准：

1. 适用性 送与他人的礼品，首先要符合对方的某种实际需要，或是有助于对方的工作、学习和生活，或是可以满足对方的兴趣、爱好。投其所好，这就是礼品的适用性。

2. 纪念性 在绝大多数情况下，尤其是在关系普通者之间，送人的礼品务必要着重突出其纪念意义，讲究“千里送鹅毛，礼轻情意重”，而无需过分强调其价值、价格。这就是所谓礼品的纪念性。

3. 独创性 送人礼品，是非常忌讳“老生常谈”、“千人一面”的。选择礼品，应当精心构思，匠心独运，富于创意，力争使之新、奇、特。这就是礼品的独创性。

4. 时尚性 礼品的时尚性，指的是送人的礼品，还必须注意符合时尚，尚未过时或落伍。否则说明自己“老土”，而且还有对受赠者轻视或应付之嫌。

(三) 馈赠的艺术

1. 注意品位 礼品馈赠是一种艺术，送什么，送给谁，怎样送，这是首先应考虑的问题。礼品既要富有情趣，又要经济实惠，还要新颖，能引起对方的兴趣。随着社会的进步，礼品在内涵上应返璞归真，即由偏重物质内容到讲究文化品位，注重心灵感情的沟通。明信片、礼仪电报、荧屏点歌、馈赠鲜花、馈赠“新婚纪念册”等，都表现了现代人的情趣和

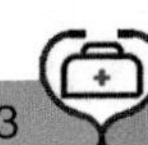

追求。在亲友、同事、邻里之间，按“交浅礼薄，谊深礼重”的原则，有一些实物性馈赠也是人之常情。

馈赠他人的礼品，在相赠之前，都应撕掉价签，检查有无破损和超过保质期。为避免过于直露、俗气，给人些许神秘感，礼品应用专门的包装纸精心包装，扎上彩色缎带，这也是对受赠者的尊重。

2. 表现大方 馈赠礼品，通常是为了表达自己的心意，所以，应当表现大方，将馈赠品送给受赠者。在中国，如果当面馈赠礼物，送礼者应起身，稳步走向对方先打招呼，然后用双手捧送，双目注视对方，边送边说上几句祝福与问候的客套话，如“祝您生日快乐！”、“祝二位百年好合！”、“区区薄礼，不成敬意，敬请笑纳”等，而不宜放下后由对方自取。馈赠时应注意私人性的礼品不宜在大庭广众之下进行。

若同时向多人馈赠礼品，最好先长辈后晚辈，先女士后男士，先上级后下级，按照次序有条不紊地进行。

3. 说明寓意 当面馈赠礼品时，要辅以适当的认真的说明。

(1) 说明因何送礼：比如，过节了，祝“节日快乐”，同时送上礼品，这自然表明你送礼的原因了。

(2) 说明自己的态度：送礼时切勿自我贬低，说什么“没有准备，临时才买来的”、“没有什么好东西，凑合着用吧”，而应当实事求是地说明自己的态度，比如“这是我为你精心挑选的”、“相信你一定会喜欢”。

(3) 说明礼品的寓意：在馈赠时，介绍礼品的寓意。多讲几句吉祥话是必不可少的。

(4) 说明礼品的用途：假如礼品较为新颖，则还有必要向受赠者说明其具体用途、用法，让对方明了礼品作何之用以及如何使用。

(四) 受赠的规范

1. 恭谨受礼 受赠者接受礼品之前，应表示谦让，在对方诚意相赠时应神情专注、双手捧接，握手并诚恳感谢对方：“请不要这样客气。”“谢谢您的美意！”按我国的传统习惯，接受礼物时，一般不当着客人的面打开观赏，如果客人请你打开看一看，才可以打开并比较具体地称赞一番。若收到托人送或邮寄的礼品时，应回复一枚名片或亲笔写信表示感谢。

2. 拒绝有方 有时出于某种原因，不能接受他人馈赠的礼品，这时就要讲究方式、方法予以拒绝，切忌令人难堪。为了使对方有台阶可下，可用婉言谢绝法，即用委婉的、不失礼貌的语言，向馈赠者暗示自己难以接受对方的好意；或用直言缘由法，即直截了当地向馈赠者说明自己难以接受礼品的原因；还可采用事后退还法，但退还礼品不宜拖延过久，最好应在接受礼品后的24h之内。切勿将退还之物私下拆封，更不能在用过之后再退还。

3. 依礼还礼 “投桃报李”这是礼尚往来的行为准则。在接受了别人的礼物后，应在适当的时候，以适当的方式向对方回赠礼品。回赠的时间可以选择在客人临别时，也可以在接受礼物后，隔一段时间登门回拜，顺便带给对方一些礼物表示谢意，还可以寻找机会回赠，如对方婚、丧、喜庆的日子，送上适宜的礼品表达你的谢意。还礼的形式可选对方相赠之物的同类物品，或选择与相赠之物价格大体类似的物品还礼。

六、家庭礼仪

家庭是社会的细胞，家庭主要由婚姻关系。血缘关系、收养关系的成员组成。家庭成员之间这种血浓于水的关系，不同于同志关系和朋友关系。为了维持家庭的稳定，创造宽松、温馨的家庭环境，家庭的每个成员同样应遵循共同的礼仪规范。由于护理工作性质的特殊性，护士的家庭和其他的社会家庭又不一样，需要家人对护士的工作给予更多的理解、支持与关爱，所以护士对家人为自己所做的一切应给予更多的回报。

(一) 对长辈

(1) 要听从父母长辈的教诲，自觉养成尊敬父母的习惯。

(2) 孝敬老人，以礼事亲。作为成年子女，在家庭里不仅要在物质上赡养，生活上照顾老年人，还要在精神上体贴和安慰老年人。

(3) 注意日常生活小节，如外出应打招呼，用餐应先请长辈入座，逢年过节应问好请

安等。

(二) 对丈夫

(1) 多从思想上进行沟通交流,交流要开诚布公,坦诚相待。

(2) 关心其生活、工作、身体情况,尤其是在你连续夜班之后。

(3) 双方做到互敬互爱,互谦互让,互相信任,不求全责备。

(三) 对子女

(1) 注重言传身教。

(2) 用正确的方法关心孩子的学习及生活中的一切琐事,切不可急于"望子成龙"而管教甚严或方法不当,以免事与愿违。

(3) 注意对孩子各方面能力的培养。

(四) 对邻里

(1) 讲究公德,和睦相处。如使用音响设备时音量要适当,出入住宅不大声喧哗,不从楼上向下倾倒污物或浇花、晾晒墩布等。

(2) 遇到问题,相互信任,相互尊重,互谅互让。邻里间如有些误会或矛盾,应严于律己,宽以待人,不要"失斧疑人"。应心平气和地沟通解决,切不可意气用事,激化矛盾。

(3) 对方有难,主动帮忙。俗话说"远亲不如近邻,近邻不如对门"。生活中谁都会遇到一些意想不到的困难,应做到得饶人处且饶人,应帮忙处就帮忙。

(五) 待客

有客来访,需做好准备,如仪容整洁、居室环境打扫干净、待客用品安排妥当等。客人抵达后,不论是熟人或新交,也不论是上级还是下级,都要热情相迎,亲切招呼,恭请上座,积极营造出"有朋自远方来,不亦乐乎"的气氛。不可时不时看表,有意无意地下逐客令。

(六) 送客

当客人向主人告辞时,主人应起身,如果不只一位客人时,应一一与客人握手话别,并送出门去。但需注意主人一定要等客人先伸手之后再与之握手,否则会有厌客的嫌疑。同时,还需注意把客人送出门后,切忌立即把门"砰"的一声关上,"啪"的一声把灯熄灭。这种不礼貌的行为本身失去了招待客人的意义。

七、公共场所礼仪

公共场所是为社会公众提供服务的地方。公共场所礼仪是指人们在日常生活中,特别是置身于公共场合时所必须共同遵循的共同礼仪。公共礼仪与社会公德有着十分密切的关系。讲究社会公德是遵循公共礼仪的基础,而遵循公共礼仪则是讲究社会公德的具体表现。遵守公共礼仪,无疑会为人们架设一座与别人发展友谊、增进信任的桥梁,也是人们在交际应酬中所应具备的基本素质。

(一) 徒步出行

徒步出行即行路或步行,是人们外出的基本方式之一。根据社交礼仪,行路时必须有秩序意识、自律意识、互助意识和礼让意识。

出门要穿戴整洁,着装得体。走路要遵守交通规则,循右侧行走,走人行道。横穿马路要注意交通信号,走人行横道,不要随意乱穿马路。在街道上走路,要注意走姿,不要东张西望,不要边走边吃。不吸烟,不乱扔废物,不随地吐痰,不损坏公物,不尾随围观。走路时,要注意礼貌谦让,在狭窄通路、走廊与长辈、女士相遇,要尽量避让。与长辈、上司同行时,如两人并行,右者为大;两人前后行,前者为尊;三人并行,中者为尊,右边次之,左边更次;三人前后行,前者为尊;三人并行,如两女一男,男士应走在最左边,如两男一女,则女士居中,以示对女士的尊重和呵护。三人并坐,中者为大,右者次之,左边更次。室内围坐时,面对门口的中间位置为尊。如与女士同行,男士应走在人行道靠马路的一侧,并要迁就女士的步幅;如与恋人同行,女士可挽男士的胳膊,但不可勾肩搭背,过分亲昵;几个朋友散步、逛街、逛商店不可列队横行;若遇上亲友、熟人,应主动上前打招呼,致以问候,但不要狂呼和停下来久谈;上下楼梯时,应遵循"单行右行"的规则,以免阻挡他人。一般上楼梯时,长者、女士在前,下楼则相反;乘升降式电梯时,应遵循"先出后入"的规则。陪同他人乘坐电梯,若无人操纵，陪同者应先进后出，以便操纵电梯；若有人操纵，陪同者应后进后出。外出还应注意问路的礼貌，不管对方能否给予满意的回答，问前要礼貌称呼，问后都要道谢。

（二）乘车

现代快节奏生活中，人们需要乘坐各种车辆，以求方便。乘坐车辆，同样应遵循礼仪规范。

1. 乘坐轿车　乘坐轿车时，应当牢记的礼仪问题涉及座次、举止、上下车顺序等三个方面。

（1）座次：在比较正规的场合，乘坐轿车时一定要分清座次的尊卑，并在自己适得其所之处就座。而在非正式场合，则不必过分拘礼。

轿车上座次的尊卑，与驾车者身份有关。在礼仪上来讲，可分不同情况区别对待。

以专职司机驾驶的双排五人座轿车为例，通常讲究右尊左卑，座次同时为后排为上，前排为下。

当主人亲自开车时，以副驾驶座为上座，既是为了表示对主人的尊重，也是为了显示与之同舟共济。由专人驾车时，副驾驶座一般也叫随员座，通常坐于此处者多为随员、译员、警卫等。有鉴于此，一般不应让女士坐于由专职司机驾驶的轿车的前排座，孩子与尊长也不宜在此座就座。

（2）举止：与其他人一同乘坐轿车时，即应将轿车视为一处公共场所。必须对个人的行为举止多加约束。具体来说，应当注意以下问题：

1）不要争抢座位：上下轿车时，要井然有序，相互礼让。不要争抢座位，更不要为自己的同行之人抢占座位。

2）不要动作不雅：在轿车上应注意举止，切勿东倒西歪。穿裙装的女士登车时，应先坐到座位上，然后再把双腿一起收进车内，下车应先双腿同时着地，再起身走出车来。

3）不要不讲卫生：不要在车上吸烟或是连吃带喝，随手乱扔带皮核的食品等。不要往车外丢东西、吐痰或擤鼻涕。不要在车上脱鞋、脱袜、换衣服或是用脚蹬踩座位，更不要将手或腿、脚伸出车窗之外。

4）不要不顾安全：不要与驾车者交谈，以防其走神。不要让驾车者听移动电话或看书刊。协助尊长、女士、来宾上车时，可为之开门、关门、封顶。在开、关车门时，不要弄出过大声响或夹伤人。在封顶时，应一手拉开车门，一手挡住车门门框上端，以防止其碰人。当自己上下车、开关门时，要先看后行，切勿疏忽大意，出手伤人伤己。

（3）上下车顺序：上下轿车的先后顺序也有礼可循，其基本要求：上车时，作为陪同人员应先开后右车门，请尊长或领导、女士上车，坐在后排右首，待坐定后，关上门；再从车尾绕到左侧；开后左车门，让其他客人坐在左首位置，待关好车门后再绕到司机右侧门自己就座。下车顺序则相反，陪同人员先下车，开车门等其他人下车。

2. 乘坐公共汽车　乘坐公共汽车，要主动配合乘务人员维护车上的公共秩序，自觉遵守社会公德，衣着得体，举止文明。第一，自觉排队购票，不插队，不走后门。第二，不强行挤车和扒窗户上车。第三，主动为老弱病残、孕妇和抱小孩者让座。雨天乘车应脱掉雨衣并妥善保管。第四，不带危险、易燃易爆物品和有碍乘客安全的物品、动物上车。第五，保持车厢整洁，不随地吐痰，不乱扔果皮纸屑及其他废弃物，不吸烟，不大声喧哗。第六，主动出示车票，接受验票。第七，爱护车站、车内设施，不蹬踏座椅，不乱写乱画，不损坏公物。

（三）乘坐火车

乘坐火车也有相应的礼貌：持票上车，对号入座，着装文明，举止得体，遵守规则，待人以礼。

在火车上，车厢和座位的尊卑大体是舒适之处为上，方便之处为上，面向前方为上，临窗之座为上。如在硬座车厢，四人对坐的位置，前进方向靠窗口为第一位，对面为第二位，第一位旁的为第三位，与此相对的为第四位；六人对坐的位置，前进方向的中间为第五位，对面为第六位。上火车后，要遵守规则，礼貌待人。列车上再热，也不能打赤膊，不要穿背心、短裤和拖鞋，更不可一坐下，就脱鞋把脚伸到对面的座椅上去。不要在不准吸烟的车厢吸烟，不要在过道上走来走去或乱扔果皮杂物，更不得携带危险

物品和妨碍公共卫生的物品上车。

(四) 乘机

飞机是现代最先进的交通工具,因此对乘客在礼仪方面也有更高的要求。乘坐飞机的礼规主要有三个方面。一要严守购票、携带行李、登机检查和飞行期间的各项规定。在飞行期间,一切有碍于正常飞行工作的电子用器(手机、寻呼机、个人电脑、电子玩具、游戏机等)均不得使用。二要礼待他人,尊重机场工作人员、机上乘务人员和同行乘客。三要自尊自爱,不大声喧哗、不乱伸手脚等。在飞机上交谈,要避免有关坠机、撞机等空难事故的话题。

(五) 旅居

出门在外,不论住什么档次的宾馆、饭店或招待所,都应敬人为先,克己自律,体现自己良好的教养。一要以礼待人:对饭店的服务人员要体贴、尊重,对他们提供的各项服务均应道谢。二要讲究公德:在大堂、餐厅、走廊乃至客房之内,与人交谈,不大声喧哗,开电视机的声音也不要太大,以免妨碍他人。不可窥视他人住宿的客房。若前去拜访应事先预约,得到允许方可入内。切不可不打招呼,推门而入。三要保持公共卫生:衣物和其他用品不要乱扔乱放。客房和卫生间都要保持清洁。四要遵守店规,注意安全,爱护旅馆里的公共设施。如有损坏应及时报告服务人员,并做必要的赔偿。五要关心旅馆里同住的其他旅客,互谅互让,友好相处,努力营造“出入相友,守望相助”的旅居环境。

(六) 购物

(1) 爱护商场内卫生,不随地吐痰、扔纸屑及抽烟。

(2) 自觉维持商场秩序,不“加塞儿”。

(3) 尊重营业员,礼貌地打招呼与提要求,对营业员所出的差错要善意提醒,帮助纠正。

(4) 在自选商场购物,所选择的物品应放到购物篮或购物车中,不要随手放在自己衣袋中。

(5) 购物完毕应向营业员致谢。

(七) 观看比赛、演出

(1) 提前3~5分钟入场,不要迟到。如因特殊情况迟到了,要看准位置一次坐下,并向为你让路的观众致谢。若是戏剧或听音乐会,应在幕间入场,并注意穿着时尚。

(2) 自觉遵守场内秩序、维护公共卫生。如不大声喧哗,主动脱帽,鼓掌恰当,切不可起哄闹事。

(3) 观看体育比赛,要营造一种有利于双方运动员发挥正常水平的活跃气氛,并支持裁判工作。

(4) 演出或比赛结束时,要起立鼓掌致谢。

第3节 护士职业礼仪体现出护士人文素养的细节美和职业美

护士职业礼仪指护士在工作时应该遵循的礼仪规范。护士直接面对病人,是护理工作的主体。护士的专业形象直接影响到护理质量和护患关系的质量,由此,要求护士将内在美与外在美融为一体。通过文雅健康的风姿、稳健适度的步伐、亲切自然的微笑、热情体贴的言辞、团结协作的精神、严谨慎独的工作作风等来体现出护士人文素养的细节美和职业美。使病人在就诊和住院治疗期间,除了得到准确的诊断、及时有效的治疗、耐心细致的护理外,还要使他们的人格得到充分的尊重,人性得到充分的关怀,真切地感受到生命与生活的美好,从而树立战胜疾病的信心和勇气。

一、护士在不同工作场合的礼仪规范

(一) 在办公室

护士办公室(护士站)是护士处理医嘱、书写各种护理文件和接待病人及家属的场所。在办公室礼仪中,最突出的一点,就是护士对他人,如科主任、护士长、实习医生、实习护士及上级领导等其他人员,表现出的尊重,要尊重他们的隐私和习惯,充分体现出自己良好的职业修养和素质。办公室礼仪总的原则是尊重、端庄、大度、协作。具体来讲,有以下几方面。

1. 遵守医院制度,注意个人修养 医院的规章制度是保证医疗及护理水平的前提条件,每一位医务人员都必须严格执行。如不脱岗、不早退、不接私人电话或电话聊天,不在工

作期间陪亲属或朋友看病等。一般还应该提前10min接班，同时在工作中还要养成良好的个人修养。看到同事或护士长工作忙时，可以主动问一声："需要我帮忙吗？"工作环境要保持整洁，上班前、下班后主动清扫卫生。并认真整理、查对护理文件，发现问题要及时改正，杜绝任何环节发生护理缺陷。这些看起来虽然都是些微不足道的细节问题，但它体现的是一个人的素质与修养。

2. 胸怀宽广大度，增强协作精神　作为护士应具备真诚、尊重、大度、协作的基本素质，尽职尽责干好分内工作。护理工作具有很强的协作性和连续性，而护士又多是女同志，承担着工作和家庭的双重责任，由于生理和情绪上的不稳定，同事之间产生误会和矛盾也是难免的。对于工作上的分歧和矛盾，双方应以冷静、大度的态度去对待。要勇于承担责任，仔细分析原因，寻求适当的机会去解决。

案例 5-1

上治疗班的护士忙时，主班护士可以帮助加药或处理治疗班工作范围以内的其他事宜，以解决病人的燃眉之急。

不论哪位护士在工作或生活中遇到了困难，科室的护士都应该全力以赴，给予真诚的关心和帮助，共同营造温馨和谐的工作环境。但是，只要是工作上的相互协作，都必须严格执行操作规程及"三查七对"制度，以杜绝护理缺陷的发生。

某医院曾经发生过这样一次护患纠纷：护士甲帮助护士乙给病人发药，由于没有认真"三查七对"而误把抗结核药发给了哮喘的病人。虽然没有给病人造成身体上太大的伤害，但却给病人带来精神上的痛苦和心理上的创伤，并且给医院的声誉带来了极坏的影响，造成了不可弥补的损失。同时在甲、乙护士之间也出现了心理上的隔阂。

3. 服装整洁漂亮，仪表端庄大方　护士在工作期间应遵守护士仪表规范要求，统一着护士服、淡妆上岗。

有条件的医院应该统一头饰，长发盘起，刘海不可过眉，短发应打理整齐，发卡颜色统一别在燕帽的两侧，不能在头顶正中用发卡固定燕帽，发卡颜色为乳白色或淡青色。

护士着冬装时，应不露内衣衣领、袖口和裙边；着夏装时，裙子不能超过工作服。

护士服上不佩戴任何饰物；胸牌、护士表要佩带整齐，位置合适；口袋内不乱放杂物。

手部要保持清洁，不留长指甲，不涂指甲油，不戴戒指和手链。

护士鞋要合脚、干净，平跟软底，颜色以白色为主。袜子颜色不宜太艳，一般以肉色为宜。

4. 举止礼貌得当，关心尊重他人　生活告诉我们，每个人的心里都有一扇门，良好的礼仪就像一张门票，有了它，人们就会向你打开心扉，同事之间上班时的一句问候、一个微笑、一句关怀，往往就能拉近彼此间的距离。

白班护士早晨交班以前互相问声："大家好！"向夜班护士道一声："辛苦了！"对孩子生病的护士问一声："你的孩子不舒服，今晚的夜班我替你上，好吗？"对前来检查工作的上级领导、咨询病情的病人或家属，起立问好并解答他们的疑问。但在实际工作中，这些细节往往被许多护士所忽略，护士见了上级或病人起立问好这个看起来是平常的事情，许多医院曾经进行了专门的规范。刚开始要求时，许多护士甚至包括一部分护士长都不能理解，认为是小题大作。但是护理部的领导不这样认为，她们觉得细节决定成败。虽然是一个小小的站立向来访者问好的举动，却体现了护士的文明礼貌行为。所以，护理部在制定护理考核标准时，特地加上这一条，护士们慢慢地从被动执行到主动、乐意地自觉执行，思想上有了一个质的飞跃。

随着护理服务理念的转变，以病人为中心的护理理念的广泛深入，在日常的护理工作中护士自觉地按照标准规范严格要求自己，不但可以塑造自己美好的形象，同时彬彬有礼的举止、端庄甜美的微笑和委婉动人的言语赢得了病人的赞赏，也取得了社会和经济效益双丰收。

（二）在病房

1. 进病房　护士进病房时，首先要轻轻地敲一下门，或轻轻开门进去，并随手关门。开关门时，要用手轻推、轻拉、轻关，绝不能用身体的其他部位代劳，如用肘推门、以脚踢门、以臀拱门、以膝顶门。这些动作在临床工作中

应避免出现，也不能听任房门自由开关或发出各种怪异的响声，给病人带来听觉上的刺激而影响病人休息。

如果随同进病房的还有其他人时，要注意进门的顺序，礼让“尊者”，应请“尊者”率先进入病房，并适当地配以手势对其进行引导。如早晨护士陪同护士长查房时，护士可以轻轻地把门推开配合横摆式手势让护士长先进病房，然后护士再进，并随手把门关上。当护士推着护理车、治疗车或其他车进病房时，应先将车停稳，轻轻推开门，再将车缓缓推入，并随手将门轻轻关严；端着治疗盘进病房时，可用肩部轻轻把门推开，进入病房后再用肩部把门关严。

2. 在病房内 一般情况下护士进病房后，面对病人，需面带微笑，举止端庄，向病人问好，如“早上好！”“大家好！”等。如果是其他科的护士进入病房，应首先做自我介绍，例如，手术室护士小李来接病人赵大伯手术，进入病房后可向病人说：“您好！赵大伯，我是手术室护士小李，现在要准备给您手术，我是来接您到手术室的。”在进行各项护理技术操作时，要体现以人为本的整体护理思想，动作要规范，用力要科学，体态要优美。让病人在护士的护理过程中得到彻底的放松和美的享受。

3. 出病房 护士走出病房时，应使用告别语，如“您休息吧”、“过一会儿我再来看您”、“晚安”等，并适当配合告别礼仪，如点头、目送、握手等。在整个出病房的过程，护士要面向病人，轻轻开关房门。

案例 5-2

护士小丽为病人王大爷测完血压后准备离开病房，她面带微笑、亲切和蔼地对王大爷说：“大爷，您的血压是 140/90mmHg，比昨天又下降了点，今天感觉好点吗？您先休息，我一会儿再过来看您，如果您有事，请按呼叫器，我会马上过来。”说完，她一边微笑着和其他病人打招呼一边退向病房门，轻轻打开房门走出病房。

出病房时，若正好有其他护士进入，应遵照房内之人先出、房外之人后入之礼节。若遇“尊者”进入，应请对方先入，自己退后一步，并面向左侧侧身相让。如有其他客人同时出病房门，也要按照先长者、女士、来宾优先的礼仪，为客人开门，请客人先走，自己最后走，并随手关门。

（三）在走廊和院内

医院有各种长廊、病房走廊，也会有许多花园、大院等。护士行走在走廊或院内时，总的礼仪原则是稳重、规范、轻盈。

1. 护士通过走廊的礼仪

（1）保持安静：通过走廊时，一般应缓步而行，悄然无声。因为走廊多连接房间，若快步奔走、小跑或大声喧哗，不但会影响病人的休息，还会给病人造成心理上的紧张。我们在临床工作中经常可以看到这样的情景，一个护士站在走廊大声呼叫另外一个护士的名字，理由很简单，就是让另外一个护士接电话。这样的行为举止往往会引起病人的反感，甚至影响我们护士在病人心目中的美好形象。

（2）主动示礼：护士在通过走廊时，不能多人并行，因为多人并行会阻碍别人的正常行走。一般应单排行走或两人并行，以不影响对面走过来的行人为原则。当对面行人过来时，如果是同事要点头问好。如果遇到病人，护士除向病人问好外，还要主动询问病人是否需要帮忙等。

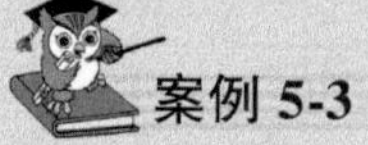

案例 5-3

一次，护士小丽在走廊行进中，突然看到前面一位病人面色苍白，蹲在地上，面部表情非常痛苦，她马上迎上前：“同志，您哪儿不舒服，需要我帮忙吗？”病人痛苦地说：“我肚子疼得厉害，你帮我找个大夫吧。”小丽说：“好的，前面不远就是外科，我扶您过去。”后经大夫诊断，确诊病人得了急性化脓性阑尾炎，后经手术治疗病人很快恢复健康。事后病人给医院送来了感谢信，信中说：“我和这位护士素不相识，但她却像亲人一样对我嘘寒问暖，如果不是她及时地帮助，我恐怕就不会有今天。所以，我非常感谢你们，因为是你们培养了这么好的护士，让我获得了第二次生命。”

（3）主动右行：通过走廊时，还应主动走在右侧，这样即使对面有人走来，也不相干扰。若是在通过仅能容纳一人通过的走廊时，要主动侧身相让，请对方先通过。假如对方先这样做了，一定不要忘了向其致谢。如推着治疗车在走廊和对面的病人相遇，也应将车推向右侧，请病人先行，并要面带微笑目送其通过。

2. 护士在院内的礼仪

(1) 护士在院内应注意与他人之间的距离,遇到普通陌生人时,应保持公众距离,不可主动靠近对方,尤其是异性;遇到需要帮忙的病人或办事人员时,应主动上前问好、询问,给予适当的帮助;遇到熟人时,应保持社交距离,并配合相应的礼仪,如问好、点头、握手、目送等。

(2) 护士在院内行走时,步履轻盈、优美、匀速,做到不慌不忙,稳重大方。不可方向不定、瞻前顾后、速度多变,或弯腰驼背、步履拖沓、一副无精打采的样子。若两人或多人并行时,应举止端庄大方、挺胸抬头、面容平和,不可搂抱、勾肩搭背,显得过分亲密。如遇到刮大风,护士应用手按压衣服、裙边,不可任其飞扬。

(3) 在院内,遇到有重要来宾到访时,护士可视距离的远近而表现出不同的礼仪。距离较近时,护士可大方地迎上前去问好,如:"您好!""欢迎光临!""请多提宝贵意见!""请您多指教!"等;距离较远时,护士可行注目礼,不可指指点点、前呼后拥或驻足围观。

二、护士交往礼仪

(一) 与同事之间

护士作为社会的人和同事交往应遵循的总的礼仪原则是团结、互助、诚信、善待。作为医院的工作人员,护士由于工作性质的特殊性,在医院要同各方的同事打交道,其社会接触范围也较广,如护士、医生、医院后勤、行政人员等。无论和什么部门的同事相处,都必须遵守团结、协作、正常、健康的交往原则,因为同事间相处久了,彼此都有了较全面的了解,其工作条件、心理状态均相差不多,只有做到相互信任,以诚相待,才能使同事间的友谊地久天长。具体表现为以下几方面。

1. 信守诺言,以诚待人　同事之间的交往应该遵循以诚相待的原则,但不要轻易答应自己没有把握完成的事。而一旦允诺了对方的事,不管有多大的困难也应该尽一切努力去做。如果由于特殊原因,没有帮同事把事办成,就应该诚恳道歉,并解释事情的原委。如果帮同事把事办成了,也不要经常挂在嘴上,时刻提醒对方或者是到处炫耀。

2. 宽容大度,互相友爱　每个人都希望得到别人的关爱,但只有从自身做起,尊重师长,爱护同事,才能营造出一个温馨的公共生活氛围和保持良好的同事关系。在工作中,如果彼此发现对方有问题或偏差时,应及时诚恳提出,不能袖手旁观。而接受意见的一方,对同事的善意批评应虚心接受。如医生在医嘱方面出现差错或错误时,护士发现后要礼貌地给予指出,充分发挥团队精神,树立群体意识。但是长时间在一起工作,同事间难免会产生误会和矛盾,当出现分歧与矛盾时,每一个人都应该以冷静、大度的态度去处理,始终把病人的利益放在第一位,仔细分析原因,寻求较恰当的机会去解决问题。只要能够坦然地去对待矛盾或别人的误解,并能够以冷静的态度去积极寻求解决的办法,矛盾和误会总是会消除的。

3. 善待个性,幽默有度　人和人之间的能力、水平、教育、个性均是有差异的,应正确对待,不必自卑,也不必骄傲。要学会善待他人,对同事在某些方面的成就和幸运,要真诚地表示祝福,决不能产生嫉妒心,借机寻衅或捉弄报复。在单调的工作中,幽默风趣的交谈会给同事间的交往带来可贵的情趣,但幽默过度等于油嘴滑舌。绝不可借幽默来恶意中伤,诋毁同事。

4. 账目清楚,闲谈有礼　"好借好还,再借不难"告诉我们一条做人的真理,朋友再好也要在经济往来中清清白白,不能拖欠款或故意赖账。"AA制"逐渐普及也教会了我们与同事经济交往的方法,绝不能轻视。同时,同事间的谈话也要有节制,不能故意伤害别人,尤其是不能在工作场所聊家常或议论他人。偶尔闲谈时也要遵循谈话礼仪。

(二) 与上级之间

在日常工作中,摆正关系是搞好上下级关系的前提,但是与上级领导相处不是简单的服从、服务,而是既要热情又不过火,既大度相处又不缩手缩脚。应遵循的总的礼仪原则是尊重、礼貌、自重、谦虚。具体应从以下几个方面注意。

1. 尽职敬业,当好参谋　下级若想让上级满意,最重要的前提就是爱岗敬业、圆满出色地完成本职工作。除此之外,还要起到参谋助手作用,树立参与意识。护士的直接上司就是护士长,工作中护士要以主人翁的身份,为护士长的工作和集体利益主动出谋划策,献计

献策。当护士长工作遇到困难时，要设身处地地替领导着想，帮助其渡过难关。如给护士临时调班是护士长比较头疼的事，遇到科里的同志有需要调班时，要主动积极担当替班的责任，为护士长分忧解愁。

2. 接受任务，积极热情 对上级领导下达的任务，下级应积极响应，如义诊、加班加点、抢救病人、为科室整理文件资料等，不论工作重要与否，艰苦程度如何，每一位护士都应该竭尽全力地去完成。如对护士长的安排有疑问或意见时，应耐心听完后再提出自己的看法，不能中途打断或当场大吵大闹让领导难堪。

3. 尊重领导，不卑不亢 在工作中，要尊重领导，维护领导的尊严。如乘坐电梯或在走廊遇见上级时应主动、大方地向上级打招呼或面带微笑行点头等致意礼节。如果碰到解决不了的事，要向上级请教。不论上级领导的年龄大小、阅历深浅、水平高低，都应尊重其人格，维护其权威。对于上级的提问要积极热情，有礼有节。不能唯唯诺诺，过分谦恭。切忌背后议论、指责领导，不要当面和领导乱开玩笑，更不能和领导不分彼此。

4. 批评提醒，正确对待 护士在工作中难免出错或失误，当领导对下级工作中的失误提出善意的批评时，下级应虚心接受，正确对待，在以后的工作中引起注意，积极改正。

案例 5-4

新护士小赵是刚参加工作的同志，工作积极主动，爱学习，爱钻研，对病人态度好，多次受到了科室同志和病人的好评，但小赵的不足是经常上早班时吃早点，有一次正巧让护士长碰到了。下班后护士长就这个问题和小赵进行了谈话，她首先肯定了小赵的优点和长处，同时也指出了工作中存在的不足，以及这些不足会给集体和她个人带来的什么样的影响。小赵在护士长晓之以理、动之以情的批评教育中认识到了自己的错误，保证今后一定注意，绝不会再出现类似的问题。谈话结束后，小赵诚恳地希望护士长今后多给她指出工作中存在的不足，她一定会虚心接受。

这个事例说明，只要方法得当，沟通是很容易进行的。同时，下级给上级领导提建议、意见时，也要选择适当的场合、时间，并注意说话的语气、方式、方法。与上级领导相处注意保持适当的距离，既不可太近，被人认为“献媚”；也不可太远，以为你高傲、自负、冷漠。异性之间更要注意分寸，以免给别人造成误会。

（三）与实习学生之间

作为上级，其个性品质特征，尤其是性格修养和气质修养，对上下级之间的人际交往关系，有着至关重要的影响。和下级交往应遵循的礼仪原则是包容、尊重、赞扬、守信。具体应该从以下几方面注意。

1. 守信践诺，与人为善 作为上级应言而有信，不轻易许诺，凡已许下的诺言应言必行，行必果，努力办到。在与下级的相处中应与人为善、严于律己、宽以待人，应择人所长、容人所短。凡是要求下级做到自己首先必须做到。在工作中应善待下级，厚爱部下，豁达大度。护士长要善于发现护士的优点，经常给予表扬，以示鼓励。对于护理工作中的不足或错误应选择适当的场合批评、教育。在对实习生的管理中同样也要遵循尊重的原则，关心、爱护她们，放手不放眼。不但教她们学技能、学知识，还要教她们学习做人的道理，同时也要关心她们的心理变化，随时解决她们遇到的各种困难。

2. 尊重个性，任人唯贤 上级对下级要求重用其德、重用其才、重用其能、重用其长，而不能吹毛求疵，求全责备。

案例 5-5

护士小马机灵活泼，能说会道，护士长就利用小马的长处让她负责病人的健康宣教，小马非常乐意接受护士长交给她的这项任务。她除了每天上、下午去病房给病人做健康宣教处，还根据病区病人的特点编写了健康教育手册，制作了健康教育处方发给了病人。简捷科学的内容配以活泼明快的图案，受到了病人的欢迎和赞赏。

护士小武性格内向、稳重，不善言辞。护士长根据其特点安排她负责科室的各种护理文件的质量检查，在完成本职工作的同时，她按照护理质量标准严格考核、严格要求，逐字逐句进行检查，不但堵塞了护理缺陷的漏洞，还给护士长在管理上提了许多合理化建议，提高了科室护理文件的书写质量，受到了医院的好评。

在日常护理工作当中，上级对下级中有个

性的人，只要无关大局，不妨碍工作，对下级的性格及习惯上的弱点，要宽容对待，不必过分苛求。

3.“可畏”后生，涵养对待 上级应对一些过分自信、热情高涨、经验不足的年轻护士给予正确的引导和对待。不必嫉妒或怪之无礼或以权威自居，更不能借故整人。最好的办法是让她在实践中成长，并自己教育自己。

三、护士接待不同人员的礼仪

接待，即迎接与招待。护士、医院作为特殊的人物群体和特殊的公众场合，面对形形色色的人群，接待也有着不同的要求，常常是人际交往的第一步，也是非常重要的一步。令人满意的接待，会给来宾或客人留下美好的第一印象，也会给日后的人际关系打下良好的基础。

（一）迎送新入院病人和出院病人

1. 接待新入院病人 新入院病人，是指需要住院进行治疗而入住病区的新病人。医院对于大部分病人来说，是一个陌生的环境，特殊的设备、结构，特殊的治疗护理活动及特殊的信息制度，都常常会让病人产生恐惧、焦虑、不安。这时，如果护士热情、礼貌、亲切地对新入院的病人进行相关知识的介绍，会减轻病人由于环境不适应而引起的焦虑不安，增加其安全感，也会让病人感到医院的温暖和护士的亲切，这样对疾病的治疗和康复也会起到积极的促进作用。

接待新入院的病人，护士应做到：有礼貌地介绍自己及责任护士、主管医生等其他同事；介绍此病人所在病室的其他病人及病区环境；介绍有关住院规则、作息制度、陪侍探视制度等，使病人尽快消除陌生感，适应住院生活环境；护士也要尽快熟悉病人的情况，多进行沟通和交流，掌握病人的病情和特殊的生活需要，并给予相应的健康教育。

接待新病人时，护士应遵循的礼仪原则是热情、同情、爱心、耐心。对于不同年龄结构的病人，根据其生理心理特点，接待时也应使用不同的方法和语言。

（1）接待小病友：儿童的特点是活泼、好动，善于模仿，接受能力和求知欲都很强，但来到一个陌生的环境，他们在心理上又充满了恐惧与好奇。面对新入院儿童，护士首先要为患儿树立良好的自我形象，服装得体、整洁、美丽，举止文明、礼貌，态度和蔼可亲，语音柔和，语调婉转，友好并具有爱心和同情心，这些将有助于减轻其恐惧感。称呼中多用“某小朋友”、“某同学”、“请”、“谢谢”、“对不起”、“别客气”等文明用语，少用“不许”、“不能”、“不要”、“不行”等命令式语气词。例如，有的病儿怕见陌生人，护士就要亲切地安慰她：“小朋友，不要怕，这里有许多和你一样的小朋友，他们很快会和你成为好朋友的。”同时要轻轻地抚摸头（或拉拉手），表示友好，以增加其亲切感。针对好奇心比较强又比较淘气的孩子还要重点讲解医院的安全防范知识。

（2）接待青年病人：年轻人生病时产生自卑心理，这时他们往往表现为烦躁不安，情绪波动大，易愤怒、沮丧、抑郁，不配合治疗。接待此类病人主要要取得其信任，增加他们对治疗的信心。接待护士的举止要干脆、利落、自然大方，态度要尊重、热情、礼貌、和蔼，语言要真诚、肯定，这些会让他觉得选择来这里住院是正确的，治愈自己的疾病是有希望的。但对于异性的青年病人要注意避免过分热情，只要不卑不亢、以礼相待即可。

（3）接待中年病人：中年时期是压力最大的一个阶段，这个时期的人，上有老下有小，是整个家庭的支柱，又是单位的骨干力量，自己的事业也处于人生的高峰期。若此时患病住院，病人因放心不下家里、离不开事业、不想住院但又不得不住院，他们的心理活动往往表现为自责、急躁、矛盾。接待的护士要理解、同情对方，必要时对病人进行说服和劝解，劝解时要站在病人的立场，言辞恳切，避免华而不实。如果病人是因为担心老人、孩子没人照顾而不想住院时，可劝导：“我理解您此刻的心情，不过您一定要安下心来养病，只有您痊愈了，才能更好地照顾老人和孩子。”“您的孩子都大了，也该放手了，他总要独立呀，就算给他一次机会锻炼一下嘛。”等等。

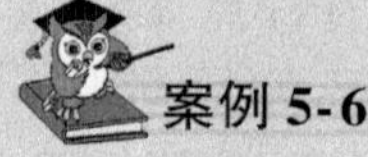

案例 5-6

一位名叫陈美的女性,因患消化性溃疡由其家属陪同来到护士站,值班的钱红护士立即起身迎接病人。

钱护士:"您好!先请坐,您是来我科住院的吗?请让我看一下您的住院单。"

患者:"好的,我是来住院的。"

钱护士:"我是今天的值班护士钱红,现在由我来接待您,请先把门诊病历和各项化验单交给我。马上我就带您去病房"(一边安排她们落座,一边亲切地予以问候和自我介绍。李护士双手接过病历,以示尊重。)

患者:"谢谢。"

钱护士:"不用谢,您是陈美吧,我叫您陈阿姨,可以吗?"(病人点头,表示同意。)"我给您介绍一下,这是李小江护士,她是您的责任护士。陈大夫是您的主管医生,他会为您做详细的检查和治疗。现在由李护士为您介绍病区环境及规章制度。"(向病人介绍主管医生及责任护士。)

李护士:"您好!您就叫我小李吧,住院期间您有什么问题就随时找我,我会尽力帮助您的。现在我送您去病房。"(李护士边走边向病人介绍病区环境,如护理站、医生办公室、卫生间、配餐室、治疗室、换药室、消防安全通道等。)

李护士:"给您安排的病房就是这间,是2病室2床。"(到了病房,李护士扶病人上床,为其安置行李,并热情地向病室内另外两名病人打招呼,并介绍病人间相互打招呼)

李护士:"床头这儿是呼叫器的按钮,连着办公室,如果您有事需要我们帮忙,可以按它通知我们,我们会尽力帮助您的。床下是便盆、痰盂。床头左边是您的床头柜,可以把洗漱用品放进去,如有贵重物品一定要保管好,也可以交给我们替您保管。"

患者:"好的,谢谢你!"

李护士(转身面向家属):"每天下午4~6点是探视时间,请您在规定的时间来探视,其他时间有什么问题我们会随时与您联系,请您一会儿到护理站留下您的联系方式。我们会尽力照顾好病人的。您放心!"

家属:"谢谢,但是我妈晚上老睡不好,就要请你们多费心了。"

李护士:"好的,我们会创造一个良好的睡眠环境的,而且每晚我们都要进行晚间护理,可以很好地促进睡眠,这点您放心!"

李护士又对病人说:"陈阿姨,您在这里不要紧张,像在家里一样,就把我们当成您的女儿吧。您现在还有什么需要的吗?"

患者:"暂时没有了。"

李护士:"那我去通知医生来给您做检查,请稍等!"

患者:"好的。"

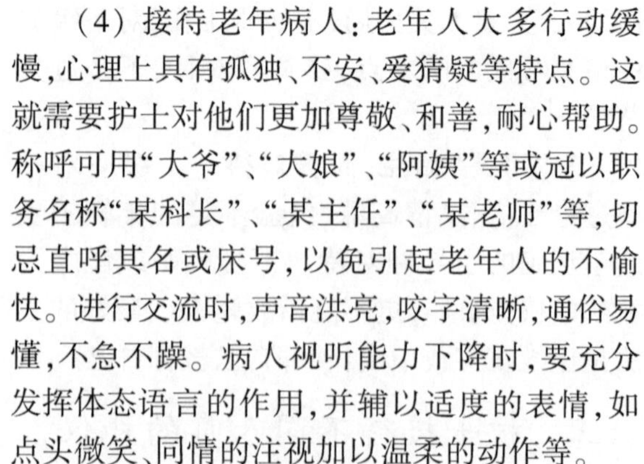

(4)接待老年病人:老年人大多行动缓慢,心理上具有孤独、不安、爱猜疑等特点。这就需要护士对他们更加尊敬、和善,耐心帮助。称呼可用"大爷"、"大娘"、"阿姨"等或冠以职务名称"某科长"、"某主任"、"某老师"等,切忌直呼其名或床号,以免引起老年人的不愉快。进行交流时,声音洪亮,咬字清晰,通俗易懂,不急不躁。病人视听能力下降时,要充分发挥体态语言的作用,并辅以适度的表情,如点头微笑、同情的注视加以温柔的动作等。

评价:以上是护士接待一位新入院病人的全过程。我们可以看到,通过护士热情、礼貌、真诚、大方的接待,病人已对环境比较熟悉,而且消除了一些紧张和恐惧,也达到了我们的要求和目的。

2.送出院病人的礼仪 患病后身体痊愈是住院病人盼望已久的好事,出院意味着将回归正常人群中。此时,大多数的病人心中都充满了喜悦,同时也恢复了自信,所以护士要给予病人真诚的祝贺,并处理一切出院事务,为病人此次的住院画上一个圆满的句号。在送病人出院的过程中,护士应遵循的礼仪原则是真诚、祝福、嘱咐、远送。

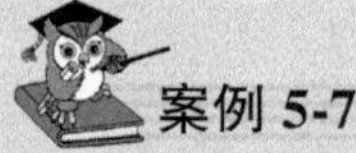

案例 5-7

护士送一位名叫张思的女性急性胆囊炎患者出院。

护士:"张姐,您现在气色好多了,也祝贺您康复出院,但是回家后请按时服药,注意饮食调理,多些休息。具体您要注意以下几个方面。一是要讲究饮食卫生,注意饮食习惯,进低脂易消化食物,可少量多餐,多喝水。二是要吃些含有维生素A的食物,还要吃一些瘦肉和豆制品。三是多食植物油,常吃一些山楂、乌梅等促进胆汁分泌和胆管松弛的食物,少食动物油类、高胆固醇类食物。四是胆囊切除后常有大便次数增多,数周数月逐渐减少。由于胆管结石复发率高,若出现腹痛、发热、黄疸等不适时应该及时来院复诊。"

病人:"还真麻烦啊!"

护士:"为了您尽快康复,这都是必须注意的。我这还有本小册子,上面详细写了关于您这病的注意事项,回去后可以好好看看。如果您在住院期间有什么意见或建议可以写在这张调查问卷上,投入意见箱,以便我们更好地为病人服务。"

病人:"好的,谢谢你这么久的照顾!"

护士:"不用谢,这是我们应该做的,请走好!"

(1) 及时祝贺:当责任护士得知病人出院的消息后,要及时通知病人并表示祝贺,可以说“王阿姨,明天您就可以出院了,祝贺您!”等。

(2) 帮助出院:帮助病人办理出院手续,并给予相应的出院指导及健康宣教。

(3) 征询意见:请病人及家属留下意见及建议,以便日后改进,更好地为病人服务。如“王阿姨,您在住院期间有什么意见及建议请留下,我们会认真听取,及时改进。”或“谢谢您提出的宝贵意见,我们会及时改进。”等。

(4) 热情送别:送别时,要再一次祝贺,如“王阿姨,再一次祝贺您康复出院,脱去病服后您的气色显得更好了,我真为您高兴!”离开时,要热忱地送上一段距离,并要嘱托“请走好!”“请慢走!”“请多保重!”但切忌说“欢迎下次再来!”一般要送出病区门口走出视线外。例如:送至电梯口时,等电梯门关闭后再返回;送至车上时要等车开走方可转身返回。

(二) 接待病人家属

要处理好与家属间的关系,护士应遵循的礼仪原则是礼貌、大方、尊重、友好。面对自己的亲人生病住院,家属的反应也因人而异,着急、恐慌、紧张、束手无策等,这些负性情绪常常直接影响到病人的情绪,使他们更加焦虑,甚至会加重病情。而家属又往往从医护人员的举止行动中判断自己亲人的病情发展、治疗效果以及对医务人员的信任程度。此时,护士的一言一行、一举一动,哪怕是一个微笑、一个眼神都起着至关重要的作用。处理好了与病人家属间的人际关系,可间接缓解病人的紧张、对抗情绪,还可通过家属详细了解病人的生活习惯、心理状态和家庭支持系统,同时也有利于病房的正常管理。具体有以下几个方面。

1. 做好入院时的宣传教育 在宣传陪侍探视制度时,护士态度要认真、严肃,语气要平和、自然,举止要大方、得体。让家属了解这些制度更多地是从病人的角度出发,为了保证病人得到良好治疗、优质的护理和充足的休息而制定的。从而使家属理解,并能主动配合。

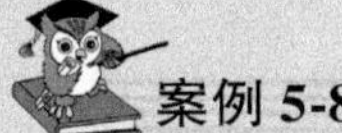

案例 5-8

有一患者家属在上午治疗时间来探视,护士向患者家属解释。

护士:“现在是治疗时间,为了不影响病人的治疗,请您在下午规定的时间再来探视,好吗?”

家属:“但是他有情绪不稳定,我想见见他啊。”

护士:“对不起,病人现在的病情不宜太激动,要减少见亲人的次数。请您在病人病情好转后再来探视,到时我们会通知您的,为了让病人更迅速地好起来,请您配合。”

2. 做好住院期间的解释工作 在家属询问时,有问必答,多问不烦。家属一方面是对病人病情的关心,另一方面是对疾病的不了解,却又急于想知道。于是就出现家属不停询问的场面,甚至有时解释一次两次还不够,这时就需要护士有足够的耐心,切不可嫌烦、敷衍、搪塞。如果护士真的不能解答,可转告(或帮助)其询问医生。

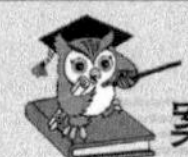

案例 5-9

家属向护士询问病人病情。

家属:“护士,2床病人的治疗还需要多长时间呢?”

护士:“我现在要去给一位刚刚手术完的病人吸氧,请您稍等片刻,好吗?”(护士正要迎接另一位刚做完手术的病人)

家属:“好的。”

护士:“这个问题您可以问一下病人的主管医生,我想主管医生会给您一个详细的答复。我现在就帮您问一下主管医生,请稍等。”(迅速给另一患者输上氧后回答家属的问话)

3. 掌握好交谈艺术和技巧 在与家属交谈病情时,把握说话尺度,讲究谈话艺术。要根据其家属的承受能力及心理状态来把握谈话的分寸、方式、方法,因人而异,既要把病情讲清楚又要维护家属的心理健康,做到科学地解释、诚恳地安慰。特别注意的是,对于病人家属提出的医疗方面的问题,回答时要与医生保持一致,避免引起不必要的纠纷。

4. 做好生活护理的承诺 使家属放心,需保证良好的生活护理。家属来探视病人

不仅仅是情感上的支持,更多的是关心病人在住院期间的生活质量。所以,我们要为病人做好各种生活护理,尽量减轻家属的担忧。

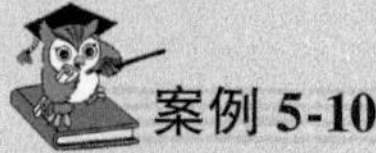

案例 5-10

有家属担心病人吃不好便带许多零食来医院,护士要诚恳地向家属解释:"把您的亲人交给我们,请您放心!我们会根据病情及病人的食欲调整饮食的。"

(三)接待探视者

一般探视者的心理特点是对病人病情的关心、着急,急于想见到病人,了解疾病的进展、治疗情况。护士在接待探视者的工作中应遵循的礼仪原则是尊重、礼貌、热情、诚恳。要求护士在接待时要做到以下几点。

1. 建立良好关系　在接待探视者时,对于不同知识层次、不同性格、不同行为方式的人应采取不同的沟通方式,以达到沟通的最佳效果,使探视者与护士达到心理相容。探视者对护士产生了信任感,与护士的人际关系也就融洽了。这样不仅有利于病人的康复,而且也会增加护理工作的力度,提高护理质量,使病人良好的社会支持系统的工作真正起到辅助治疗的作用。

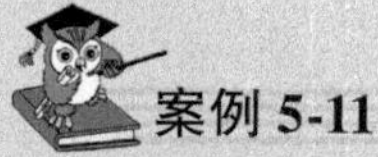

案例 5-11

某医院的儿科病房发生了这样一件事。病儿陈浩因患急性白血病住院。第三天时,远在外地的叔叔赶来探望。病儿陈浩的叔叔(以下简称陈叔)是典型的"张飞"性格,暴躁、倔强、容易发怒,且抑制能力差。现在急切地想看到病儿。但是,由于病儿属于急性发病期,又是上午的治疗时间,按制度护士不能让他进入,于是就发生了下面的一幕:

陈叔急匆匆地跑来,护士热情地迎上前。

护士:"您好!请问您有什么事?"

陈叔:"我来看我家侄儿,叫陈浩,你快告诉我他在几号床?"

护士:"他住在2床,但是现在是治疗时间您不能进去,加上他现在的病情处于急性期,是禁止探望的"。(护士礼貌地解释着)

陈叔:"少废话,我老远赶来就是为了看他,什么医院还不让看病人?"

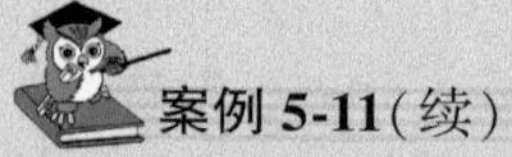

案例 5-11(续)

护士:"您请坐!"(搬了把椅子请其坐下)"我理解您的心情,但是这样做是为了您的侄儿更快地好起来……"

陈叔:"我家侄儿最喜欢和我玩,见了我说不定病会好一半了,你快让我进去!"

护士:"那太好了!等他病情稳定了,你就经常陪着他玩,那样会好得更快。"

陈叔:"我现在就要进去……"

(护士沉默,等陈叔安静下来。)

护士:"相信您也希望您的侄儿早一天康复,是吧?"

陈叔:"那当然!"

护士:"他正处于急性期,抵抗能力很弱,如果这时候再感染的话,后果将不堪设想。您现在进去可以说是一个感染源,很容易将平时并不具传染性的细菌等传播给他,使他感染的,因为他现在的抵抗力太弱了,您愿意吗?"

护士:"如果等陈浩病情好转后您再来看他,就像您说的,说不定会起到事半功倍的效果,这段时间您可以通过电话与他联系……"

显然陈叔的气已经渐渐消了。

护士:"您放心!我们会照顾好陈浩的。"

陈叔:"那我什么时候可以再来呢?"

护士:"等病人病情稳定后,我们会通知您的,请留下您的电话号码。每天下午4~6点是探视时间,为了不影响治疗,到时请您在规定的时间来探视。"

陈叔:"对不起,刚才我太着急了,不该冲你发脾气。"

护士:"没关系,您的心情我能理解!"

陈叔:"那我先走了,到时你们一定通知我啊!再见!"

护士:"再见!"

评价:上面的例子中,面对性情暴躁的探视者,护士不必计较,待他情绪稳定后,仔细、耐心地做解释,消除对方的误会。不仅维护了医院的制度,也给了探视者一个满意的答复。

2. 注重谈话艺术　护士对探视者要热情、诚恳,注意交往中的谈话艺术。与探视者谈话时要特别留神,措辞、造句都要仔细斟酌。因为护士在与他们交谈时的态度、词语、仪表、姿态等,不仅影响着他们对医院的看法和态度,而且影响着他们对病人病情的理解,通过

究引导者后登车、先下车,来宾先登车、后下车。

2. 陪同引导过程中必要的提示 在引导来宾时,引导者除了与来宾进行正常的交谈外,还要就某些必要的情况,对来宾进行介绍和提醒。这就是所谓的陪同引导时的提示。

主要涉及如下五种情况:

(1) 来宾进入大院、大楼、写字间、会客室、休息室前,应向对方主动说明此时位于何处。

(2) 引导来宾前去会晤某人,而宾主双方此前并未见过面的话,需提前告知来宾,"我们现在前去王院长的办公室"或"李局长现在正在会客室恭候大家"等,以便让对方思想有个准备。

(3) 引导来宾上下楼梯、出入电梯、进出房间、通过人行道或需要拐弯时,需提醒来宾:"请各位这边走!"

(4) 来宾乘坐车辆时,务必告知对方:"请各位上某某号车。"

(5) 引导来宾经过拥挤、坎坷、危险路径或上、下楼梯时,务必叮嘱对方:"请注意脚下!""请各位留神!""请您注意安全!"等。

四、不同护理岗位的礼仪

在竞争日益激烈的今天,护士礼仪作为医疗服务的内在因素,作为构成医院护理文化的重要组成部分,已悄悄地被大多数医院所接受并形成一定的制度和体系,同时作为技术服务的附加服务越来越受病人的关注,成为影响医院在社会公众中总体形象的关键,成为人们选择医院的一大考虑因素。如何将礼仪运用于不同护理岗位,就是我们这一节所要探讨的内容。

(一) 导诊护士礼仪

导诊护士犹如医院的形象使者,肩负着沟通护患关系和展现医院形象的重任。因此,导诊护士必须树立良好的职业形象,提高自身礼仪修养。

1. 形象举止规范 导诊护士要做到:服饰规范,整洁挺括;举止大方,端庄稳重;态度和蔼,待人真诚;训练有素,言行得当。导诊护士的体态多采用站立的姿势,要求头正颈直,双目平视,嘴唇微闭,下颌微收,面带微笑或面容平和自然;双手自然下垂握于下腹部,双脚成"平行型"或左右半"V"型,给人以积极、主动、亲切、和谐的感觉。

2. 接待热情有礼 当病人来到医院门诊时,导诊护士要热情迎接,礼貌地自我介绍并给予适当的帮助。"您好! 我是导诊护士,请问我可以为您做些什么吗?"或"我能帮您什么呢?"等。遇行动不便的病人,导诊护士要主动上前搀扶或帮助,必要时使用轮椅、平车。

3. 指示明确清晰 当病人问路时,导诊护士要为其指出明确的方位,并要等对方明白了才可转身返回工作地点。必要时将病人送达目的地点或介绍给另一位工作人员。指路常用手势有横摆式、屈臂式或直臂式,并配以合适的指导语。例如:"您可以从这边过去,走到路的顶端后左拐即到。"等。为病人引路时,身体稍侧向病人,侧步行走,这样既是对病人的尊重,也有利于观察病人病情变化。

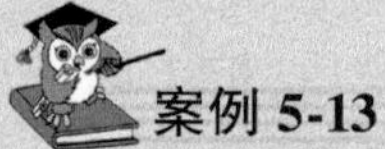

案例 5-13

一位病人第一次来到某医院看病,导诊护士进行了如下的询问和指导。

护士:"同志,您好! 我是导诊护士,您是来看病吗?"

病人:"是的。"

护士:"请问您有我院的病历吗?"

病人:"没有。"

护士:"那您是第一次来我院看病吧,请问您哪里不舒服?"

病人:"我最近咳嗽得厉害,晚上也睡不好。"

护士:"那应该到呼吸内科看看,需要我帮您挂号吗?"

病人:"好的,谢谢!"

护士:(挂完号后)"这是您的挂号凭证和病历。病历请不要丢失,每次来医院看病要带着它,这样有助于医生了解您的病史。呼吸内科请往里走右拐 103 室。"

病人:"谢谢!"

护士:"不客气,您走好!"

(二) 门诊护士礼仪

门诊是医院面向社会的窗口,门诊护士的服务会直接影响病人心目中医院的整体形象。门诊护士运用礼仪学知识创造一个整洁、舒适的就医环境，一个亲切、友善、健康向上的人文环境，无疑会给医院增添光彩，也会给病人增加治疗的信心。所以，要求门诊护士必须有端庄的外在形象、良好的交际礼仪修养。

1. 开诊前　护士要着装整齐、精神饱满。并应做好各项准备工作，负责诊疗室的清洁、安静，为病人提供良好的就医环境。

2. 接诊时　当病人前来就诊时，护士应主动热情地接待："您好！我们是某某科，请您把您的挂号凭证和门诊病历交给我好吗？"护士双手接过，并按号码顺序排列。如需要病人等待，可礼貌地告诉他："您挂的是6号，现在正给4号病人诊断，请您在旁边休息椅上稍等片刻，好吗？等会儿轮到了我会喊您的名字。"

轮到就诊的病人，护士应带领其去看医生，并将医生介绍给病人："请坐！这位就是王主任，您哪里不舒服可告诉王主任，不要紧张，慢慢讲。"双手将病人的门诊病历递交给医生（病历头朝自己）。

3. 礼貌对待候诊病人　病人候诊的过程中，护士还应密切观察每一位候诊病人的病情变化，包括神态、面部表情、体态语言等。如发现病情较重的病人，护士应安排其提前就诊或送病区处理。

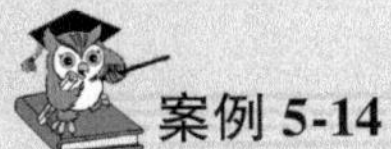

案例 5-14

外科门诊的长队中有一位就诊的老年男性病人，伏在家属的怀里，等待就诊。

护士看见这位老先生，面部潮红，呼吸急促，身体紧紧地畏缩在一起，护士立即上前。

护士："您感觉哪里不舒服？"（同时用手摸摸额头）

患者："我呼吸困难。"

护士："好像在发热，请稍等，我去取体温表。"（测得体温39.3℃）

家属："谢谢。"

护士："老先生，您正在发热，我这就安排您看病。"（立即安排病人提前就诊）

护士："各位同志，对不起！这位大爷病情比较急，正在高热，请大家稍等一下，让这位大爷先看病好吗？谢谢大家！"（向其他候诊的病人解释同时扶着病人向诊室走去）

我们知道，每一位来医院看病的人，都急切地想早一点看到医生，病人间难免也会发生一些冲突。护士不仅要处理好护患关系，也应处理好病人与病人间的关系。门诊的护士可以把来看病的人看做是一个临时的小集体，自己像一个小组长，不仅要维护好候诊室的秩序，还要关注到每一位成员，尽量让病人间也能做到尊重、同情、礼貌，从而使得整个候诊室的气氛安详、和谐，病人生理上的痛苦这时也会得到一丝心理上的安慰，感觉排队等候看病不是一件痛苦的事。

（三）急诊护士礼仪

急诊病人的特点是起病急，病情凶险，甚至生命垂危，对救护要求高，讲究争分夺秒和超常规应急时处理。心理上又常常具有恐惧、悲观甚至绝望等特征。作为急诊室的一名护士，除具备较高的业务素质、职业素养外，还必须具备良好的心理素质和行为习惯，更要有高度的同情心和责任心。

1. 要有紧迫感　急诊岗位的护理人员要牢固树立"时间就是生命"和"抢救就是命令"的观念。要突出一个"急"字，做到急病人所急，争分夺秒，全力以赴，尽量缩短从接诊到采取诊疗措施的时间；要平时练就过硬本领，冷静、敏捷的技术准备、器械准备都能随时应对紧急需要。

2. 要有深切的同情心　急诊病人大多起病突然，甚至是意外。病人往往缺乏心理准备，心理紧张、恐惧，多数痛苦不堪或已濒临死亡。急诊护士要有济世为怀的亲切同情心，体贴和同情患方的痛苦，给予亲切关怀和细心照料；对自杀和斗殴病人不要埋怨和责怪，不要轻易触碰对方心灵上的创伤，先救人要紧，再弄清情况开展适当的心理抚慰；对于神志不清的病人或"三无"病人，要有"慎独"精神，细心周到，一视同仁。

3. 要有灵活主动的责任感　由于急诊病人的情况千差万别，急诊岗位又常常杂乱，护理人员应根据病人病情需要，有灵活主动的应急能力，必要时不等医生到来就先实施救护措施，及时输氧、洗胃、人工呼吸、止血、补液等。对于非正常伤病人及时上报，保留现场排泄物，做好救护记录，客观、公正地向有关方面反映情况。对于突发公共事件更要一面紧急救护，一面迅速向有关方面汇报，力争快速组织

多专业协作，不失时机地救护病人。

（四）住院部护士礼仪

住院部作为病人入院时的第一个窗口，服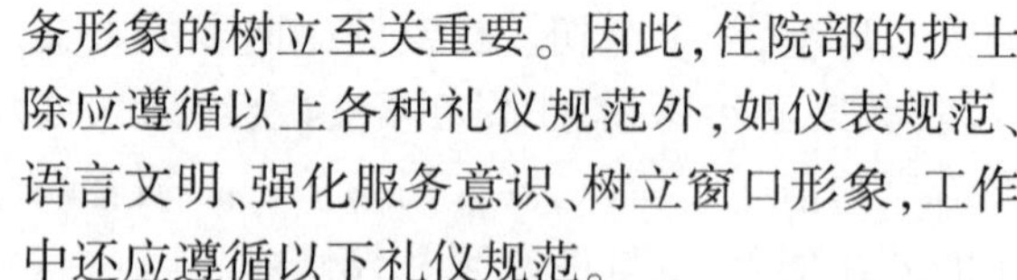务形象的树立至关重要。因此，住院部的护士除应遵循以上各种礼仪规范外，如仪表规范、语言文明、强化服务意识、树立窗口形象，工作中还应遵循以下礼仪规范。

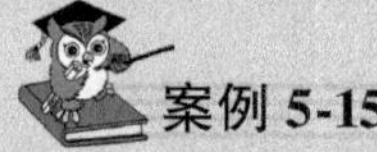

案例 5-15

患泌尿系统疾病的患者张非在家属的陪同下来到住院部，护士立即迎上去。

邹护士："您好！我是住院部的护士，叫邹林，您是来住院吗？"

家属："是的，大夫开了住院证，我们准备住泌尿科，进行手术治疗。"

邹护士："好的，请您跟我来登记一下，好吗？"（邹护士安排张非坐下，拿出登记本，详细地进行了记录，并把需要存放的物品进行清点，交接，签字。中间观察到病人有些紧张。）

邹护士："张非，您别紧张！泌尿科像您这样的病人还真不少，现在这样的手术很常见，切口不大，缝线也不用拆，大约一个星期就可以出院了。"

张非："是啊！我也听说了，可还是有些害怕。"

邹护士："不要紧，只要不影响日常休息活动，适度的紧张是有利于治疗的。如果您觉得晚上睡眠不好，可以告诉护士和医生，我们会帮助您的。"

张非："哦，是这样啊！好的。"

卫生处置完毕后，护士和家属一同送病人去泌尿科办理入科手续。到了病房，住院部护士把病人介绍给泌尿科护士。

邹护士："张非，您安心养病吧，我有时间再来看您。"（7 天后张非痊愈出院，与家属来到住院部）

邹护士："您好！张非，我已经接到您出院的通知了，祝贺您！您看起来可精神多了。"（起立问好）

张非："是啊！好多了，终于把我多日的思想包袱卸下来了，真得感谢你们啊！"

邹护士："不客气，谢谢您对我们医院的信任。这是您的物品，请清点一下，看看对不对？"

家属："没错。"（家属清点后）

邹护士："张非，你回去后要多注意休息，避免过度劳累，定期来医院复查。"

张非："好的！"

护士："您走好，请多保重！"（送病人到门口）

张非："好的，回去吧！谢谢你啊！"

1. 环境宜人 住院部的环境要整洁、安静，给病人以清新宜人之感，让前来办理各种有关手续的病人能够通过住院部这个窗口，看到医院的整体形象与管理水平。病人物品存放分类明确、标识醒目、整洁条理。

2. 卫生放心 住院部的护士要为住院病人完成初步的卫生处置。如沐浴、修剪指甲、更换病服等。护士对病人存放在住院部的物品要进行清点、消毒并妥善保管。如是贵重物品最好交给家属保管。

3. 详细登记 住院部护士对住院病人的相关资料要做详细的登记，如个人情况、家庭住址、联系方式、联系人等。

4. 及时通知 住院部护士接到病人后，要及时打电话通知相应科室，并介绍病人的基本资料和病情，并亲自护送病人到相应的科室。

5. 清点交接 住院部的护士接到病人出院的通知，要清点病人存放的物品，确认无误后，交与病人或家属，做好交接手续，并签字。

（五）病区护士礼仪

在以人为本、以病人为中心的整体护理中，融入文明规范的礼仪服务，为病人创造一个洁净、温馨的病区环境，会使病人真正体验到人性化、规范化、职业化礼仪服务的内涵与精华。

1. 总责任护士 在一些较大的医院常设有总责任护士岗，担当护士长的参谋和助手的角色，并履行病区护士长的部分职责，负责本病区的护理管理。总责任护士常常既是决策的参与者，又是决策的执行者。兼双重身份于一身的特殊角色中，如何更好地适应角色、履行职责呢？

（1）完善自己：总责任护士必须不断地学习，拓宽知识面，从而提高自身在护理群体中的威信；同时，还要注意总结工作中的成功与失败的经验，取长补短，完善自身的管理能力，带领护士提高护理质量。

（2）以身作则：总责任护士要以身作则，为科内护士起到表率作用。首先要服从领导

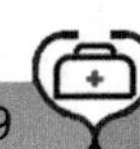

安排，以积极的心态接受和完成领导交给的各项任务。带头执行科室的各项规定，并要起到督促的作用。

（3）学会管理：总责任护士既是管理者，又是被管理者，形成了自身矛盾的结合体，这就要求其有足够的心理准备，减少消极情绪的产生。工作中要找准自己的坐标，定准位置，对职权范围内的事要大胆负责，充分发挥自己的主观能动性和创造性，克服依赖心理，增强自立感。

（4）关怀他人：总责任护士对科内护士应以情感关怀为主，及时肯定护士护理工作中的优点，以个别谈话的方式帮助其分析工作不足的原因。同时，还要经常观察科内护士的工作状态和心理变化，及早发现不稳定情绪。

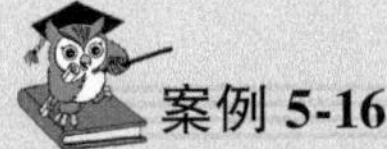

案例 5-16

有一位总责任护士发现科内一名年轻护士近来工作总是心神不定，主动找她谈心，经过总责任护士耐心地询问，才得知原来这个护士与婆婆关系总是处理不好，从而影响到夫妻关系。在总责任护士的耐心帮助下，她不但解决了这个问题，而且工作面貌也焕然一新。

2. 治疗护士

（1）保持治疗室的清洁、整齐、有序，定期清扫和消毒。

（2）着装整齐，符合护士仪表规范。护士戴筒帽时，要求头发全部遮在帽子里面，不露发际，前不遮眉，后不外露头发，尽量不戴头饰，帽子的缝封要放在后面，边缘要平整。

案例 5-17

一护士为病人进行肌内注射。

操作前护士解释："大爷，现在要给您打针了，这种药推药时间要求慢一些，您需要去一下洗手间吗？"

操作中护士指导：（感到病人局部有些紧张）"有些疼是吗？我推得慢些，坚持一下马上就完。"（拔针后为病人按压注射点至不出血为止，并帮助病人穿好衣裤。）

操作后护士嘱咐："大爷，刚打完针，请您休息一会儿，不要走远，有不舒服的感觉时，请您马上告诉我。"

（3）认真核对医嘱，严格按无菌技术操作及配伍禁忌加药和配药。要有"慎独"精神，不可以因为无人监督而进行违规操作。

（4）为病人进行治疗时，必须按"三查七对"进行，并要使用操作性用语，即操作前的解释、操作中的指导、操作后的嘱咐。

（5）操作过程中，对病人一般采用商量的口吻，避免命令式语言。操作进行不顺或者有误时，应向病人表示歉意。

如：输液时血管被扎穿，要主动向病人说："对不起，又要给您添上一针了。"等扎好了还要表示歉意："实在不好意思，又让您受了一次痛！"这样就会得到病人的理解，与病人间也不会留有隔阂。当病人由于各种原因不配合治疗甚至吵闹时，要耐心说明并加以安慰，不可训斥。

（6）病人提出疑问时，护士对所提出的问题要重新核对，无误后给病人明确的解释，再进行操作。

（7）治疗过程中，护士还应该主动询问病人有何不适，正确引导病人说出真实感受。

3. 责任护士

（1）在实施整体护理的过程中，责任护士是最主要的实施者，而资料的收集又是护理程序中的一个很重要的步骤，因此，责任护士需要详细了解病人的情况，为了使资料准确、全面、有效，交谈时从礼仪的角度应注意：

表情举止：交谈时应注视对方，表情自然大方，手势动作不可过大，一般上不过对方的视线，下不低于胸区，左右摆动不宜过宽，应在胸前或两侧进行，切忌"手舞足蹈"、"指手画脚"。

保护隐私：根据病人的病情、性格及所问问题的私密性，选择合适的场所，必要时回避其他人。

交流位置：在病房交流时，不可坐靠病人的床铺。病人站立时不要坐着同其说话，最好保持与病人目光平视，这样会使病人感觉亲切、自然。若交流时间较长时，应搬把椅子坐在病人的对面，距离保持在 0.5~1.2m。

把握时间：交谈时间的长短主要取决于病人的病情。

注意倾听：交谈过程中要掌握聆听的技巧，注意观察病人的面部表情、姿势和体语。

耐心解释：如病人提出疑问时要耐心细致地解释，直到病人明白，不可表现出不耐烦。

(2) 责任护士通常是最了解病人的护士，在建立信任感后病人经常会把不愿意告诉其他人的事情告诉护士。责任护士一定要尊重病人隐私并加以保密，不可作为闲话或笑料告诉其他人，也不能因为病人的弱点而歧视他。

(3) 责任护士在为病人进行护理、治疗时，要根据不同的需求选择相应的护患沟通，如给病人做某些护理操作解释或进行术前指导和术后宣教时，常用的个人距离是0.5～1.2m；护理查房常用的社交距离是1.2～3.5m；为病人进行集体健康宣教时，常用的距离是3.5～7m。当然，更多的时候要根据医院或病区的条件和环境来决定，不要过分拘泥于礼仪的特殊限定。

(4) 护士在为病人进行健康宣教及术前、术后指导时，要使用通俗易懂的语言，大方、得体的动作对病人进行有效的指导。

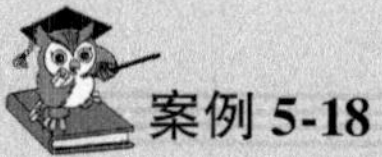

案例 5-18

患者右上腹轻度疼痛，因病人入院B超检查提示胆总管扩张，为查明有无胆总管结石，医生预约了静脉胆囊造影术，护士进行术前指导。

病人："护士，你告诉我为什么要做这项检查？检查痛吗？"

护士："好的，静脉胆囊造影术是一项无创伤的检查，不痛。它通过X线胆囊造影，来显示胆囊功能及胆总管有无结石，做这项检查是可以为以后择期手术提供依据的。"

病人："那我需要做什么准备吗？"

护士："为了做这项检查，待会儿我们给您做碘过敏试验。在饮食方面：今天中午就可以吃一些平时爱吃的猪蹄等高脂肪食物，晚上吃些易消化、少渣、不产气食物，比如稀饭、面汤等。之后包括明早起床都不要再进食、喝水了，今晚9点左右我们会给您进行灌肠，希望您配合。"

病人："好的，不过您说这么多我记不住，你能写给我吗？"

护士："没问题，我这有份资料上写得非常清楚。现在给您，您可以仔细看看，我们也会来提醒您的。"

病人："谢谢你！"

护士："不用谢，这是我们应该做的，也谢谢您的配合！"

4. 夜班护士

(1) 虽然是夜间，夜班护士也注意自己的仪容仪表及工作体态，不能有损护士的形象。

案例 5-19

内科护士上夜班，巡视时发现患糖尿病的小孩白强翻来覆去，睡不安稳。

护士："小强，这么晚了还没睡？有什么需要帮忙吗？"（走到床旁轻声和小强交流）

小强："护士姐姐，真是没办法，刚才我翻来覆去就是睡不着，要不你再给我一片安定吧。"

护士："你今晚吃过了吗？"

小强："吃了一片，不管用，你再给我一片吧！

护士：小强，按医嘱只能一天吃一片，我帮你倒盆热水泡泡脚，放松放松怎样？"

小强："没用的。"（护士通过观察及以往经验发现病人是由于想心事而睡不着，便想到应该和病人聊一聊，为了不影响其他病人便决定把病人请到护理站。）

护士："小强，既然睡不着我们去护理站聊聊天吧。"

小强："好吧！"（来到护理站，护士搬了把椅子让小强坐下，自己坐在对面的椅子上，距病人约0.5m。）

小强："我才这么小就得了糖尿病，现在又不能去上学，马上就要考试，我怕功课都赶不上了。"

护士："原来是担心这个睡不着。你应该知道，只要有健康的体魄才能更努力地学习呀！同学们经常来帮你补课，平时也可以看看书。但是不要太劳累了，我想你那么聪明，功课一定不会拉下，将来还会考上一所很好的大学的。"

小强："但是你们说了，就算我出院也还是每天要打针，这样同学会笑话我的。"

护士："不要紧张，现在科学非常发达，而且有一种'诺和笔'使用和携带都特别方便，这样同学不会笑话你的，所以现在一定要保持愉快的心情，才能尽快出院，知道吗？这下可以睡着了吧？"

小强："我想是吧。"

护士："小强，以后有什么事你就尽管说，我们会帮你的。你要相信我们呀！"

小强："听你这样说，我也就放心了！那我回去睡了。"

护士："嗯，回去放心睡吧，做个好梦！"

(2) 夜班通常有两人承担，一人负责上半夜，另一人负责下半夜。两人严格按交接班制度做好交接班，危重病人要做好床旁交接，两人不可在病区、走廊聊天或大声喧哗，要维持

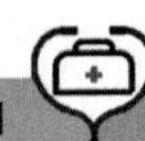

病区安静,以免影响病人的休息。

(3) 夜间巡视病房时,要穿不带声响的软底鞋,开关门动作要轻。如果用手电筒观察病人,要把手电筒头朝后下方,并用另一手轻轻捂住手电筒发光处。切不可直接照在病人的脸部,以免使病人受到惊吓。要以高度的责任心自觉完成巡视工作,发现病人睡眠不好或入睡困难时,要帮助其寻找原因,合理解决。

5. 总务护士

(1) 做好"小管家":负责本科物品的清领、保管和供应。账目清楚,心中有数。当新病人住院时,要为其提供日常生活所需用品。

(2) 做好"小帮手":帮助护士长做每月的报表及统计工作,但要正确处理与护士长之间的关系。

(3) 当好"小监督":谢绝非探视时间来探视病人的探视者,阻止病人及家属的违规行为。对明显干扰正常治疗,影响到他人的病人及家属,护士应立即针对其行为提出批评,批评要对事不对人,强调这种行为可以造成的后果,而不指责病人或家属的品行。

案例 5-20

家属在病区内吸烟,要严肃地告诉他:"病房内有氧气管道,也为了您及他人的健康,请您不要在病区内吸烟!"如探视时间已到,应催促探视者尽快离去,可以婉转地说:"请原谅,探视时间结束了,请您下次再来,病人身体还很弱,需要安静休息,我们会尽力照顾好病人的,请您放心回去吧!"

6. 晨间护理礼仪

(1) 清晨,护士精神饱满,面带微笑,迈着轻盈的步伐来到病房,向病人问好:"大家早上好! 现在我来为大家做晨间护理,帮助大家洗漱,整理病房。"

(2) 对每一位病人做物品整理都应针对具体情况进行询问,以表示对病人的关心,如"您老昨天睡得怎样?"、"小李,你今天是术后第二天,应该下床活动了,以防止肠粘连。我扶你下地活动活动,好吗?"等。

(3) 开窗通风,时间的长短根据季节、气温及病人的具体情况而定,一般以20~30分钟为宜。要向病人说明:"晨间护理大家做完了,现在开窗通风30分钟,呼吸一下新鲜空气,请大家穿好衣服、盖好被子防止着凉。"

7. 晚间护理礼仪

(1) 护士推着护理车来到病房,首先向病人解释、问好:"大家晚上好! 我来为大家做晚间护理。"态度要和蔼,语言要亲切,使病人明确目的,积极配合。

(2) 为病人清洗时,要力度适中,动作敏捷,并注意为病人保暖。必要时,用屏风遮挡病员,以保护病人隐私、尊重其人格。

(3) 进行各项操作时,要符合规范,用力科学,动作协调,体态优美。并要配以操作性用语。

(4) 为病人提供一个良好的睡眠环境。保持病室的安静,调节温度和光线。

(5) 安抚病人,并道一声:"晚安!"

8. 病区护士特殊情况时应注意的礼仪

(1) 避免冲突:当病人与护士意见不一致时,护士应暂时回避话题,保持冷静。如果是一件必须说清楚的事情,一般要先肯定病人意见中正确的部分,再以委婉或商量的口气说明自己的意见,但不要直白地说:"你不懂"或"你不知道"等。

(2) 据情疏导:当病人与家属发生矛盾时,护士应起到中间调解的作用。先暂时将家属与病人分开,安慰病人,耐心进行疏导,使其情绪稳定。对家属要了解原因,并讲解情绪对病人病情的影响,与其一起制定出最佳的解决方法。

(3) 正视角色:年轻护士在年轻异性病人面前应避免交谈个人的事情,特别是关于感情方面的话题,扮好自己的角色,行为举止也要稳重,避免传递不良信息。

(4) 关注特殊:如遇到听力障碍的病人时,要有耐心,并保证充足的交流时间,也可利用简单的手语、体语,必要时配用图片讲解说明。

9. 社区卫生服务中的护理礼仪要求

(1) 社区卫生服务的特点:社区卫生服务是以基层卫生机构为主体,合理使用社区卫生资源,以人的健康为核心,以老年人、妇女、儿童、慢性疾病病人、低收入居民、残疾人为重点,负责居民的预防、医疗、保健、健康等基本

卫生服务。社区卫生服务的特点主要有：

1）社区卫生服务是综合性的服务，或者是全方位的服务。服务角色不分年龄、性别和疾病类型，服务内容包括预防、医疗、健康等，服务层面与范围极为广泛。

2）社区卫生服务是第一线的服务，是与基层群众最先接触的服务，是整体医疗体系的门户。

3）社区卫生服务是一种协调性服务。医护人员必须了解各类医疗技术，以及家庭和社区内、外各种资源的情况，并与之建立相对固定的关系。通过会诊、转诊和咨询等协调性措施调动整个医疗保健体系和社会其他力量，共同解决人们的健康问题。

（2）社区卫生服务中护士角色的转变：

1）社区卫生服务工作所要面对的不仅仅是解除病患，更多的是提供一些基础的强身保健、预防措施、康复医疗等。在这些领域，护理人员便是“多面手”。

2）在社区卫生服务工作中，由于医师的短缺，护理人员往往要独立面对各种情况，对于每种疾病都需要有所了解。在一定意义上，护士也充当了行医者的角色。

（3）社区卫生服务中的护士礼仪要求：

1）具备广博的知识结构和能力：社区的护理人员不再是“执行医嘱的护士”，而是常常要独立面对接诊、救护、转诊或康复指导等工作。这些工作是紧急的、基础的、不可回避的，要求社区护士掌握更多的医学知识和救护、康复常识。另外，对于预防保健、公共卫生领域内的相关知识也应有所掌握，这样才能胜任社区卫生服务工作实际。

2）自律、慎独，严守护理规范：由于社区卫生工作的条件限制，既缺乏复杂的护理流程，又没有完善的质控机制，大多数情况下是单兵作战，全靠自律，这就更加要求护理人员具备慎独精神，严守护理规范，成为社区群众放心的护理工作者。

3）树立公平公正的服务信念：社区卫生服务很大程度上是代表政府和社会履行公务，这就要求护理人员也必须树立公平公正的服务信念，对复杂的社区情况和人员组成心中有数，对服务对象一视同仁，公平对待，对特别贫困的弱势人群和无助家庭给予应有的关爱。

五、实践与训练

（一）实例分析

实例1　面对随便使用处方的病人

耳鼻喉科的一位气管切开术后的病人急匆匆跑到护理站，见桌上放着麻醉处方，顺手撕了两张，并拿起笔准备写些什么。这时，护士小郭看到后一把夺过来，并严厉地训斥道：“你要干什么，怎么可以用麻醉处方，它多么重要你知道吗？”顿时，病人怒目圆睁，表情非常气愤。拿起纸和笔在上面写了骂人的话，小郭护士更是理直气壮：“你还骂人，我难道说错了吗？……”

两人争执不休。

小梁护士闻声赶来，了解情况后对病人说：“李先生，对不起，您先消消气，您刚才拿着麻醉处方是因为对我们有话说，是吗？”

病人点点头，并斜视瞪了一眼小郭护士。

小梁：“请您跟我来！”（说着将病人领到了病房，从抽屉里拿出小本和笔。）

小梁：“李先生，这是我们专门为语言交流有困难的人准备的小本和笔，您有什么事可以写到上面。”

病人认真地写起来：“今天是我女儿的生日，我有好几天没能见到她了，我想让你们帮我打个电话祝她生日快乐！”

小梁：“好的，没问题！”

病人又写到：“谢谢你，你真好！刚才那位护士怎么那么厉害……”

小梁：“对不起！我替刚才那位护士向您道歉，她不该对您说那样的话，不过我们的麻醉处方管理确实是很严格的，小郭也是一时着急，请您多多原谅！”

经过小梁的一番道歉、解释，才取得病人的理解。

分析：上面的例子中，我们就同一件事中两个护士不同的处理方法进行一下比较。小郭护士发现问题后，用质问的口气说话，并摆出一副教训人的面孔，忽略了工作中言谈礼仪的应用，显然病人不接受，也用同样的语气反驳她，这样做不但没有起到阻止的作用，反而降低了护士在病人心目中的形象。而小梁护士则站在病人的角度，从善意出发，先了解病人的需要，再对其进行解释。这样不仅处理好了问题，还得到了病人的尊重。两种不同的方法得到了两种结果。

实例2 乳腺癌病人的术晨护理

一位患乳腺癌的老年女性病人,住院进行手术治疗。术晨,手术室的护士执行正常程序将病人接到手术室,为了减轻她的恐惧感,护士简单地讲解了手术室的环境及室内仪器。巡回护士认真地准备了手术所需物品,并配合麻醉师实施麻醉。为其输液、导尿及固定体位时,护士没有给予任何解释。一切准备就绪,巡回护士守候在病人的身旁,时而安慰病人,时而与其他的工作人员聊着与之无关的话题。

分析:本例中护士对病人的"尊重"没有得到很好地体现。护士对病人的尊重不光是说在嘴上,而且更要体现在一言一行、一举一动中。因为:

1. 尊重病人的知情权 对病人进行的任何一项操作都应进行解释,要尊重病人的知情权,这样才能得到病人更好的配合,同时也能适当地缓解病人的紧张情绪。本例中为病人输液、导尿及固定体位时,应向病人解释,如询问病人体位是否舒适等。

实例3 接待考察团的礼仪分析

某日,某领导去一家医院视察、指导工作,随团有8人。接待人员中有医院的院长1人、副院长2人、医务科长1人、护理部主任1人及其他工作人员共计15人。在医院内寒暄后,由礼仪护士领到行政楼四楼大会议室。当时,礼仪护士在前面走,其他人员在后面跟着,没有给予任何提示。到达会议室后,礼仪护士便忙着摆水果、倒茶,并请来宾坐在了靠近门口的沙发上,本院院长及其随行者坐在了正对门的沙发上。礼仪护士非常热情地献上了一杯满得有点溢的茶水,并点头示意:"请您喝茶!"

随后按程序,礼仪护士又把来宾引到病区。来到护理站,主班的护士未起立,只是点头微笑,继而忙自己的工作。科主任和护士长前来迎接,其他的护士及医生对来宾前呼后拥,表示欢迎,其中有人窃窃私语,指指点点。护理部主任把来宾介绍给本科主任和护士长后,又把本科主任、护士长介绍给来宾,接着护士长为来宾讲解了科内的情况。

2. 尊重病人的隐私 在不必要的情况下,不可过多地暴露病人身体,否则会给病人的心理留下阴影,尤其是对于清醒状态时的病人、性格内向的病人、思想保守的病人等更应注意。本例中为病人导尿时,不仅要做好解释工作,更要注意保护病人的隐私。必要时,可让异性工作人员回避。

3. 尊重病人的感受 手术对于病人来说是一件大事,病人进入手术室后,希望手术室的工作人员能全力以赴,做好自己的手术。护士不应该在即将手术的病人面前讨论与之无关的话题,对需要隐瞒病情的病人,更不能轻易泄漏。

分析:本次接待过程中的礼仪失误表现在以下几个方面:

(1) 礼仪护士的引导有误,引导时不可对来宾不理不睬。应遵守引导伴同礼仪,加以必要的手势及引导语。

(2) 接待来宾的会议室,应事先由专人负责清扫及摆放必用品、水果。不可临场"发挥",这会让来宾感觉自己是不速之客,不受欢迎的人。

(3) 来宾就座时应引导来宾中的级别最高的客人坐在"尊者"的位置,以表示对来宾的尊重。本例中应该引导来宾中的最高级别的人员坐在对门一排的中间沙发上,其他客人分坐两边;请本院的院长坐在近门一排的沙发中间座上,其他随行者分坐两边。

(4) 为来宾献茶时,茶水应为七八分满,并用斜式手势来诚请来宾:"请喝茶!"。因为按中国人的习惯,应讲究浅茶满酒。

(5) 来宾团来到病房后,主班的护士应暂时放下手中工作,起立迎接,以表示欢迎。

(6) 切忌对来宾团前呼后拥、指指点点、窃窃私语,因为这样会使来宾感到不自然,也会有损医院的整体形象。

(7) 介绍时应按先把"卑者"介绍给"尊者"的顺序做介绍。因为按照国际惯例,在介绍过程中如果先把"卑者"介绍给"尊者",那是对"尊者"的尊重。所以,本例中应先把科主任及护士长介绍给来宾团,再把来宾团成员介绍给科室主任及护士长等。

(二) 综合训练

1. 训练内容 护士站、坐、行、蹲、持物、拾物的姿势和护患沟通、待人接物的方法。

2. 培训目的 ①规范护士仪表、行为、举止。②树立良好的服务形象。③为病人营造整洁、温馨、和谐的就医环境。

3. 培训方法

(1) 学习认识阶段:通过组织护士参加礼仪知识专题讲座或观看有关 VCD 等形式的学习,提高护士对礼仪的认识,使其懂得礼仪的重要性,真正认识到礼仪是文明行医的基础,也是提高护士素质、深化整体护理工作的前提,更是新时期医院建设的必修课。

(2) 具体训练阶段:按照体态礼仪训练的要求,分别对护士进行站、坐、行、蹲、手势、鞠躬、握手、接待、引导、致意、介绍、仪容、仪表等礼仪规范行为的训练。每天坚持 30min,每阶段有 1~2 个侧重项目。如进行站姿训练时,头顶一本书,以标准行姿行进。视线落在前方 4m 处,转弯时也要保持平稳。

(3) 综合训练阶段:训练的目的是学以致用,结合临床具体工作,把礼仪学的基本知识融入其中。选整体素质较高且经过礼仪培训的护士当礼仪示范教员,对临床护理操作时的规范姿态做现场示教。例如:新入院病人的接待、与病人交谈时的体态等。礼仪示范护士要根据要领,重点掌握,并现场操作,帮助护士学习并纠正错误,直到全部掌握。

(4) 强化训练阶段:经过一段时间的训练,可组织护士举办文艺活动,针对护士在护理工作中存在的语言、行为、举止方面的问题,并根据标准礼仪规范编成小品进行表演,寓教于乐。让护士谈训练后的感受,并进行换位思考:“假如我是一名病人,我希望护士是什么样的?”

还可以进行实践训练,主题是“一日病人”。各科室选一名护士,让其躺在病床上,不能下床,需要帮忙时可按传呼器叫其他护士,时间不少于 24h。来体验病人的生活及心理感受,以达到强化训练的效果。

4. 制定考评 护士礼仪是一项长期的护理管理工作,不是一时的短期行为。护理管理者可将开展礼仪服务纳入护理质量控制管理的范畴内,采取定期和不定期走访病人等形式,对护士的礼仪服务效果进行考评。这样通过规范、实施、检查、监控、纠正偏差、反复强化、潜移默化等措施,培养护士养成良好的习惯,形成一种自觉的行为。

第4节 涉外护理礼仪是护士人文素养的必修课程

涉外礼仪是世界文化的重要组成部分,具体到护理工作中,便形成了涉外护理礼仪。这是护士人文素养的必修课程。

从改革开放到加入 WTO,我国与世界各国在经济、学术、科技等诸多领域的交流和合作日趋增多。一方面,来华的海外人士数目在不断增加;另一方面,我国公民因公、因私原因出国也不再罕见。护理行业的涉外交流也在逐渐增多。这些都涉及护士在与国际友人的交往过程中要注意到的日常交际礼仪、礼貌用语、民俗风情等,只有对这些礼仪有一定的了解,才能在对外交往过程中维护民族的自尊和自身形象;同时,对对方表示尊敬和友好,也才有助于发展我国人民同世界各国、各地区人民的友谊。

一、护士涉外交往原则

国际交往的礼仪十分复杂,只有了解和遵循涉外交往的原则,才能“以不变应万变”。

在涉外交往的活动中,首先要遵循的就是“和平共处五项原则”,即“互相尊重主权和领土完整、互不侵犯、互不干涉内政、平等互利、和平共处”。

在涉外交往活动中,要相互尊重主权,尊重国家尊严,尊重对方的风俗习惯,不可随意地按照本国习惯揣测对方心理。

如果同时面对不同国家的患者,则不论国家背景,都应一视同仁地,尊重、友好、热情,细致周到且诚心诚意地提供他们需要的帮助。但是,又要注意把握分寸,注意内外有别,严守国家机密,以免造成不可挽回的损失。

作为一个护士,事先了解和搜集信息,把握以上原则,会更有利于与患者的交流,获得他们的信任,从而更好地开展护理工作。

二、护士常用涉外礼仪

(一) 见面礼

1. 合十礼 东南亚的佛教国家和各国佛教徒见面时普遍采用的礼仪。

施礼时，双手在胸前对合，五指并拢，指尖同鼻尖等高，头略低。地位低、年轻者应先向年长者行礼，手举得越高，表示尊敬的程度越深，地位高、年长者还礼时，手可略低。

但要注意的是，不可在合十礼时点头，这样会显得不伦不类。

2. 拥抱礼 欧美较为流行的是这种礼节。

施礼时，施礼双方相对，各自将右臂抬高，右手搭在对方左肩后，左手则扶住对方的右后腰，拥抱双方的头部及上身都应向自身的左侧，相互拥抱，继而向右，然后再次向左拥抱后礼毕。

3. 亲吻礼 在多数西方国家，可以用亲额头、贴面颊、接吻、亲手背的礼仪形式。通常在公共场合见面时，女性之间可以亲脸，男性之间则抱肩拥抱，男女之间一般贴脸颊，男性对尊敬的女宾可只吻其手背，长辈则亲吻晚辈的脸或是额头。

但在我国的传统礼节中，没有亲吻礼。现代社会为了尊重对方，也可使用此种礼仪。作为护士，则一般不接受异性尤其是年轻男性的亲吻礼。如遇到外宾行亲吻礼时，可伸出右手以握手礼代替。如果面对的是外宾或者外籍华人中的长者，出于对我们工作的尊重而吻手背时，我们应大方地以礼相待。

4. 鞠躬礼 日本和朝鲜人最重视的就是这种礼节。

施礼时，取立正姿势，双眼注视对方微笑，继而向前倾斜上半身15°左右，视线随之自然下垂。行礼者如为男士，则双手放在裤线稍前的地方，女士则需将双手在身前下端轻轻搭在一起。

动作不要太快。鞠躬时，还应该微笑，并致以相应的问候语或是告别语。对外宾的鞠躬，护士一定要同样地还礼。

（二）称谓礼

称呼他人为一门极为重要的事情，在涉外人际交往中，选择正确、适当的称呼，就能反映自身修养以及对对方尊敬的程度。若称呼不当则很容易让他人立即产生反感，甚至嫉恨在心久久无法释怀。所以，护士在护理工作中与就诊的外宾交谈或是沟通时使用恰当的称呼显得尤为重要。

1. 外国人的姓名 姓名是一个人区别于其他人的一个标志性符号，由于各个国家的历史渊源和文化习俗的不同，导致了各国人姓名的排列顺序和使用文字的差异。

（1）姓前名后：这种习惯多分布在亚洲国家，日本、朝鲜、韩国、越南、匈牙利等都是“姓前名后”的特点。

这些国家中又以日本最为复杂。日本的姓氏特别多，有人估计约有37万之多。有一个字的，如“一”、“乙”；大多数是两个字的，如“福田”、“樱木”、“山口”等；也有三个字、四个字的。所以，日本人的姓名大多是由四个字组成，也有人接触过“藤木太郎喜佑之卫门将四能”这样的十二个字的名字。正因为他们姓、名的字数不固定，姓和名不容易区别，所以在交往时一定要先了解清楚。日本人在书面表达姓名时，姓和名中间是会空一格的，空前为姓，空后为名。

朝鲜和韩国人的姓名的排列方式就和我国汉族比较相似，大多由三个字组成。越南人也是这样，他们的特点在于名字中间的那个字多是垫字，男性常用“文”，女性常用“氏”；为了表示亲切，在称呼他们时，可以只称名不呼姓，并再加上兄、弟、姐、妹、叔、伯一类的称呼，而最好不要以“你”相称。

匈牙利人的姓名也是由两部分组成。姓以两个字的居多，且简称的时候称姓不称名，如库恩·贝拉，简称库恩。

（2）名前姓后：大多数欧美国家以及澳大利亚、新西兰等英语国家的人，还有阿拉伯和泰国人的姓名都是这种排列方式。

英语国家的姓名一般是由两部分组成，前面是名，后面是姓。也有由三节组成的，即第一节是本人的名字，最后一节是本人的姓，中间的一节是母亲的姓或者是与家庭关系密切者的名字，也有的是名人的名字。

法国人的姓名一般由两节到三节组成，前面为名，最后一节为姓。如果他们的姓名长达四五节的时候你也不要惊讶，中间的那几节一般都是教名或是长辈起的名字。

俄罗斯人的姓名则一般由三节组成，由前至后分别是本人名、父名和家族姓。

上述这些名前姓后的国家的人名，主要是

记住第一节的本人名字和最后一节的姓。

西班牙和葡萄牙人的姓名通常都有三四节，简称时，一般用第一节的本人名和倒数第二节的父姓。

阿拉伯人的名字一般是以“本人名—父名—祖父名—姓”的顺序排列。他们在正式场合一般称全名，简称时称本人名字，但是，很多阿拉伯人，尤其是有地位的上层人士都只简称其姓。如众所周知穆罕默德·阿贝德·阿鲁夫·阿拉法特，简称阿拉法特。

泰国人在口头上对对方的尊称，都是只称名不称姓，并在名字前面加上“坤”(即“您”)以示尊敬。

(3) 妻随夫姓：英语国家和法国的女子在婚前都随父姓，即“本人名+父姓”，婚后则随夫姓，即“本人名+夫姓”。

2. 外国人的称呼

(1) 认识之人：对于自己已经认识的人多以Mr.、Ms.、Miss或Mrs.等加在姓氏之前称呼，如Mr. Chang、Ms. Tang、Mrs. Huang等。对未婚女子，无论年龄大小，都应称小姐；对已婚女子称太太；对不了解其婚姻情况的女子称女士；对地位较高、年龄较长的已婚女子则称夫人。女性患者的婚姻情况一般可以通过观察来判断：在大多数西方国家，许多信奉宗教的女性，通常在结婚后都会在无名指上佩戴结婚戒指。在这些称呼前面还可以加上姓名、职称等，如“格林先生”、“琳达小姐”、“福特太太”、“护士小姐”等。

要注意的是，千万不可以名代姓。例如，说美国国父乔治·华盛顿，人们一定称之为华盛顿总统、华盛顿先生，因为这是他的姓，如果称他为乔治先生，保证震惊全场，因为只有以前的黑奴才会如此称呼主人的，此点国人都常常弄不清楚。

(2) 重要人士：对于重要人物，有学衔、军衔和技术职称者，最好加上他的头衔，以示尊重，如某某教授、某某博士、某某将军等，也有些国家对将军、元帅等高级将领通称“阁下”。对于参议员、律师、医生等，也可以在姓名前加上职衔。当然，也如前述是以头衔之后加上其人之全名或姓氏称呼之，千万也别接上名字。而且，他们一般不以行政职务称呼，也就是说不称“某某主管”、“某某经理”、“某某校长”等。

一般而言，有三种人在名片上和头衔上是终身适用的，这三种人是：大使(Ambassador)、博士(Doctor)以及公、侯、伯、子、男等皇室贵族爵位。对公爵和侯爵的儿子、伯爵的长子都可称“某某勋爵”，对他们的夫人和公爵、伯爵、侯爵的女儿和新封的女伯爵、子爵、男爵，则都可称为“某某贵夫人”或“某某女勋爵”。在称呼这些人时一定要加头衔，否则表示十分不敬，甚至视为羞辱，务必谨慎小心。

(3) 不认识之人：可以先生、女士称呼之。有不少国人一见外国人就称为Sir，这是不符合礼节的，只有对看起来明显十分年长者，或是虽不知姓名但显然是十分重要的人士才如此称呼。除此之外，在面对正在执行公务的官员、警员等也可以Sir称呼来表示尊敬。而相对于女士则一律以Madam称呼之，不论她是否已婚。

(4) 年轻人：可以称之为Young man，年轻女孩则称为Young Lady，小孩子可以昵称为Kid(s)，较礼貌地称之为Young Master，在此Master并非主人之意，有点类似国语的“小王子”之类的称呼法。

(5) 宗教人士：对于这一类人，通常可以直呼其神职，如“牧师”、“怀特教父”、“传教士先生”等。

语言是内心世界的表现，一个人的教养和为人在交谈中会自然流露出来。因此，掌握交谈中的一些基本规则和技巧，是社交场合中拉近宾主间距离的良方。

(三) 交谈的基本规则

1. 委婉含蓄，表达巧妙 在与患者及其家属交谈时，尽量以“遗憾”代替“不满”、以“无可奉告”作为“拒绝回答”的婉词。

2. 善于倾听，给别人以说话的机会 善于倾听能在听取别人谈话的同时，更快地获得对方的好感。

3. 坦率诚恳，切忌过分客气 欧美人习惯率直地表达自己的意见，只要言语不唐突，直抒己见反而更易获得好感。

4. 诙谐幽默，避开矛盾的锋芒 幽默风趣的话语不仅令人愉快，还能化解因各种原因引起的紧张情绪和尴尬气氛。

 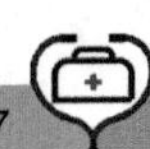

5. 控制声调 如果留意一下外国电视节目的主持人和播音员，你会发现他们的声调大都低沉而有力，而不少中国人在说话时不大注意控制音调，尤其当众讲话时声音尖而响。如果在与人交谈时你试着把自己的声音降低，会收到意想不到的效果，一个低沉的声音更能吸引人们的注意力并博得信任和尊敬。

三、国际性节日

节日是一个民族、一个国家文化的重要组成部分。在涉外交际中，了解其他国家的节日习俗都是相当重要的。

作为一个护士，能在节日里给患者送上一份祝福，能有效地拉近护患距离，使护理工作得以更顺利的开展。

国外重要节日：

1. 圣诞节 每年的12月25日，是传说中的耶稣诞生的纪念日。公元354年，罗马教皇儒尔一世宣布每年12月25日为耶稣的生日，这一天便成为了圣诞节。原本它仅仅只是一个宗教节日，但现在已经成为所有信奉天主教和基督教的西方国家的群众性重大节日。所以圣诞节这一天，全世界的基督教和天主教徒都会举行极为盛大的庆祝活动。在各个欧美国家，圣诞节就是他们一年之中最重要的节日，其重要性就相当于春节是中国最传统、最重要的节日一样。

圣诞节来临时，亲朋好友之间要互相寄送贺卡，写上各种相互祝福的词句；公共场所和沿街的店铺都会布置得异彩纷呈，人们会用红、绿、白三种圣诞颜色装饰出圣诞老人、圣诞树、天使等来点缀橱窗和沿街的建筑；每个家庭都会在客厅的一角用杉树或者柏树这类常青树搭成圣诞树，树的顶端装饰的通常是一颗象征欢乐和幸福的大的明亮的星星，树枝上则挂满了各种五颜六色的彩灯和各种玩具，人们要互相赠送的礼物通常是放在树下。

圣诞夜，家家户户都会围在圣诞树周围享用圣诞晚宴。在晚宴开始以前，他们会打开圣诞树下的礼物，相互祝贺。

宴会过后，人们会在圣诞树前做各种游戏，唱圣诞歌曲，或是欣赏宗教音乐。

而孩子们最企盼的则是圣诞老人。据说，圣诞老人是根据1000多年以前的两位保护儿童的主教原型加以神化的人物，他能给人们带来幸福，而且会给孩子们送来礼物。所以在圣诞夜，临睡前，孩子们都会在壁炉前放一支干净的袜子，晚上就会有一位白须、红衣的和蔼老人穿着大皮靴，背着大红包袱，赶着由鹿驾驶的雪橇，从北方来，钻过各个烟囱来给孩子们送上他们向往的心爱的礼物和祝福。

现在圣诞节已经超越了它本身的宗教意义，成为全球性的一个喜庆节日。现在已经有超过140个国家和地区的人民会庆祝圣诞节，它是目前世界上影响最大、庆祝最为隆重的节日之一。

2. 复活节 复活节原本是基督教徒纪念“耶稣复活”的一个节日。传说中的耶稣在遭到犹大陷害遇难后的第三天就复活升天了，所以，罗马帝国在公元325年时确定每年的3月月圆后的第一个礼拜日为复活节。现在，它已经成为仅次于圣诞节的重要的西方节日。

在庆祝复活节时，羊肉、火腿是必不可少的，对于孩子们来说，则还有他们喜爱的巧克力兔糖。节日期间，人们会全家团聚，父母们会购买用巧克力制作的各种糖果送给孩子，尤其是象征着新生命和兴旺发达的鸡蛋和小兔子。

3. 情人节 每年的2月14日的情人节，是一个甜蜜浪漫的节日，深受各国青年人的喜爱。

情人节又称为“瓦伦丁”节，传说在公元3世纪，有一个古罗马名叫瓦伦丁的男青年，因为带头反抗罗马统治者对基督教徒的迫害而遭受牢狱之灾。在狱中，典狱长之女对他精心照顾，并与他相爱。在临刑前，他给这位情人写了一封信，表明了自己爱慕的心迹，随之被罗马统治者处死。从那以后，人们为了纪念这位壮烈牺牲的多情殉教者，就把他被处死的那一天，也就是2月14日定为情人节。

情人节的来源也许令人伤感，但现在人们过节的时候却主要是在这个节日里营造出一种温馨、幸福和甜蜜的气氛，以表达对爱情的赞美、向往和祝福。

情人节的主要习俗是互相赠送礼物，尤其是恋人之间，或者是年轻的男女借此节日表达爱意。他们通常互相赠送巧克力、郁金香等小礼物来表达感情，并同时送上写有祝福语的小

卡片。

也并不是只有年轻的恋人才能度过情人节，不论什么年龄，都可以在这一天向自己的长辈或者朋友表达自己的感情，给予祝福，并赠送礼物。

4. 愚人节 起源于法国的愚人节到现在也已经有了几百年的历史了。相传，法国人把愚人节的受害者称为“四月的鱼”，就是说他们像小鱼一样容易上钩。现在世界各地有越来越多的人接受了“愚人节”这个能让人放松心情的节日。

每年的4月1日，人们会互相“欺骗”，搞一些小的、无伤大雅的恶作剧而不会受到责备。而且谎言越新鲜刺激，愚弄人越多，就越受欢迎。谁都可以被愚弄和被欺骗，而且被愚弄和被欺骗后还不能发火。所以在这一天里，人们都要做好做“愚人”的准备。

5. 宰牲节 又称为“忠孝节”、“古尔邦节”，是伊斯兰教的盛大节日，是为了纪念阿拉伯人的先知易卜拉欣对真主的忠心的节日。宗教传说中记载，阿拉伯人的始祖易卜拉欣梦见真主安拉命令他宰杀自己的儿子，以表示对他的忠诚。当他准备执行真主的旨意时，魔鬼撒旦却三番两次地诱惑他放走自己的儿子，违抗安拉的旨意，他却不为所动，执意执行。他的忠诚感动了真主，安拉派来天使，牵来一只羊，命令他以羊代替儿子受死。从此以后，就形成了宰羊献祭的风俗。

穆罕默德创立伊斯兰教后，这一种风俗得以沿袭，规定这一天要宰牲祭祀，并把宰牲节定在回历的12月10日。

多数信奉伊斯兰教的国家这一天都会放假。根据教规，凡是经济已经独立的穆斯林都要宰牲献祭，可以一人宰一只羊，也可以七人合伙宰一头牛或者一峰骆驼，并且要求献祭的东西是自己最珍爱的。将羊宰杀干净后，将其挂在木架上烧烤，等到全羊烤熟后，全家老少围坐在火炉旁，等到长者发话以后，就全体用手抓食，边吃边聊，充分享受这个传统节日。

6. 开斋节 开斋节也是穆斯林的重大节日，“尔代节”、“肉孜节”指的也是它。一般在伊斯兰教历的9月20日或是10月1日。

公元7世纪初，穆罕默德创立了伊斯兰教。按照教义，每年的9月1日到10月1日为斋月。在斋月里，除了病人、远出的旅行者、孕妇、乳婴和作战的士兵以外，所有的穆斯林都要进行斋戒，在日出以前吃好封斋饭以后，一直到日落以前，整个白天，不论多么饥饿，都不能吃东西，甚至不能喝水，抽烟者还要戒烟。除了这些以外，还要禁止一切的娱乐活动，培养忍耐精神，克服私欲，断绝欲念，磨炼自己的意志，以表示笃信真主安拉。在此期间，如果需要进行必要的宴请等活动，则必须要等到日落以后方可进行。

等到斋月期满，阿訇登楼寻看“新月”，确定开斋时辰。见月即可开斋，第二天就是开斋节。但如果没有看见“新月”，则开斋日期延后，但一般不会超过3天。节日期间，虔诚的穆斯林会一大早就沐浴，继而盛装探亲访友，举行礼拜，聚会美餐，互赠礼物，施舍穷人。青年男女也喜欢在这一天举行婚礼来增加节日的快乐。

四、国外主要禁忌

除了节日和宗教外，禁忌也是一个民族和国家文化的重要内容。不同的国家会有不同的禁忌。在涉外交往中，提前搜集和了解这些禁忌，避免一些不必要的误会，对于护士来说，会更有利于工作的开展。

1. 数字的忌讳 西方人极端厌恶“13”这个数字，他们认为“13”是不吉利、凶险的代名词。它起源于《最后的晚餐》：耶稣和弟子们一起吃晚饭，第13个人是犹大，他为了贪图30块银币，将耶稣出卖了，使耶稣被钉在十字架上。这个故事流传很广，影响极深。西方人憎恶犹大，故把“13”这个数字当作“不幸的象征”。他们在任何场合都极力避开它，甚至连门牌号、旅馆的房号、楼层号、军队汽车的编号等都不用“13”这个数字，所以往往楼层中的12上面便是14，宴会厅的餐桌14号紧接12号。欧美人还最忌讳13个人同桌用餐。每月13号，西方人都感到惴惴不安，同时由于“星期五”也被认为是不吉利的，所以如果正好13号又是星期五的时候，他们更会认为是“凶日”，一般都不会安排活动。

在日本和韩国等东南亚地区的人，特别忌讳的是“4”，因为“4”和“死”谐音，被视为是不祥的数字。所以，在日本的医院没有第“4”

层，也没有 4 号病房；同样，在韩国，旅馆还没有 4 号房间，连军队的番号都会跳过“4”；同时，由于在日语中“9”和苦的发音很相近，所以也被日本人所忌讳。

在很多非洲国家里，人们认为奇数带有消极色彩，所以也不喜欢。

2. 颜色的忌讳　颜色可以对人的情绪产生很大的影响，即使是同样款式的衣服或者是建筑物，不同的颜色就会给人不同的感觉。由于各个国家、民族的文化差异，各种色彩被赋予了不同的意义，有人把它称为“红橙黄绿青蓝紫，喜乐哀愁各相依”。

世界上多数国家都以黑色作为丧礼的颜色，或者觉得黑色是不吉利的颜色。比如，蒙古人觉得黑色是敌人和丧事的标志；匈牙利人甚至会觉得一只黑猫从眼前跑过都是不吉利的；而瑞士人认为黑色和猫头鹰图案是死亡的象征。只有在阿富汗，人们才最喜爱黑色。

与黑色相对的白色，则受到普遍的欢迎。蒙古人觉得白色象征一帆风顺；巴基斯坦人、匈牙利人和伊拉克人认为白色是和平色；苏丹、沙特阿拉伯等阿拉伯国家的人认为白色是光明和幸福的象征。但在印度，人们认为白色是消极的、不受欢迎的颜色；在爱尔兰也忌用白色；委内瑞拉人也不用白色做商品的包装，这是由于白色是该国一大政党的标志。

除了最常见的这两种颜色以外，紫色也是比较受关注的颜色。在印度和巴基斯坦，人们认为紫色表示心境宁静，但新加坡人却很忌讳紫色，多数的伊斯兰国家也是这么认为的。

欧洲的荷兰、挪威、瑞士等国家都特别喜欢蓝色，可是和他们同处一洲的比利时人特别忌讳蓝色。比利时人遇到不吉利的事都会穿蓝色衣服，他们甚至还觉得即使是在梦中见到蓝色的东西，第二天都会遇到倒霉的事。伊拉克人也不喜欢蓝色。

在比利时和法国，人们极不喜欢墨绿色，这是因为在第二次世界大战中，这两个国家都受到了身穿墨绿色军服的希特勒军队的打击和欺压。

同时，菲律宾人忌茶色；多数伊斯兰国家、埃塞俄比亚人和巴基斯坦人忌讳黄色；土耳其人忌讳花色，因为他们认为花色是凶兆等。

3. 花卉的忌讳　花的颜色被赋予了不同的含义。即使是同一种类的花，不同的颜色都有不同的意义。比如，同为玫瑰，红色的玫瑰用来献给爱人，但黄色的玫瑰则用来表示“绝交”。一般来说，红色的花表示爱情，白色的花象征纯洁，粉红色的花表示友谊或是亲情。在墨西哥，人们认为黄色的花是表示死亡的，紫色花也不受欢迎；在各国用于表示爱情的红色花，在这里被认为是符咒的象征。

送花时除了要注意花的颜色以外，还要注意不同的国家，对花的种类也是有讲究的。在英国，人们认为白色的百合花是象征死亡的，和国内常用于婚礼的白色百合（象征“百年好合”）是完全不同的两个含义；在法国，黄色的花和康乃馨都被视为不祥；在日本，荷花也仅仅用于祭奠；菊花在英国、法国也都只在葬礼上送，在拉丁美洲甚至被看作是“妖花”。

现在，在涉外的交际场合，忌用菊花、杜鹃、山竹花和一些黄色的花，已经成为一种国际惯例。

附：部分花语

玫瑰花——爱情
红茶花——天生丽质
白茶花——真美
紫罗兰——初恋
红罂粟——安慰
红郁金香——宣布爱恋
野百合花——安慰
杜鹃花——节制
黄郁金香——爱的绝望
翠菊——追念
橄榄枝——和平和希望
黄月季——胜利的美好
紫荆花——兄弟团结
并蒂莲——夫妻恩爱
红豆树——相思
黑桑——生死与共
紫罗兰——诚实、素朴
百合——百事合心，团结
水仙——尊敬
野丁香——尊敬
万年青——祝愿友谊长存
百桑——智慧
桃花——淑女
樱草——青春
荷花——纯洁

蔷薇——恋爱
薄荷——有德
竹子——虚心、正直
榛——和解
山丹——坚持斗争
红丁香——勤勉
梅花——刚毅不屈
含羞草——知耻

4. 手势的禁忌 现在越来越多的人喜欢用手势取代语言，来表达自己想要表达的意思。但同样的手势，在不同的文化背景下就会有不同的含义。

OK手势：美国人常用的OK手势（即用大拇指和示指构成一个圈，其余三指伸直），并不是走到哪里都表示"好的"、"没问题"、"顺利"的意思的。在法国南部，这表示"零"和"一钱不值"；在日本，人们用这个手势来表示钱；在巴西和希腊等国家，这个手势是令人厌恶的污秽动作；在印尼和突尼斯，它则有卑猥的意思。

"V"字手势：在很多时候，人们用手心朝外的"V"来表示胜利；手背朝外的"V"字手势，在英国和爱尔兰是一种侮辱。

向上伸大拇指：这个手势在中国、印尼都表示好、夸奖或是赞许的意思。但这个手势在孟加拉国则是一个令人十分讨厌的手势；在伊朗还有侮辱他人的意思；在澳大利亚则被看作是一个猥亵的手势。

伸出中指：不论在哪里，这个手势都不代表好的意思。

5. 宗教的忌讳 无论在东方还是西方，宗教都已渗透到社会礼仪的众多方面。在欧美国家要考虑到基督教的影响，在中东地区要考虑到伊斯兰教的影响，在东南亚一带则不能忽视佛教的存在。穆斯林国家的伊斯兰教徒每天要做五次祈祷，这时无论有什么要紧事都应暂且搁下，外来人虽然可以不做祈祷，但绝不能表现出不耐烦或干扰当地人的祈祷。对于信奉佛教的泰国人来说，所有的神像都是神圣的，不经允许不准拍照。在进入日本的神社或寺院的房舍之前，则应脱掉鞋帽和围巾。

五、部分国家礼俗

1. 俄罗斯 在交往过程中，俄罗斯人有许多由传统习惯形成的忌讳，要特别予以注意。见面握手时，忌形成十字交叉形，也就是当他人两手相握时，不能在其上下方再伸手，更不能依在门槛和隔门握手。俄罗斯有"左主凶，右主吉"的传统说法，因此，切忌伸左手给对方，无论是握手还是递还物品。

遇到老者、妇女、上级时不要主动伸手，要等待对方。表情要保持微笑，如果面部冷若冰霜，没有表情，则会被对方视为冷淡的表现。称呼女性时，切莫用"太太"一词，这会引起对方的不快。有职衔称职衔，或给对方介绍的机会，再见机行事。

切忌手指指点点，不论在任何场合都不能这样。俄罗斯人认为这是对人的莫大污辱。在人面前，不能将手握成拳头，大拇指在示指和中指间伸出。俄语中称此手势为"古基什"，是蔑视和嘲笑的粗鲁行为。而美国人常用的手势——用大拇指和示指接触成"O"形，其他三指伸直（即表示OK），在俄罗斯则是非礼的表示。

交往中切忌用肩膀相互碰撞，这种行为一般只发生在挚交朋友之间，否则，身体碰撞是极为失礼的行为。

避免交谈中使用"你应该"一词，俄罗斯人向来尊重个人意见，反感别人来发号施令于己。即使作为护士，给患者做入院、饮食或是出院指导，也应尽量使用建议的语气，而不是命令的口吻。

2. 泰国 由于信奉佛教，泰国人在一般的交际应酬中不喜欢与人握手，而是用带有浓厚佛门色彩的合十礼，同时问候对方"您好"。

由于深受佛教影响，泰国人很有涵养，他们总是面带微笑。在交谈时，泰国人一般都是细声低语，他们认为，在和旁人打交道时，高声喧哗、愁眉苦脸等都是极其失礼的行为。

因为气候炎热，泰国人平时的穿着较为凉爽，只有在正式场合才会穿着深色的套裙或者套装。但无论多么炎热，在公共场合，尤其参观王宫和佛寺的时候，都是不允许穿背心、短裤和超短裙的。

在泰国人面前，无论站或者坐，都要注意，不要让鞋底露出来，尤其不要让它对着对方，因为泰国人对此特别忌讳。

在泰国民间，人们认为"左手不洁"，所以，他们绝对不用左手取用食物。

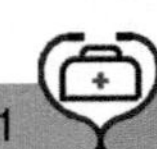

泰国的国花是睡莲,国树是桂树,国兽是白象,这些都是不容许他人轻蔑和非议的。

与泰国人交往时,即使你本人并不信教,也千万不要非议佛教,或是对佛门弟子有不敬之意,尤其不能对佛祖释迦牟尼表示不敬。

泰国人有"重头轻脚"的讲究。"重头",指的是泰国人的头部,尤其是孩子的头部,一般是绝对不许触摸的;拿着东西从泰国人的头上通过,被认为是一种侮辱;睡觉时他们忌讳"头向西,脚向东",因为这是尸体的停放方向。"轻脚"则是说他们认为脚除了走路以外,不能做别的用,也就是说他们不能用脚指示方向、不准用脚踏门等。

3. 美国　美国人认为一个人的着装,要和所处的场合或是所扮演的角色相符合。若是穿着西装、打着领带去散步、逛街,或者穿着夹克、短裤、健美裤等去赴宴或者听音乐会,都会被认为是极不得体的,甚至会被人耻笑。

美国人非常注意服装的整洁,一般情况下,他们的领带、衬衣、袜子都必须每天一换;穿着肮脏、有褶皱的衣服,会被人看不起。同时,他们也认为穿深色西装时穿白色袜子,或是女性让袜口露出在裙摆以外,都是缺乏基本着装知识的表现。

女性还需要注意的是不要穿黑色的皮裙,这会被理解为"非良家妇女";一位女士要是随随便便在男士面前脱鞋,或是撩动裙摆,则往往会被认为有勾引之嫌;在出入公共场合时化艳妆,或者在大庭广众之前化妆、补妆,都会被人认为缺乏教养。

美国人不吃的食物有狗肉、蛇肉、鸽肉,以及动物的头爪和内脏,植物类则不吃生蒜和韭菜等。

美国人用餐的戒条:不能在进餐时发出声响;不允许替他人取菜;不能吸烟;不允许向他人劝酒;不能当众宽衣解带;不能议论令人作呕的事。

大多数美国人都喜欢用手势或体态语言来表示自己的情感。这里要注意的是有几种体态是忌用的:盯视他人;冲他人伸舌头;用示指指点交往对象;用手指横在喉前。这些都有侮辱他人的意思。

美国也很注意在公共场合与同性友人打交道的分寸。如成年同性在公共场合携手而行,或者勾肩搭背,在舞厅里相邀共舞,都有被认为是同性恋的嫌疑。

美国人最忌讳的是他人打探其隐私,不要随意和他们讨论收入、体重、年龄、种族、政治、宗教等。与美国黑人交往时,不要打听对方的祖居地,连"黑"这个字都要少用。

4. 其他国家　去印度或中东旅游,吃饭和接拿东西,只能用右手,绝对不能用左手。因为这些国家的人一般是用左手洗澡、上厕所,左手是不洁净的。所以,用左手接拿食品是对主人最大的不礼貌。

日本人没有相互敬烟的习惯。他们也很忌讳别人打听他们的工资收入;年轻的女性不喜欢别人询问她的年龄和婚姻状况。

沙特阿拉伯人特别大方,如果你对他身上的某件物品表示喜欢,他往往会马上送给你,你若是不接受,反而会得罪他。他们以咖啡待客的时候,客人最好接过后就一饮而尽,这才是礼貌的表现;如果拒绝接受食物和饮料,会被对方理解成侮辱。同他们谈话,不要涉及政治和宗教,不要谈论沙特阿拉伯妇女的社会地位,也不讨论狗、猪等。在沙特阿拉伯的女士,穿着宜端庄大方,穿紧身的上衣就会被列入不受欢迎的人。

与英国人打交道时,应尽量保持两臂的距离。与他们谈话时,要避免对视,因为他们觉得注视谈话者是不文明、不礼貌的。在英国,人们也很忌讳提及"厕所"这个词,常常用其他的词语来代替,比如,女厕可称为"女士室",男厕称为"男士室";如果要去厕所,则通常用"对不起,我要去看姑妈"或者"洗洗手"来代替。英国人最忌讳的是打喷嚏,他们一向就把流感看做一种大病,所以在患者面前,这点尤其需要注意。

参考文献

高燕.2003.护理礼仪与人际沟通.北京:高等教育出版社
郭少三.2005.护理心理学.西安:第四军医大学出版社
黄建萍.2007.临床护理礼仪.北京:人民军医出版社
李继平.2004.护理人际关系与沟通教程.北京:北京科学技术出版社
李晓松.1999.人际沟通.北京:人民卫生出版社
李晓阳.2005.护理礼仪.北京:高等教育出版社
李晓阳.2003.人际沟通.长沙:湖南科学技术出版社
梁银辉.2000.现代护士礼仪与素养.长沙:湖南科学技术出版社
刘桂英.2004.护理礼仪.北京:人民卫生出版社
刘宇.2006.护理礼仪.北京:人民卫生出版社
任小红.2003.护理美学.长沙:湖南科学技术出版社
史瑞芬.2004.护士人文修养.北京:高等教育出版社
覃琥云,张艳萍.2005.人际沟通.北京:高等教育出版社
吴先娥.2004.护理美学.北京:高等教育出版社
肖京华.2004.医护礼仪与形体训练.北京:科学出版社
肖京华.2003.美学基础.北京:科学出版社
朱红.2006.实用护理礼仪.太原:山西科学技术出版社

他们也会影响病人配合治疗疾病的态度和信心。

案例 5-12

向癌症病人探视者介绍病情时，护士讲："病人虽然得了癌症，但是发现得早，手术又比较及时，通过我们的治疗和护理，加上病人的信心，还是很有希望治愈的，您快去看看他吧，见到您说不定他更有康复的信心了。"这样护士传递的是一种积极的信息。如果护士说："您快去看看他吧，他都得癌症了，但是您见了他可千万别说。"这样探视者会怎样呢？说不定在未见到病人之前，自己早已是泪流满面，泣不成声了，其结果只会适得其反。

(四) 接待来访客人

来访客人一般指来医院参观、学习或为其他事宜来访的人。护士接待此类人员应遵循的社仪原则是周到、谦虚、友好、大方。

1. 自我介绍 客人落座后，护士应主动及时地做自我介绍，如果来访者先递赠了名片，则应当及时地回赠，满足来访者渴望了解对方的心理，给人一种被尊重的感觉。这样双方就能在极短的时间内大致了解对方的身份和意图，从而给下一步的交往和工作带来方便。

2. 热情有礼 护士及所有的医院工作人员，对来访客人应热情、友好地接待，有礼有节。当客人到来时，要立刻起身，表示欢迎。如问候："您好，请进！""一路辛苦了！""欢迎您来到我们医院！"接着根据具体条件沏茶倒水，以示热情。

3. 举止恰当 护士在任何情况下，正确地运用握手礼仪，都是为了表示对对方的尊重。握手时，应在女士、上级、长辈等"尊者"伸出手后再相握，面部要流露出诚挚、亲切的笑容。

4. 介绍同事 必要时，护士要把自己的同事介绍给客人。介绍时应按照把"卑者"介绍给"尊者"的原则进行，目光热情有度，注视对方，如果将目光移向别处，是对被介绍人的不尊敬，更不能用示指和中指指指点点。

5. 介绍环境 向外来人员介绍工作环境时，要体现出主人翁的态度，热情、谦虚、诚恳。这种态度不仅表现在言谈神态之间，还表现在其他行动和细节上。例如，不可让客人独坐过久、或与其交谈时心不在焉、或一边谈工作一边应酬等，这些都显示出对客人的不够尊重。

(五) 引导中的礼仪

来宾引导，这里指的是医院的护理人员在接待来宾时，为之亲自带路，或陪同来宾前往目的地。引导来宾既是一种例行公事，也是医院作为东道主给予来宾的一种礼遇。

随着医院服务水平的不断提高，在护患活动中，对病人挂号、就医、诊疗、交费等求医过程，给予热情必要的陪同及引导，是提高医院服务水准的有力措施之一。

1. 来宾引导中应注意的礼规

(1) 一般礼仪：遵守不同场合的礼仪，如办公室礼仪、会议室礼仪、病房礼仪等。

一般情况下应由医院的接待、礼宾或办公室人员负责此事。倘若是贵宾到访应由医院的最高负责人出面。但应避免刻意的兴师动众、前呼后拥。

(2) 引导者礼仪：①护士引导手势，若来宾较少，可采用横摆式和屈臂式；人数较多时，要用双臂横摆式或直臂式。②护士引导语，如"请这边走！""请各位来宾往这边看！""请跟我来！"等。③护士位置，引导护士应始终走在病人的左前或右前1m左右的距离。

(3) 陪同者礼仪：陪同病人通过走廊时，让病人走在右侧；上楼梯时，病人在前，下楼梯时，病人在后。如来宾人数较多时可安排两个人陪同引导，分别走来宾团的一前一后，防止来宾走散。

(4) 陪同引导礼仪：引导来宾乘坐电梯，当乘坐有人管理的电梯时，引导者应后进后出。当乘坐无人管理的电梯时，引导人员应先进入电梯，按住"开"的按钮，等客人进入电梯后关闭电梯门。到达后，引导人员按"关"的按钮，让来宾先出电梯。

引导来宾进出病房时，引导者可先进一步，主动开门，待来宾通过，再轻掩房门，尽快跟上。

引导来宾出入轿车。如果引导者与来宾一同出行，宾主不同车时，一般应为东道主座车在前，来宾座车居后；宾主同车时，则大多讲